黄帝内经说什么系列

徐文兵 梁冬 对话

黄帝内经
金匮真言 上

气顺 人生才顺

徐文兵 梁冬 | 著

江西科学技术出版社

2017年·南昌

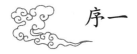

借助天时，让人生省力

我妈妈是我的中医入门启蒙老师，六七岁的时候，帮妈妈抄《黄帝内经》，那时我什么也不懂，但小孩子的记忆是一辈子的，"美其食，任其服，乐其俗，高下不相慕……"这样的句子从那时就印在我的脑子里了。

梁冬曾笑着说自己学中医后，人生最大的改变是不那么有攻击性了——和了。以前他在凤凰的时候，觉得自己很牛——第一，自己年轻；第二，反正无知者无畏。他说自己是先"有知"，再重新回到"无知"，就这么个过程。

中医说白了，还是道家传承。道家是个被动的东西，它不会主动拉着你，"你一定要信我的教啊"，它不是，说是道不远人，但是你得等人去求道。古代讲"医不叩门"，没有说我敲开你家门，说"你有病，我给你治病"，人家会说："你丫才有病呢！"它就是等着这个人来，向道去靠。

所以这个道的传播，包括中医的传播，它死不了——你说现在没有真正的中医了吧，我告诉你，民间有，民间还在传承。她的这种传播方式注定了她不会大红大紫，也注定她绝对不会烟消云散，她就是一个小河流水，自个儿流着，你爱到我这儿来洗洗脚、洗洗脸，欢迎，你不愿意来我也不去招你。所以我觉得中医和道学注定只能是少数人的享受，它不是大众娱乐的东西，也不是大众喜欢的东西。大众要是喜欢的话，是为什么？那是因为他病了，他要是没病的话，学什么道啊！老子熬夜打游戏还来不及呢，是吧？这是我个人的观点。

同样地，道家认为生命是最宝贵的，他才去研究怎么养生，怎么治病，当然，得有个前提你认为车是你家最贵的，你才会擦它修它维护它；你要是认为它不贵，你就扔那儿。

舍身取义其实是灭绝人性的教育，但我们现代人已经被这种教育渗透到了骨子里，当碰到事的时候，是加班加点完成工作还是睡觉，你绝对是舍身取义的。所以统治者教你们，一定要二十四小时开机啊。劳心者治人，劳力者治于人。

老天爷是公平的。那些失眠的到我这儿看病，我一看，哎哟，不是被开除的人，而是人事部经理，是开除别人的人，睡不着是劳心了，伤神了。有道理吧？其实当代的病，都出在这里——心有问题。所以很多时候我在治病，其实是在关注他们的心理问题。很多人被我治完病以后改变了，换了个活法。

我每次坐飞机前，会把一信封，里面有银行账号、钥匙，放在家里边——你要准备好死，现在才能活好；你老想着，明天再说，明天可能就摔死你。禅宗有个故事，最冷酷地揭示了一个道理——人生是什么？你掉下悬崖突然抓住根藤，底下有个猛虎，张着牙等着你，上面还有个耗子啃你的藤。这时候你咋办？你是痛苦还是焦虑？没事儿！一看旁边有颗草莓，摘下来吃，哎，真甜！这就是人生，能做到这一点的人，活出来了。当然，你想做到这一点，且得磨炼呢！你说老师把这道理讲了，讲了没用，必须得经过事儿，甚至是确实有了那种死的体会，死过一次，再活过来，感觉就会不一样，否则，天天地梦游。

老子说："柔弱者生之徒也，刚强者死之徒也。"所以"无欲则刚"绝对是混蛋话。你看《黄帝内经》说什么？"各从其欲，皆得所愿"。在道家的理念里，同性恋去找同性伴侣，虐待狂找个受虐狂，这是对的呀，你干吗要纠正人家？无欲是不对的，纵欲也是不对的。

道家就是比较聪明，它在纵欲和抑欲之间选了个什么呢？节欲。节，有张有弛，所以道家更有人情味；不像有的人，说什么不是为了色。连做爱的时候都不是为了欲，是为了大义，你说这不是变态吗？

当然，中医也忌过度。曾有人问我抽烟否，我当然抽烟了，中医不抽烟，还叫中医吗？中医眼里没有什么善恶之分，你说善恶都得看具体的人，随便拎出来一件事儿你说好与不好，那都是相对论。

一般人会觉得医生是有很多禁忌的，其实没有，只是忌过度。就抽烟这个事吧，那时候我们一入学，我们老教授，王绵之，他是中医世家出来的，为中央领导看病的，他看病是左手号脉，右手一支中华烟。我那时候就知道，混医生要混到抽中华烟。他是一根不带断的，就是一根快灭了又点一根，抽一上午。我就说，老师怎么抽烟啊？他说你不知道抽烟补肺气啊！老先生的身体一直挺硬朗。

我有个朋友做了个小手术，切了个脂肪瘤，医生说不能喝酒，不能抽烟，不能吃辣的，不能熬夜，诸如此类吧。哎哟，把他给烦死了。对于这种情况，就中医来讲，首先你得忌熬夜。人的自我修复全是在熟睡以后，你不完成，就会长异物。有个得淋巴癌死的演员叫李钰，助理说她为了拍戏，连续五天五夜不睡觉，人都木了。什么叫人都木了？失神了！你说你身体里长个东西，神还在，这位人都木了，长什么她都管不了了，所以熬夜是最伤人的。

其实你敲胆经也好，敲带脉也好，不如你让神它自个儿敲。我们活得都很刻意，白天都是意识行为，里面的神都被压着呢，只有晚上意识灭了，神才开始工作了。结果你晚上还不睡，还不让神工作，最后神就跟你拜拜了，黯然神伤，一走了之。

现在就是犯贱的时代，人云亦云，流行啥就来啥，没有个性，只讲"富"不讲"贵"。这一到饭馆，说，把你这儿最贵的菜给我上一遍！这是富人，有钱；一到饭馆，说今儿什么节气，我什么体质，我按我的要求点两道菜。这是贵人。贵在哪儿呢？人贵在有自知之明——我了解自己，我什么心性什么体质，又了解周围的环境。

当今社会大部分的人活得累而自责。像老子那时候的上古文化，是一种有生命力的东西。上古之人比较纯粹、通达，也明白很多生命的大道理，反倒是后来社会乱了，人心也乱了。

我们小时候听说，一个有智慧的老人，对一个家庭是多么多么重要。以前我们都没有感受到，你说他们这些老人，不懂互联网，也不懂你们的新玩意儿，但是他们其实什么都懂，你跟他讲什么，他一句话就给你讲明白了。有些人不需要知道太多的事情，开了慧以后，很多东西是无所谓的。有很多老人，他们聪明，耳聪目明，心很敏感，你讲什么他们就立刻想了解；而且他们善良、快乐，也没有那么多焦虑，通达、洞察世事，经历了很多事情后仍然很快乐。因为他们懂天理、知人事，即使什么也没有，也没有多么难受，可以长命百岁。

"黄帝内经说什么"系列一共五本书，《黄帝内经·上古天真》论述了男女性生理和心理的变化规律，女性 7 年一个变化周期，男子 8 年一个变化周期，男女各自按照周期去生活，才能达到"愚智贤不肖、不惧于物，故合于道"的境地。

《黄帝内经·四气调神》讲的是天气变化的规律，强调的是人要按照"寒热温凉"四气变化的规律去调整自己的起居作息，调摄自己的情绪和心理，并指出了违背这个规律会导致的疾病和灾害。

《黄帝内经·天年》描述了每10年一个周期的人体运动变化规律，直到尽其天年到120岁。天命是人类不能摆脱的宿命。顺应这个节奏和规律，人就活得轻松快乐长久，违背这个规律和节奏，人就活得痛苦难受早夭。

《黄帝内经·异法方宜》阐述了天人合一的思想，一个人就是一个小宇宙，人类七尺之躯的存在、演化、衰退是暗合自然规律的。生于东西南北中各地，长于四时寒暑、春秋交替间，每个人都要辨证地保养身体，应对世事，吃穿住行要合天理、顺世道、应风水。

《黄帝内经·金匮真言》主要讲述气候变化对人的影响，教你借助天时让人生省力。

感谢梁冬邀请我参加"重新发现中医太美节目"去解读《黄帝内经》，使我有机会讲经说法。感谢中央人民广播电台"中国之声"编辑播出了这个节目，整整一年，造福影响了上百万的中国人。

感谢《黄帝内经》听打小组成员的辛勤工作，每次电台节目播出不久，对话的文字版就能见诸网上。

感谢马松兄和紫图图书能原汁原味呈现这个系列对话。

感谢姚晨、封新城、佟大为、胡赳赳等好友的热情推荐。

甲午年仲春于北京

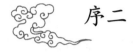 **序二**

中国人的活法

我很感谢在过去的一段时间里，有机会和徐老师聊天对话，向他请教上古时期人们真正的生活智慧——《黄帝内经》到底说了些什么？《黄帝内经》说的就是一个中国人，起码应该保持一种动物的活法，起码要保持一个人的活法。你连动物都没活成，活什么人？你连人都活不好，活什么中国人？这是有次第的。

有读者问我：你觉得你和徐老师两个人讲的这个《黄帝内经》对话版跟《黄帝内经》别的版本区别在哪里？

我说：为什么《黄帝内经》本身要有黄帝和岐伯对话？因为两个人在对话的时候，他们所产生出来的思想不是某一个人的，它是和合而成的。

当两个人互动的时候，会产生一种相互的刺激和激发，最后徐老师讲的话，他自己回头听，也觉得这是我说的吗？太精彩了吧，为什么？有经验的人都知道，一个人对着空气说话，和你对着一个有反应的人说话，是完全不一样的。这里面有无穷的韵味和正能量。

另外，我发现对话所产生出来的叫什么呢？叫"中"的力量。孔子说，"中"是什么？中就是两个人拿着一个杵去舂面的过程，两个人拿着杵一起舂，这个时候就形成了两个人共有的节奏，它超越了个人。

美国《连线》杂志的创始主编凯文·凯利写了一本书叫《失控》(*Out of Control*)，书里讲，所有的人，不管是无意识或有意识互动，会产生一种超越个体的共有之力，这种共有之力称为"神"。

所以，我认为这套《黄帝内经》对话版是一套有"神"的书。它超越了个人的判断，成为两个人的共有之神的内容。当然在这个过程当中，是以徐老师为主，我只不过提供了一个肯定而善良的眼神。

还有读者追问：这套对话版《黄帝内经》跟以往所出的各种解读《黄帝内经》的版本最大的区别是什么呢？很多人把《黄帝内经》讲成一本，你们为什么要分成五本来讲？

我回答：最大的区别就在，这是一套有欢乐能量，并且真正向上古智慧致敬的书。同时，我们希望让大家知道什么叫"经"，"经"是每一个字都值得推敲的书。所以我们认为一篇文章至少要拿一本书的容量来讲。至今，我们都认为这套书还不够精细。

以前陈寅恪先生在讲课的时候，一首二十个字的五言诗，他能讲一个学期。什么是微言大义？一就是一切，每一个笔画，每一个字里面，都蕴含了上古真理。我们只不过是通过不同字的解读，不同句子的解读，一遍又一遍地恢复到统一的系统里去。

本来，我们在最小的地方就可以获得最大的快乐。极大和极小是统一的。但我们往往忽略了极小处的快乐，而去追求自以为更宏伟的快乐。其实大的没得到，小的也随风而逝。

我们活着，真的应该以小见大，这样才为之"中"。

梁冬（太安）

2014 年 3 月 24 日

目录

第一章
千金难买是"金匮（guì）" / 27

第二章
体内有"内鬼"，才能招来"外贼" / 37

腋毛是心血化生的

连鬓胡子、胸毛长的男人，生殖能力很厉害

"大拇哥"有毛，跟肝有关系；阴毛跟人的肾精有关系

乳头与胃经、心胞经有关，还代表喜乐

老天给每一种物种都配备了两套系统

受了风，人就容易起鬼风疙瘩

人为什么会痒

调治香港脚、脚气，千万不能用外洗药

当你被人扎针的时候，不要深呼吸

如果平时不注意休息，最终就会彻底休息

喘息均匀的人，活得时间最长

做人就要做有"出息"的人

心不在焉，做什么都没用

穴位跟星象、地理等都有关系

睛明穴是治急性腰扭伤的妙药

一个眼袋割下去，千万个眼袋长出来

4. "北风生于冬，病在肾，俞在腰股"
冬季刮北风，容易伤肾 / 88

寿命长的人都懂得"收"和"藏"

寒冷是把双刃剑

自然界有二十四节气，人身上有二十四节脊椎

腰椎间盘突出，多跟受凉、房事不当等伤肾的行为有关

寒冷的北风和滥用激素会造成股骨头坏死

不要在腰肌空虚的时候用蛮力

撮谷道——真正补肾的好方法

保养肾，一定要在腰、背、股上下功夫

一直追求低级趣味，到老也不可能满足

肚脐是神阙，别去乱挖

真正的补肾方法：别穿高跟鞋，脚后跟着地，撒尿的时候咬咬牙

5. "中央为土，病在脾，俞在脊"
风能生万物，也能害万物 / 101

没有风的推动，人就会吸收很多不应该吸收的东西

让孩子不积食的好办法——捏脊
不想吃饭就调上、中、下脘；脾病就调章门
症瘕积聚是怎么回事
肚子里面出现硬块，跟你的情绪有关
为什么我们会产生邪恶的念头

第四章
春夏秋冬风吹多了，人容易得什么病，该怎么养生 / III

人体越虚，性欲越强：不要当"失精家"

当你学会运用精气神，可以得到更高的快感

拉肚子千万不要吃错药

藿香正气水有什么功德

"我们要相信那些接近自然的人为的东西"

不懂吃的话相当于慢性自杀

疾病面前人人平等

为什么"医不自治"

第六章
不顺天，人就命运多舛 / 219

该藏精的地方，不要让它漏；该传化物，要让它漏
心胞经比较弱的人对生死之事特别敏感
肝、心、脾、肺、肾之间是相生的关系
膀胱经是全身最重要的一条"排毒经"
经典岂能鸟瞰

什么叫"针砭时弊"

阳气不足、神不守舍的人去西藏后回来都有各种各样的问题
现代人都在"拼命挤上了泰坦尼克号的头等舱……"
世上没有一招能够包治百病
拿市场经济去发展医疗产业和教育产业，最后会把人害了
大椎穴，去热毒功德无量

《黄帝内经·素问 》
金匮真言论篇第四

　　黄帝问曰：天有八风，经有五风，何谓？岐伯对曰：八风发邪，以为经风，触五脏，邪气发病。东风生于春，病在肝，俞（shū）在颈项。南风生于夏，病在心，俞在胸胁。西风生于秋，病在肺，俞在肩背。北风生于冬，病在肾，俞在腰股。中央为土，病在脾，俞在脊。

　　故春气者，病在头。夏气者，病在脏。秋气者，病在肩背。冬气者，病在四肢。故春善病鼽（qiú）衄（nù），仲夏善病胸胁，长夏善病洞泄寒中，秋善病风疟，冬善病痹（bì）厥（jué）。

　　故冬不按跷（qiāo），春不鼽衄。春不病颈项，仲夏不病胸胁，长夏不病洞泄寒中，秋不病风疟，冬不病痹厥。飧泄而汗出也。

　　夫精者，身之本也。故藏于精者，春不病温。夏暑汗不出者，秋成风疟。此平人脉法也。

　　故曰：阴中有阴，阳中有阳。平旦至日中，天之阳，阳中之阳也；日中至黄昏，天之阳，阳中之阴也；合夜至鸡鸣，天之阴，阴中之阴也；鸡鸣至平旦，天之阴，阴中之阳也。故人亦应之。

　　夫言人之阴阳，则外为阳，内为阴。言人身之阴阳，则背为阳，腹为阴。言人身之脏腑中阴阳，则脏者为阴，腑者为阳。肝、心、脾、肺、肾五脏皆为阴。胆、胃、大肠、小肠、膀胱、三膲六腑皆为阳。所以欲知阴中之阴，阳中之阳者，何也？为冬病在阴，夏病在阳，春病在阴，秋病在阳，皆视其所在为施针石也。故背为阳，阳中之阳，心也。背为阳，阳中之阴，肺也。腹为阴，阴中之阴，肾也。腹为阴，阴中之阳，肝也。腹为阴，阴中之至阴，脾也。此皆阴阳表里，内外雌雄，相输应也。故以应天之阴阳也。

帝曰：五脏应四时，各有收受乎？

岐伯曰：有。东方青色，入通于肝，开窍于目，藏精于肝。其病发惊骇。其味酸，其类草木。其畜鸡。其谷麦。其应四时，上为岁星。是以春气在头也。其音角。其数八。是以知病之在筋也。其臭臊。

南方赤色，入通于心，开窍于耳，藏精于心。故病在五脏。其味苦，其类火。其畜羊。其谷（gǔ）黍（shǔ）。其应四时，上为荧惑星。是以知病之在脉也。其音徵。其数七。其臭焦。

中央黄色，入通于脾，开窍于口，藏精于脾，故病在舌本。其味甘，其类土。其畜牛。其谷稷（jì）。其应四时，上为镇星。是以知病之在肉也。其音宫。其数五。其臭香。

西方白色，入通于肺，开窍于鼻，藏精于肺。故病在背。其味辛，其类金。其畜马。其谷稻。其应四时，上为太白星。是以知病之在皮毛也。其音商。其数九。其臭腥。

北方黑色，入通于肾，开窍于二阴，藏精于肾。故病在谿（xī）。其味咸，其类水。其畜彘（zhì）。其谷豆。其应四时，上为辰星。是以知病之在骨也。其音羽。其数六。其臭腐。

故善为脉者，谨察五脏六腑，一逆一从，阴阳表里，雌雄之纪，藏之心意，合心于精。非其人勿教，非其真勿授，是谓得道。

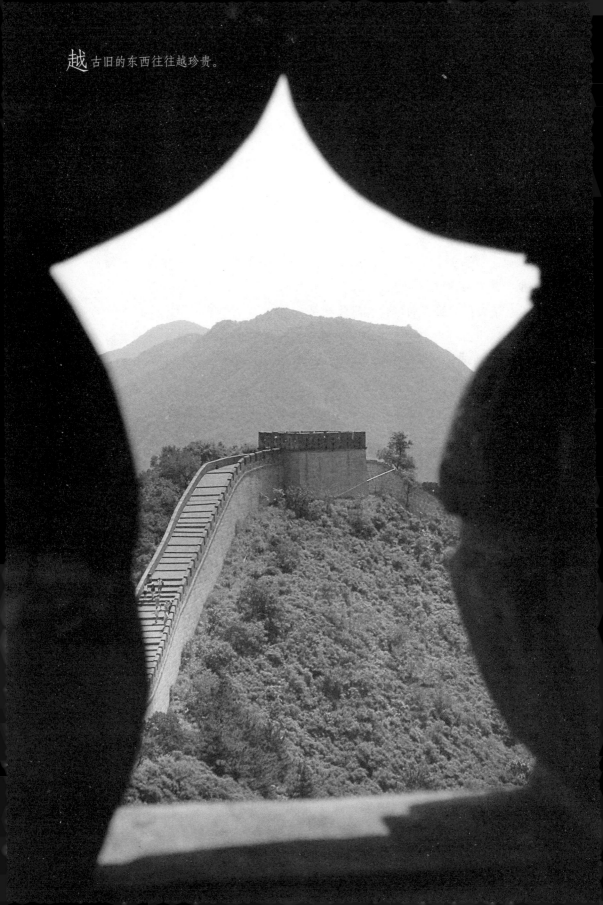

越 古旧的东西往往越珍贵。

第一章
千金难买是"金匮（guì）"

- "金匮"是古代皇室储存最珍贵经书的地方
- 不传之秘:《金匮要略》
- 读书只能读"真言"

1. "金匮"是古代皇室储存最珍贵经书的地方

梁冬：我们开始讲第四篇"金匮真言论"。

徐文兵：按顺序应该讲第三篇"生气通天"。但因为这一篇主要讲阴阳——我们计划在讲完"四气"（四季）变化对人的影响之后再讲阴阳。所以，我们先跳过第三篇，从第四篇开始讲。

第四篇的题目叫"金匮真言论"。凡是带"论"的，都是问答①。

我们先破下题。"匮"怎么读呢？很多人不求甚解或者不了解中医，经常把它读作匮（kuì）。有一种补肾的药叫金匮肾气丸。很多人买药时会说"我要金匮（kuì）肾气丸"，这是不对的，在古代，匮发 guì 的音。

"金匮"是古代皇室储存最珍贵经书的柜子。我曾经参观世纪坛博物馆，里面有个柜子，贴了个标签叫"金匮"。仔细看那个柜子，木材质地非常好，还镶了金边。所以，要为"金匮"做一个对联的话，下联应该叫"玉函"。什么是玉函？它是个匣子。"金匮"和"玉函"，一个柜子，一个匣子，都是珍藏珍贵典籍经书的地方。

◀"金匮"是古代皇室储存最珍贵经书的柜子。

---

① 古人非常讲究，凡是叫"论"的，都有问答。黄帝问，歧伯答，或者是孔子的学生问，孔子答。所以它叫"论"。如果没有问答，它叫述，或者叫篇。就是一个人在那儿独白。

我们讲"金匮真言",需要明白两点:第一,"非其人勿传,非其人勿授",在古代这些都是属于绝密级别的;第二,让人得道的这个"道",是圣人行之、愚者佩之的。老子说过一句话,"上士闻道,谨行之",意思是说闻道之后,一定要很认真、很严肃地去履行它、实践它。

梁冬:下面一句是"中士闻道,若存若亡",什么意思呢?

徐文兵:《黄帝内经》说了"日出而作,日落而息"。有些人今天想起来了,就赶紧早睡早起,明天赶上饭局,朋友一敬酒,然后去唱歌,这茬就忘了。这就叫"中士闻道,若存若亡",就是一会儿想起来,一会儿又忘了。

梁冬:"下士闻道,大笑之"又是什么意思?

徐文兵:就是很多人耻笑中医是伪科学。看到有些人反对中医,我就说没事,谢谢您反对。您如果说中医是伪科学,您就按中医所说的相反方向去做。中医讲"春生、夏长、秋收、冬藏",您就去冬泳吧;中医说精是宝贵的,您就去耗精、去手淫;中医说"五谷为养",要把五谷作为主食多吃,"五果为助",把水果作为五谷的辅助,您就把它颠倒,把水果当成主食,五谷作为辅助。

"下士闻道,大笑之",下士闻道后,把"道"作为嘲笑对象,他们既不遵守实践,也不像"愚者佩之",愚者起码还把"道"当成正经事挂起来。老子说得好,"不笑不足以为道",不被这帮蠢货耻笑的东西还真称不上是道。

古人传道或者一些经典时,要沐浴、焚香、更衣。为什么?就是要通过这种仪式改变一下人的心境。同样一句话,经过这种仪式说出来,人的感受会比较深。

▶ 很多人耻笑中医是伪科学。看到有些人反对中医,我就说没事,谢谢您反对。您如果说中医是伪科学,您就按中医所说的相反方向去做。

▶ 老子说得好,"不笑不足以为道",不被这帮蠢货耻笑的东西还真称不上是道。

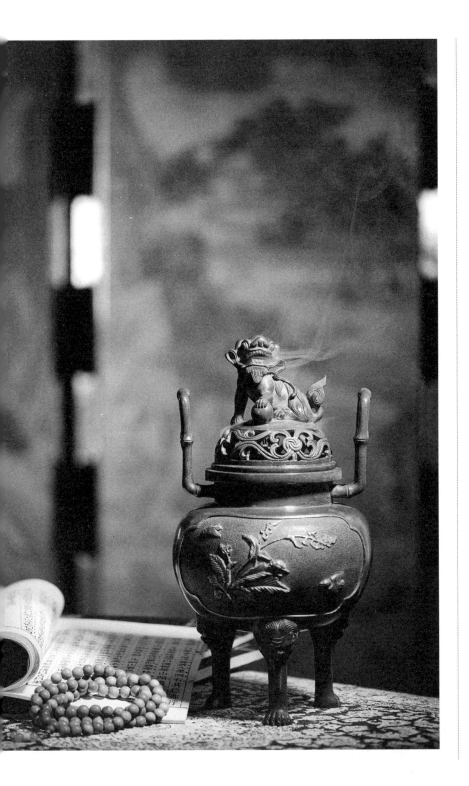

焚香，通过仪式表达对《黄帝内经》这部伟大著作的尊敬。

2. 不传之秘:《金匮要略》

徐文兵:"金匮"是从《金匮要略》这本书里来的,它是《伤寒杂病论》的一个部分。《伤寒杂病论》是谁写的呢?

梁冬:张仲景写的吧!

徐文兵:他本名是张机,字仲景。我们不能叫他的名讳,应该叫他的字。如果叫人家张机,就不对了。

梁冬:所以叫您徐文兵,不能直呼您的名讳徐小周,是吧?

徐文兵:《伤寒杂病论》几经战乱!东汉末年,三国纷争,再加上瘟疫流行,这本书到了晋朝都散乱了。后来,一个叫王叔和的人重新整理,把它编成了两本:讨论外感病的叫"伤寒论";讨论内伤杂病的叫"金匮要略"。中医调治内科病的一些方法,就是从《伤寒杂病论》里面的《金匮要略》中学来的。金匮肾气丸也是里面的一个方子,它本名叫肾气丸或者崔氏八味丸。

我再跟大家说一下所谓的经方。

梁冬:经方从哪里来的?是不是从《伤寒杂病论》里来的?

徐文兵:对。现在公认的经方都是"伤寒论"里的方子,关于外感病,它有113个方子。"金匮要略"里面也存了256个方子,尽管与"伤寒论"互相有重合,但我们还是管它们叫经方。

> ▶ 讨论外感病的叫"伤寒论";讨论内伤杂病的叫"金匮要略"。

> ▶ 现在公认的经方都是"伤寒论"里的方子,关于外感病,它有113个方子。

另外，《伤寒论》不是张仲景自己发明的，是古代先贤传承下来的，由他结合当时防治瘟疫（伤寒流行）的经验撰成一本书。实际上张仲景用的方子，全部来自于商朝开国宰相伊尹写的一本书——《汤液经法》。

梁冬：伊尹做饭也特别好吃。

徐文兵：做饭，伊尹是一个高明的厨子；治病，他是名上医；治国，他是位良相。

伊尹有超人的感觉能力，他不仅会调配汤和液，还知道它们入哪条经，能起发散还是收敛、固涩还是温中的作用。所以，我们说的经方，是通过《伤寒论》保留下来的《汤液经法》中的方子。

《金匮要略》传承下来是很不容易的。所以，讲"金匮"时，首先要请大家抱着一种尊敬、敬仰的态度，这是古人的不传之秘，通过我们向大家传播其精神。

◀ 实际上张仲景用的方子，全部来自于商朝开国宰相伊尹写的一本书——《汤液经法》。

◀ 讲"金匮"时，首先要请大家抱着一种尊敬、敬仰的态度，这是古人的不传之秘，通过我们向大家传播其精神。

3. 读书只能读"真言"

梁冬：前面讲了"金匮"两个字，那"真言论"作何解释呢？

徐文兵：《黄帝内经》第一篇叫："上古天真论。""余闻上古有真人者，提挈天地，把握阴阳，呼吸精气，独立守神，肌肉若一。"什么叫真言？就是真人传下来的言。什么叫言？"昔在皇帝，生而神灵，弱而能言，幼而徇齐，长而敦敏，成而登天。"

梁冬：言是有系统的，一套一套的。

徐文兵：言不是语，古人写的文我们叫什么？

梁冬：文言文。

徐文兵：我们现在学的什么课？

梁冬：语文课。

徐文兵：所以，言和语的差别太大了。儒家讲，人一辈子追求三立，立德、立功、立言。所以，真人是与天地融为一体、对自然规律有把握的人。他们经过了自己的体会，给后辈留下来的话就叫真言，绝对不是我们这些凡夫俗子，肉眼凡胎的人在胡言乱语。

论，有问有答叫论。如果没有论，它就是一个自述的文章。比如《伤寒杂病论》，一看"论"就知道，它是一个问答体的文章，可是经过历代流传，有些东西没了，后人就胡乱编辑，面目全非了。真正的古本"伤寒论"第一个叫问曰，

▶ 什么叫真言？就是真人传下来的言。

▶ 真人是与天地融为一体、对自然规律有把握的人。

学生问，然后下面是"师曰"。第一篇叫平脉辨证，学生问是什么脉，然后老师回答。

梁冬：对。

徐文兵：我向朋友推荐过李时珍写的两本书，有的朋友已经搜到了，正在慢慢读。我觉得，很多人没有碰到《伤寒杂病论》的好版本，至今为止保存得最全的版本叫桂林古本，是张仲景的后裔保存下来的。桂林古本没有分成《伤寒论》和《金匮要略》两部分，它是整个的一本书。所以，有点中医基础的人要学"伤寒论"的话，直接到网上去搜"桂林古本伤寒论"。

梁冬：为什么要桂林古本呢？

徐文兵：因为北方异族入侵以后，真正的中华文明逐步南迁。

梁冬：哦，怪不得用广东话念古诗都是押韵的。

徐文兵：对。广东话九个音，我们普通话才四个音：一声、二声、三声、四声。

我再给大家推荐一个网站——民间中医网。很多虽然身在民间，但是有气有神的一帮有志之士，在里面有一些真知灼见。

现在很多人写论文都是为了评职称、提工资，他们说的话连自己都不信，所以，他们写的文章大家干脆别看。大家要去看修行到一定层次的真人给我们留下的"言"。

所以，这一篇叫"金匮真言论"。

◀ 现在很多人写论文都是为了评职称、提工资，他们说的话连自己都不信，所以，他们写的文章大家干脆别看。大家要去看修行到一定层次的真人给我们留下的"言"。

无形的风的邪气也会触动五脏，
让人生病。

第二章
体内有"内鬼"，
才能招来"外贼"

- 千万不能小看风对人身心的影响
- "八风发邪，以为经风，触五脏，邪气发病"

经文:

"黄帝问曰：天有八风，经有五风，何谓？歧伯对曰：八风发邪，以为经风，触五脏，邪气发病。"

1. "天有八风，经有五风"

千万不能小看风对人身心的影响

大自然有八种风

梁冬：黄帝问曰：天有八风，经有五风，何谓？

徐文兵：在《上古天真论》里，讲完了真人、至人以后，我们说到了圣人——其次有圣人者。"处天地之和，从八风之理。"这说明《黄帝内经》是一脉相承的。

在《四气调神大论》里，一开始黄帝说："余闻上古之人，春秋皆度百岁"，岐伯说："上古之人，其知道者，法于阴阳，和于术数"，然后告诉我们怎么法于阴阳。这其实是在延长、延伸《上古天真论》的一句话。所以说，古人微言大义，说一句话，后面跟着好几篇文章都在解释。

"金匮真言论"第一段就讲什么叫八风，八风是怎样影响人的身体，怎么影响人的脏腑、气血变化，会导致什么病，会让人怎么不舒服，然后怎么去调治。这就是在解释古代圣人是怎么从八风之理的。

梁冬：八风就是从东、南、西、北以及它们的夹角——东南、西南、西北、东北八个方向吹来的风。

从不同方向吹来的风，给人的能量都不一样

徐文兵：从不同方向吹来的风，带的能量就不一样。

> ◀ 八风就是从东、南、西、北以及它们的夹角——东南、西南、西北、东北八个方向吹来的风。

> ◀ 从不同方向吹来的风，带的能量就不一样。

东风给人的感觉是生发的。吹面不寒杨柳风；东风吹，战鼓擂。

梁冬：这个世界谁怕谁；敌人是弹簧，你弱它就强。

徐文兵：东风给人的感觉是什么？温暖的、鼓舞的、生发的。那么西风呢，什么感觉？

梁冬：凛冽、肃杀。

徐文兵：红军长征渡湘江的时候，力量损失了大半——从八万人锐减为三万多人。遵义会议后，毛主席写了一首《忆秦娥·娄山关》，第一句："西风烈，长空雁叫霜晨月。"西风带着霜来了，晚上一只孤雁在飞。下边呢："马蹄声碎，喇叭声咽。雄关漫道真如铁，而今迈步从头越。从头越，苍山如海，残阳如血。"看看，在西风这个状态下是什么感觉？

毛主席那么豪情万丈的人，也遭受这么大的挫折——尽管他重新进入了军事三人组，成为长征的军事协助者，但是仍感觉到压力。当时惨烈的状态可想而知。为什么西风烈，因为当时正处于深秋和初冬时节。

但大军翻过六盘山以后，毛主席马上写下了："六盘山上高峰，红旗漫卷西风，今日长缨在手，何时缚住苍龙。"在中医里，西风属于金，属于肺，克的是谁？

梁冬：克的是木，木是东风吧？

徐文兵：木是肝，代表动物是东方苍龙。当时毛主席在哈达铺发现了一张报纸，上面说陕北有红军在活动，他就翻过六盘山直奔陕北，到了西北扎下根。他说一张报纸救了红军。当时，他处于西北角，要借着西风和北风的力量横扫东南，要把苍龙缚住。借西风就是借肃杀之气，可谓大气魄、大手笔！

▶ 东风给人的感觉是什么？温暖的、鼓舞的、生发的。那么西风呢，什么感觉？凛冽、肃杀。

为什么盛世王朝全都是从东北或西北方打下来的

梁冬：经过对中国历史的研究，我发现盛世的王朝全都是从东北或者西北打下来的。北伐战争很少成功，为什么？

徐文兵：原因就是它从下往上打。从北京往南走叫南下，乾隆七下江南；从南方往北方走叫北上。所有地势都是这样。

梁冬：北风什么感觉？

徐文兵：北风吹，雪花飘。北风一来，就是寒流来了。我们一说西伯利亚寒流从北边直扑过来，就是那种冰冷的感觉。我有一段时间研究汉赋，研究那些淫词艳曲以后觉得没劲，想来点苍凉大漠的那种气概，想玩点深的。结果，我发现气候环境给作者带来的影响很深。

我们都知道曹操的儿子——曹植七步成诗。曹植的哥哥——曹丕也是一位诗人，他篡汉后当了皇帝，写过一首特别苍凉的诗："漫漫秋夜长，烈烈北风凉。辗转不能寐，披衣起彷徨。彷徨忽已久，白露沾我裳。"描写一个秋夜，有人睡不着觉，辗转不能寐，然后起来踱步，还是在屋外。然后白露——凉的露水沾在他身上。北风给人的就是这种苍凉的感觉。

八风对人有什么影响，我们已经知道了。当西风兴起的时候，就会有东风起来压倒西风，就是生长之气一定会压倒肃杀之气。当南风吹来的时候，热气会起来，把北风的凉气压掉。

经过对风的归类观察，古人又进一步分析它对人脏腑的影响。比如，东风起来的时候，会让人的肝胆之气变旺，再推论一下，肝胆克谁呢？木克土，木代表肝胆，土代表脾胃。肝胆旺会让你的脾胃变弱。这就是古人观察天地之间的变化和联系以后道出的真言。

◀ 我发现盛世的王朝全都是从东北或者西北打下来的。北伐战争很少成功，为什么？

◀ 当西风兴起的时候，就会有东风起来压倒西风，就是生长之气一定会压倒肃杀之气。当南风吹来的时候，热气会起来，把北风的凉气压掉。

41

梁冬：那可不可以这么说，上海人得胃炎的概率比西安人要高？

徐文兵：这就要看什么季节了。你说的其实是地域对人的影响。

梁冬：刮什么风实际上是代表某个季节来了。比如说夏天，本来应该刮东南风或者南风，但这时候刮了北风，那是不是也带有北风的能量呢？

徐文兵：对。所以，大家不要认为夏天人就不会受凉，冬天人就不会中暑。不合时令的那种风，我们把它叫作"贼风"——虚邪贼风。虚邪是肉眼看不到的，比如甲 H1N1 型病毒，肉眼看不到，用显微镜或者电子显微镜能看到。但是眼见为实，眼不见为虚，所以这种病毒叫虚邪。古人讲"虚邪贼风，避之有时"，就是告诉我们，要把病人隔离，不要到人多的地方。

梁冬：前边讲到四种风对人的影响。那么，夹角的风，比如说东南风、西北风，也有讲究吗？

徐文兵：有。比如火烧赤壁就是借助了东南风。曹操雄才大略，是大政治家、大军事家。曾有人提醒他说："对方用火攻怎么办？"曹操不当回事儿，因为他心里有谱儿：大冬天的，寒冬腊月怎么会有东南风？对方要烧我，会先烧到自己。他对大势有判断，但是他忘了，大趋势下会有小的变动。结果在冬至那天，阳升，就一小会儿，便萌动了一股东南风，周瑜和诸葛亮抓住了时机，一下把曹操的战船烧掉了。

梁冬：火烧赤壁那天是冬至吗？

徐文兵：是冬至那天的丑时——阳气突然生发，风向就变了。可见，古代的军事家都是上知天文、下知地理的。

> ▶ 大家不要认为夏天人就不会受凉，冬天人就不会中暑。不合时令的那种风，我们把它叫作"贼风"——虚邪贼风。

外面气候有变，人体内也会"同气相求"

梁冬："天有八风，经有五风"，什么叫"五风"啊？

徐文兵：当外面的气的变化影响到人身体内五臟气机的变化时，就会起内风。正常的人是什么状态？不管风吹浪打，我自岿然不动，或者胜似闲庭信步——外面气候的变化不会对我有任何影响。我们身体有个小气候，内环境是恒温的，不能外面热你也热，外面凉你也凉。如何调节这个小气候呢？靠的是自身阴阳平衡。

心是火，肾是水，正常的人冷的时候心火会旺点儿，保持体温；热的时候肾水会多一些，让体温降下来。不正常的人是什么状态？外面一有风吹草动，里面就有呼应。

梁冬：一到什么时候关节就疼，是吧？

徐文兵：关节一疼，便知道要变天，明天要下雨、明天要刮风，为什么？

梁冬：这是特异功能？

徐文兵：这叫病态的特异功能。甚至，当人心气内洞的时候，能听到很远处的人说话。

有一位病人对我说："徐大夫你不是在说我吧？"

我问他："我说你什么啦？"

他说："我烦得睡不着觉的时候，我闺女在另一个屋里小声聊天，我听得一清二楚，都进入我的脑仁里面了。"

他的形容特地道，出神了！当人的身体受了贼风以后，外面有点儿风吹草动，便同气相求，开始和谐共振。常言说，家里有内鬼，才能招来外贼。

梁冬：深刻！

徐文兵：五风就是说外面的气候变化会触动人五臟气机

> 当外面的气的变化影响到人身体内五臟气机的变化时，就会起内风。

> 不正常的人是什么状态？外面一有风吹草动，里面就有呼应。

43

变强或者变弱，然后产生一种不正常的气的流动，我们姑且称之为"内风"。

所谓的内风，实际上是外风引起来的、触动的。如果你不受它的触动，就是健康人。

如果天气的变化让你的心情都变了，说明你病得不轻

徐文兵：健康人都是不受外风触动的人。正如范仲淹的《岳阳楼记》里所写，健康人"不以物喜，不以己悲"。

不健康的人是什么样儿？"至若春和景明"，看到春天那种美好的气象时："登斯楼也，洋洋洒洒，把酒临风"——心情特别好。"若夫淫雨霏霏，连月不开"，或者到那种"樯倾楫摧、浊浪排空"的时候："登斯楼也，则有去国怀乡，忧谗畏讥，感极而悲者矣。"天气的变化居然让你的心情都变了，这说明什么？说明你病得不轻。

梁冬：所以，那些很敏感的人其实是病态的。

徐文兵：真正修炼得道的人心门打开的时候，可以出神，一看外面不对劲，便"叭"地收回来了，收放自如。而那种极其敏感的人则是神放出以后，老是收不回来。

梁冬：我经历过一件事。郭生白老先生曾经给我开了一些药，他说，你吃了这个药之后晚上会睡得好。有天晚上我没有按时睡觉，去吃宵夜，结果呢，到 11 点钟的时候，明显感觉到自己"啪嗒"一下，心神关了——人还睁着眼睛，其实已经睡着了。

徐文兵：那就是神儿已经收回去了，我们管这个叫神机。大家都知道契机、病机、神机，但什么叫"机"呀？简单地说，就是我们打手枪的"扳机"，"啪"一扣，子弹出去了。

> 所谓的内风，实际上是外风引起来的、触动的。如果你不受它的触动，就是健康人。

> 健康人都是不受外风触动的人。正如范仲淹的《岳阳楼记》里所写，健康人"不以物喜，不以己悲"。

> 真正修炼得道的人心门打开的时候，可以出神，一看外面不对劲，便"叭"地收回来了，收放自如。而那种极其敏感的人则是神放出以后，老是收不回来。

每种风的名字都大有深意

徐文兵：在《灵枢》中，有一篇专门详细地论述了"八风"，篇名叫《九宫八风》。里面说到了：不但各种风带来的信息和能量不同，而且古人还给每种风都起了一个形象的名字。

梁冬：还给风起名？

徐文兵：对。风从南方来，名曰"大弱风"；风从西南方来，名曰"谋风"，谋士的"谋"、参谋的"谋"；风从西方来，名曰"刚风"，就是"刚强者死之徒，柔弱者生之徒"的"刚"。

南方来的风叫"大弱风"，西方来的风叫"刚风"，哪个主生，哪个主死？婴儿的身体是很弱、很柔、有弹性的，人死了，才会刚了、硬了，所以，我反对儒家的一句话"壁立千仞，无欲则刚"。

梁冬：很多很刚烈的人其实很可怜。

徐文兵：他们很扭曲、很拧巴。有一些病人心如铁石，经络不通，肌肉都变成那种坚硬的"死肉"了。

我看到一个报道，澳大利亚流行一种暴力按摩。当地的一些年轻人，肌肉硬得跟石头一样，给这种人用柔劲、滚法、按法、推法、拿法都不起作用。这帮年轻人都爱喝碳酸冰镇饮料，然后再去着风、吹冷空调，最后把自己的肌肉闹成死肉。帮他们按摩，他们没感觉，必须用暴力才能触动他们。

再给大家接着说，风从西北方来，叫"折风"——"折杀我也"，打折的"折"；风从北方来，叫"大刚风"；风从东北方来，叫"凶风"——凶吉的"凶"；风从东方来，叫"婴儿风"——这就开始有生了；上面说风从南方来，叫"大弱风"，那么风从东南方来叫"弱风"。

每种风的名字都包含了道家赋予它的含义，从名字就知道每种风的性质。

> ◀ 南方来的风叫"大弱风"，西方来的风叫"刚风"，哪个主生，哪个主死？婴儿的身体是很弱、很柔、有弹性的，人死了，才会刚了、硬了。

> ◀ 风从西北方来，叫"折风"；风从北方来，叫"大刚风"；风从东北方来，叫"凶风"；风从东方来，叫"婴儿风"；风从东南方就来叫"弱风"。

> ◀ 每种风的名字都包含了道家赋予它的含义，从名字就知道每种风的性质。

2. "八风发邪，以为经风，触五脏，邪气发病"

风有时候比细菌病毒更细微

徐文兵：岐伯曰："八风发邪，以为经风"。八风如果侵入人的身体以后，就会触及人五脏经络的气机，产生一种不正常的流动。这就引起"内风"了。中医把内风定为"六淫之首"——这个"淫"在古代是指"过分"的意思。

梁冬：对，淫雨霏霏。

▶ 为什么"风为百病之长（zhǎng）"。

徐文兵："风为百病之长（zhǎng）"。风，先把人的门户打开一条缝，然后那些湿邪、燥邪、暑邪、寒邪，就跟着进来了。所以，风是打开我们门户的第一个邪气。

▶ 人们能感到被风吹了一下，却想不到风会对我们的内脏产生影响。风真的会触动人的内脏吗？

梁冬：人们能感到被风吹了一下，却想不到风会对我们的内脏产生影响。风真的会触动人的内脏吗？

徐文兵：风的确会触动人的内脏。我的形意拳老师——马老师给我讲过一个故事。

马老师生活的年代，工厂还没有空调，夏天怎么去降温呢？挖防空洞。人们用一台鼓风机把防空洞底下湿冷的空气抽上来，然后吹到车间里面，用来降温。有个小伙子贪凉快，在鼓风机往上吹风时，就站在风口一直吹着。他的身体很棒，但是第二天却发烧感冒了，最后不治而死——活活被风吹死了。

这说明，有种比细菌和病毒更细微、更难以看见的东西会伤人性命。这就是我们讲的气——风气、湿气、寒气、燥气，它们都会导致人生病，甚至死亡。

梁冬：外面的风气会影响到人身体内部的风气，是吧？

徐文兵：对。所以岐伯说"八风发邪，以为经风"，然后，触五脏。什么叫触五脏？人的体表叫"表"，脏叫"里"。表和里之间还有"腑"。皮肤表面叫"皮"，皮下面有脂肪，叫"肤"，再往里走有肌和肉，有筋，有血脉，有骨，还有髓。

如果一个人门户大开，或者受的风特别强，外邪就会触动他的内脏。脏是藏于人体里面最深处的东西，如果受到不良的触动，会引起很严重的病——"触五脏，邪气发病"。

◀ 有种比细菌和病毒更细微、更难以看见的东西会伤人性命。这就是我们讲的气——风气、湿气、寒气、燥气，它们都会导致人生病，甚至死亡。

风会让你生什么病呢？

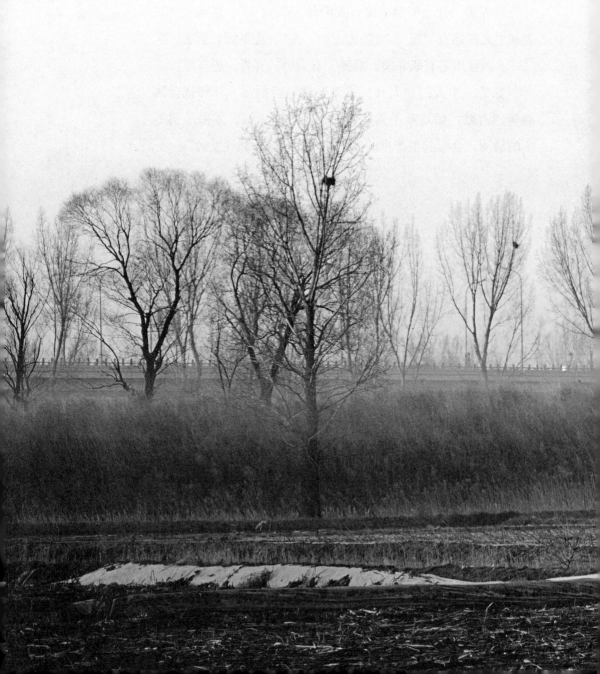

第三章

风是怎么触动你的五脏的，
你会得什么病

- 春季刮东风，人容易肝火过旺
- 夏季刮南风，人容易得心病
- 秋季刮西风，人的肺容易受伤
- 冬季刮北风，容易伤肾
- 风能生万物，也能害万物

经文：

    "东风生于春，病在肝，俞在颈项。南风生于夏，病在心，俞在胸胁。西风生于秋，病在肺，俞在肩背。北风生于冬，病在肾，俞在腰股。中央为土，病在脾，俞在脊。"

1. "东风生于春，病在肝，俞在颈项"

春季刮东风，人容易肝火过旺

为什么春天患肝炎、红眼病、脑出血的人很多

梁冬："东风生于春，病在肝"，怎么解释？

徐文兵：东边来的风春季居多，冬至那天也会刮一阵儿，但是不长。东风往往生发于春天，从东边刮过来，但是这种风如果太剧烈的话就会引起什么问题？

梁冬：肝病。

徐文兵：中医看病，首先要辨阴阳、表里、虚实、寒热，你笼统说肝病，那它是肝虚还是肝实？

梁冬：是不是应该叫肝实啊？

徐文兵：东风起来后，会把人的肝气生发起来，让肝的阳气太过，肝火过旺，或者说它实性的成分居多。所以，春天往往是暴发肝炎、红眼病或者是脑出血的时候。

梁冬：有一年上海的肝炎是不是就春天发作的？那为什么要得红眼病呢？肝开窍于目吗？

徐文兵：对！肝开窍于目，包括很多眼睛的病，都是跟肝有关。你可能没见过，眼球震颤。定睛一看，有些人眼睛是定不住的，他眼睛在颤，这都是风。

梁冬：那么脑出血又是什么原因呢？

徐文兵：因为怒发冲冠啊。肝经络很有意思，它起在大

◀ 东风起来后，会把人的肝气生发起来，让肝的阳气太过，肝火过旺，或者说它实性的成分居多。所以，春天往往是暴发肝炎、红眼病或者是脑出血的时候。

◀ 肝开窍于目，包括很多眼睛的病，都是跟肝有关。

脚趾，沿着大腿小腿的内侧往上走，环绕阴器（外生殖器），然后潜行到肚子里面，会连接到女性的卵巢，当它走到胸腔的时候又流露出两个穴，一个叫章门，另一个叫期门，这都是"门"。一直在里面潜行，最后直冲向颠顶到百会，由于肝经是从脚冲到头，所以正常的肝气是从底下往上走。如果肝气太过，那就……

梁冬：冲出来了。

徐文兵：绝对就是气冲牛斗，怒发冲冠。所以，很多脑溢血的人发病常常是"冲冠一怒为红颜"，肝气"呱"一下就起来了。肝气为什么会病在头呢？当外界的东风起来，鼓舞起你的肝胆之气，你就会出现头重脚轻这种病症。

梁冬："肝气"主"顶天立地"也是有道理的吧？

徐文兵：对呀，头重脚轻，脚踩棉花，因为上实下虚呀！很多高血压症都是这样，他们面红耳赤、眼睛充血，腰腿都是发飘发软。

梁冬：这就是李老（著名老中医李可）常常讲过的阳气上浮症状吧？

徐文兵：对，阳气往上冲。碰到这种病的话，你赶紧要去帮他收敛，我们叫"收敛阳气"。怎么收敛呢？用一些金石介类药，用一些特别沉重（就是质地沉重）的药，比如，龙骨、牡蛎、代赭石，或者是用磁石、贝壳、石决明等，这些药都有一种沉潜下行的力量。

梁冬：沉香行不行？

徐文兵：沉香也行。

梁冬：那用金鸡独立行不行？

徐文兵：这种人头重脚轻，两条腿着地都站不稳，还得拄个拐杖，你让人金鸡独立肯定不行。

▶肝经是从脚冲到头，所以正常的肝气是从底下往上走。

▶肝气为什么会病在头呢？当外界的东风起来，鼓舞起你的肝胆之气，你就会出现头重脚轻这种病症。

梁冬：那反过来从技术上说，倒立行不行？

徐文兵：不行。你说的这些方法都属于恶治法，就是说置之死地。

梁冬："东风生于春，病在肝，俞在颈项。""腧"字很有意思，不知道的人以为念"yú"呢。

徐文兵："腧"，它原来的文字就是射精的那种状态——它上面是个三角，底下是个"肉"，"肉"下面是"水"。它发两个音，一个是通神了，愉悦了，发"愉"的音；另外呢，你在传输你的精子，所以它有输送的意思，发"输"的音。就是说当肝气往上顶的时候，它的气会从哪儿冒出来，好像有个小烟囱一样。

学针灸，我们经常用到一个背腧穴。什么叫背腧穴？五脏六腑在体内，你看不见，但是它气在前胸和后背，或者在胸腹部和后背，都有一个小口。

梁冬：就像大地的火山口。

徐文兵：你的理解非常好。它在那儿冒气，所以把在后背上的这些穴叫背腧穴。很多人自学中医的，就说背"yú"穴，应该念"输"。就是说，脏腑的精气，从这儿输布到体表。当你触动腧穴的时候，你也能触动它里面的脏腑。在胸腹部，它也有代表穴，叫募穴。募是聚集到一块儿的意思。身体有 361 个穴位，我们砍掉胳膊腿儿人还能活，但没有腔，人就活不了。腹募穴和背腧穴更有诊断和调治意义。

脖子僵的人性格犯轴，反之亦然

徐文兵：肝气受了春天东风的鼓舞以后，容易往上走，它从哪儿冒出来？你怎么给肝气打开一个口，让它泄掉、让

▶ "腧"，它原来的文字就是射精的那种状态——它上面是个三角，底下是个"肉"，"肉"下面是"水"。它发两个音，一个是通神了，愉悦了，发"愉"的音；另外呢，你在传输你的精子，所以它有输送的意思，发"输"的音。

▶ 五脏六腑在体内，你看不见，但是它气在前胸和后背，或者在胸腹部和后背，都有一个小口。

它冒走，别往你脑子里面冲，别让你得高血压、脑出血、脑溢血？这叫"俞在颈项"。

梁冬：就是脖子后面的部分对不对？

徐文兵：颈和项不一样。我们最早背唐诗——"鹅鹅鹅，曲项向天歌"，不是曲"颈"向天歌——项是后脖子，颈是前脖子。现在我们老说的颈椎病，其实应该念项椎病。你发现没有，性情耿直、郁怒的人，往往有个特点？

梁冬：背上很厚吗？就是颈的后面吗？

徐文兵：他们是戆头、僵脖子。

他们脖子上面的胸锁乳突肌、斜方肌，都是硬的。按北京话就是说，这些人都轴，脖子是拧巴的。

古代有一个强项令，他向皇帝谏言，提个意见是对的，但皇帝不同意。皇帝让人摁着他的头让他认错，他却梗着脖子，不肯认错。最后，皇帝只好找了个台阶下，对他说，你是个强项令——强是坚强的"强"，就是说你的脖子是不软的。我临床中看到很多人的脾气比较倔，不容易拐弯。

梁冬：缺乏弹性。

徐文兵：这种人都是肝气郁结比较厉害的。

梁冬：我估计，这些人通常不是长得很胖的。

徐文兵：这些人不柔和，是木性人格。你如果把他的脖子揉软了，就能缓解东风给他身体带来的伤害。我们经常讲，气得脸红脖子粗——一下子脖子就粗起来了。你看那斗鸡，见过斗鸡没？

梁冬：鸡的毛都会立起来了。

徐文兵：脖子上的毛全立起来了。

梁冬：这真有道理。

徐文兵：大家平常要注重自己脖子的保健。有些女士做

▶ 性情耿直、郁怒的人，往往有个特点。他们脖子上面的胸锁乳突肌、斜方肌，都是硬的。按北京话就是说，这些人都轴，脖子是拧巴的。

美容，脸上抹得再光、拉皮做得再好，却遮不住脖子上的那些一圈一圈一道一道的皱纹。很多人会围条小围巾遮一下脖子上的皱纹，这其实说明她们的肝气弱了。还有一些颈椎病人，他们脖子的肌肉死硬死硬的，因为他们老是对着电脑，要不就是伏案工作，所以把自己脖子闹得很僵。当你脖子僵了以后，就会影响到你的性格。相应地，你的性格不拐弯，也会让你的脖子僵。当你人为地把脖子弄僵以后，你就开始犯轴了。

梁冬：这就叫阴阳互根。

徐文兵：对，就是互为因果，身心互相影响。

梁冬：说到此，我想起了一件很有趣的小事情。我去吃虫草炖鸭，有个高人怎么炖鸭，你知道吧？他把虫草就像摁钉一样，在鸭子的背上戳了一溜。他告诉我，在鸭子的督脉上戳一溜虫草，尤其要在颈项部分戳上，这样，虫草才能吸收来自鸭子的真气。

徐文兵：现在，武汉传过来吃鸭脖子，也有人烤鸡脖子吃。为什么那儿的肉好吃呢？因为鸟经常是停下来就左顾右盼，鸭子还习惯回头把自个儿尾巴上皮脂腺分泌的油叼过来，均匀地涂在自己的羽毛上，因为它是水禽，这样它就不沾水。它脖子上的肉是活肉，气血流通特别好。为什么啃那儿的肉有味儿，啃鸡胸脯就没味儿？因为那儿的肉不经常动。

梁冬：对，肉经常动，它就吸收得比较好，入味儿。

徐文兵：因为那里气血通畅，属于气脉常通的地儿，气脉不通的地儿，吃起来就发柴。

梁冬：因为它们没有强烈的自我意识形态，所以它们没有那么轴，所以脖子就软，软了之后就比较好。

徐文兵：就好吃。

当你脖子僵了以后，就会影响到你的性格。相应地，你的性格不拐弯，也会让你的脖子僵。

颈椎不好，要先从脾胃、肝上找原因

梁冬：讲到颈项的问题，现在很多人都有各种颈椎病。

徐文兵：颈椎病就是我们说的后脖子硬，或者叫项椎病。大家别以为颈椎病就是脖子的事儿。根据我的临床经验，很多颈椎病人，本身就有很严重的内脏问题。当他们梗着个脖子看东西的时候，心口窝那儿是窝着的。有颈椎病的人往往都有很严重的胃病，很多人调治这种病，往往会给病人揉脖子。但我从来不先给人揉脖子，而是先给他调理肠胃功能。

梁冬：你前边说到，肝气发自于颈项，肝太强是不是就会克脾胃，木太过就会克土呢？

徐文兵：肝太强就把脾胃给制住了。所以调治颈椎病，一定不要颈椎僵了就治颈椎，你得从肝上找原因、得从脾胃上找原因。

另外，调治颈椎病，我最反对去做按摩、扳脖子，啪啪啪，听那"嘎啦"一声，追求病态的快感。还有做牵引，健康的人的肌肉是有弹性的，当那些颈椎的生理弯曲出现了一些变化或者是一种颈椎的小关节出现小紊乱的时候，它在你转头顾盼的过程中有个调节，"咔吧"一下，它又复位了。

得颈椎病的人都是肌肉僵死的人。肌肉僵死以后，它就失去了对椎体的这种固定作用，或者这种复位的作用。在这种没有弹性的情况下，你给它强制做牵引、去扳脖子，这是伤害自己。

所以，得了颈椎病，先要调治自己的消化系统问题，调治内脏，然后找一个好的按摩大夫或者扎针的大夫，用轻柔的办法，慢慢地把你后脖梗上那些死肉弄活了，慢慢变得温度提高、有弹性了，然后再去扳脖子。

▶ 根据我的临床经验，很多颈椎病人，本身就有很严重的内脏问题。当他们梗着个脖子看东西的时候，心口窝那儿是窝着的。

▶ 调治颈椎病，一定不要颈椎僵了就治颈椎，你得从肝上找原因、得从脾胃上找原因。

没事老点头、常常仰望星空，颈椎就不会出毛病

梁冬：问一个我的体验问题，我脖子后面地方有一小坨小硬块，这是什么东西啊？

徐文兵：应该是大椎，这一般人都有。古代人出书为什么竖体排版？

梁冬：点头嘛。

徐文兵：点头称是。竖体排版，你看书时，颈椎就是上下活动，而且点头称是会让你觉得古人说得对。现在的书都变成横排版，颈椎生理的弯曲就会受影响。真正老点头的人或者是老仰望星空的人，都能保持颈椎的生理弯曲。现在很多人除了脖子硬以外，颈椎的生理弯曲消失、变成直脖子了——摸摸他的脖子，很硬；摸摸他的生理弯曲，没了。

▶ 真正老点头的人或者是老仰望星空的人，都能保持颈椎的生理弯曲。

春天，头发晕、手发麻，都是气血过不去

徐文兵：很多春天患颈椎病的人，颈椎稍微一动，头就发晕，然后手开始麻。这种手麻，按现代医学的解释，是压迫到神经或者是怎么了。中医讲，所有的麻的症状都是气血过不去。

如果出现晕的情况，有一种所谓的晕就是旋转，还有的人形容晕："腾"地一下气血往上一涌，就好像一个闸门突然打开，就冲到头上去了，其实他形容的不是晕，而是昏。这种人很危险，很多人出现脑溢血，就是这么发现的。1990年，我大学毕业后，在协和医院急诊室实习。记得当时我参与抢救的一个人叫施光南。

▶ 中医讲，所有的麻的症状都是气血过不去。

梁冬：哦，施光南你也抢救过？

徐文兵：他是作曲家，那会儿我亲自参加抢救，而且带我的老师特有意思，他叫许文兵，跟我的名字后面俩字一模一样。据说，施光南当时就是发了一下怒气，可能是在教学生的时候，突然站起来拍了一下钢琴，就脑溢血了。他到医院以后就脑疝了。

什么叫脑疝呢？就是脑里面出现水肿或者出血，出现了对大脑组织的压迫。脑疝的一种是一个瞳孔大、一个瞳孔小，这明显就是脑子里边儿出现了问题。如果说有抢救可能的话，就是马上开颅手术，把里面的这种瘀血、血肿给它放出去，也就是把肝气冲上来造成血管破裂的这种后果给它清除掉，人就有生还的可能。

梁冬：施光南老师是不是长得很瘦啊？

徐文兵：不瘦。我们当时抢救他的时候，他挺魁梧的。这就是说当人突然发怒，有的时候会冲冠，把帽子顶起来，有的时候会把脑袋里面的血管冲破，这就是春天容易发的一些肝火、肝气上冲的病。

梁冬：对，真是要注意呀！

人体防线的结合部是最弱的

徐文兵：防治这种疾病的发生，就要解决好给肝气一个出口的问题。古人告诉你了，俞在颈项。颈项特别有意思，一前一后——颈项和头颅的结合部很有意思。不论是军队的防线还是人体的防线，结合部往往都是最弱的，我们头颅和颈项的结合部正好有三个穴都叫"风"。

颈项和头颅的结合部正中间，就是后边儿督脉，和椎孔

▶ 当人突然发怒，有的时候会冲冠，把帽子顶起来，有的时候会把脑袋里面的血管冲破，这就是春天容易发的一些肝火、肝气上冲的病。

▶ 不论是军队的防线还是人体的防线，结合部往往都是最弱的，我们头颅和颈项的结合部正好有三个穴都叫"风"，就是后面督脉。

接口穴叫风府，风府属于督脉。风府两边儿是胆经的第 20 个穴，就是我们经常头痛，被人捏捏脖子的地方，叫风池。

梁冬：这两个都叫风池吗？

徐文兵：两边儿，一边一个。

梁冬：左风池，右风池？

徐文兵：对。正好也是头颅和颈项的结合部。然后再往边儿上，在耳垂后面，叫翳风。翳是屏蔽的意思，就好像我们做的屏风一样。这三个穴，带三个风。

梁冬：每一个腧穴，它的名字都有很深刻的含义的。

徐文兵：给腧穴起名字的都是一些能望气的高人，他们根据身体气血流动的变化——肉眼看不见的像，给穴位起名字。

春天可以穿得少一点儿，但一定要围个围脖

徐文兵：我经常提醒大家，春天可以穿得少一点儿，但是一定要围个围脖。

梁冬：有些人穿 T 恤时把领子竖起来，很臭美，其实可能是有科学原因的。

徐文兵：防风。因为脖子是容易受风的地方。当你身体气弱的时候，风就从这儿进去了。风直接从风府穴进去以后，人就会头痛，头痛到什么程度呢？有的人说："我想撞墙，想把脑壳撞裂了"。这就是痛苦对他的影响。

当年曹操患的就是头风。《后汉书·三国志》记载，曹操苦于头风，发作起来，简直就是昏天黑地，请来华佗给他治疗。华佗说，我只能用针刺的方法让你得以暂时的缓解。如果想除根，怎么办？

梁冬：开颅术。

给腧穴起名字的都是一些能望气的高人，他们根据身体气血流动的变化——肉眼看不见的像，给穴位起名字。

徐文兵：对！做开颅。得了脑疝，颅内有出血，把血肿取出来，解除对脑组织和神经的压迫，头就不疼了。曹操说："你小子给我开颅，这不是要谋杀我嘛！"结果他把华佗关到监狱里，把华佗害死了。华佗是个身怀绝技、继承了《黄帝外经》所有精华的一个人，他写了一本书叫《青囊经》。

梁冬：这本书现在还有吗？

徐文兵：已经失传了。你知道怎么失传的吗？

梁冬：华佗自己烧掉了，对吧？

徐文兵：据《后汉书》记载，华佗知道自己要被处决了，身边也没有其他人，就对狱卒说："我有《青囊经》，可以活人，想传给你。"狱卒因为惧怕曹操，不敢接受。华佗便索火烧之。

还有一个版本更有意思，说的是狱卒把《青囊经》拿回家以后，就辞职不干了，靠这本书活命。有一天回家，他发现老婆把这本书烧了，他就问："你怎么烧了它？"

她说："你不就是想做华佗那样的名医吗？你看华佗有什么下场，你学这些东西有什么用？"

《黄帝外经》说什么

▶ 我们总在讲《黄帝内经》，据说还有一本《黄帝外经》，讲的是中医最传统的一些外科手术的方法。

徐文兵：我们总在讲《黄帝内经》，据说还有一本《黄帝外经》，讲的是中医最传统的一些外科手术的方法。

梁冬：你猜想《黄帝外经》主要是讲什么的呢？

徐文兵：主要讲中医的外科，包括一些整骨、按摩、推拿的手法和方法。

梁冬：甚至可能有手术吧？

徐文兵：当然有手术，不然华佗不可能突然冒出来，还能做那么漂亮、精致的手术。

梁冬：可惜！可惜！

徐文兵：其实，中国有自己独特的传承，像做那种阉猪、阉鸡的手术，都很精巧，术后感染小，成活率还特别高，这都是古代外科手术的传承。

梁冬：中国古代会做外科手术的人，后来都变成做兽医去了。

徐文兵：也不是，有一些对人的手术还是被传承下来了，比如华佗就继承了很多，还写了本书叫《青囊经》，结果失传了，慢慢地，人们就觉得中医不会做手术。

其实，看一下"医"字的繁体字就会明白——"醫"，它左上角是一个斜方框，里面一个"矢"，有的放矢的"矢"，意思就是说当人中箭，矢在肉中的时候，这人会找医生。"醫"右上角是个"殳"，念 shū，殳是古代的一种兵器。再把它仔细拆分一下，它底下的"又"其实代表手，手抓着，上面是几何的"几"、茶几的"几"，有人说像手术台，有人说像把镊子。最有意思的是底下的"酉"字，它代表酒，用酒精来干什么——第一，消毒；第二，做麻醉。

所以，在古代，医本身就是个做手术的人，"醫"字本身就是个会意字，描写人受了外伤、被箭射伤以后去找医生，去做手术治疗，被麻醉、被消毒的整个过程。说中医不会做手术，那是错的。

梁冬：许多年前中医是做手术的，后来由于种种原因，比如说，像华佗这种人，其实是属于政治原因，为了活命嘛，那就不干事了。

徐文兵：曹操杀了华佗，做了缺德事，自己也遭到报应。曹操有一个最聪明的孩子叫曹冲。

◀ 在古代，医本身就是个做手术的人，"醫"字本身就是个会意字，描写人受了外伤、被箭射伤以后去找医生，去做手术治疗，被麻醉、被消毒的整个过程。说中医不会做手术，那是错的。

梁冬：曹冲称象！

徐文兵：当年东吴进贡了一头大象，曹操就问："谁能告诉我大象多重，谁能称出大象的重量来？"

谋士、武将们没有一个人能想出办法。曹冲当时还很小，人家就有办法，他怎么办呢？

把大象载上船放到水里，水没到哪儿，他就在船身刻下一条线；然后，换成散碎石头再去压船，压到那条线停止，最后称出石头的总重量，就是大象的重量。

非常聪明的一个孩子，结果却早早夭折了。曹冲死后，曹操悲从心头起，发了一句感慨："悔不该杀华佗！"意思是，如果没杀华佗，他就能救我的儿子。

梁冬：因果定律还是有一定道理的。

肝气舒畅，人就不那么自私了

徐文兵：前面说的三个带风字的穴位，就在我们的颈下，前面的翳风偏于靠耳朵，偏于静，后面的风池、风府偏于下。

▶《伤寒论》提到人被寒气伤到以后，先吃桂枝汤、葛根汤，或者麻黄汤。

《伤寒论》提到人被寒气伤到以后，先吃桂枝汤、葛根汤，或者麻黄汤。后面还有一句——刺风池风府则愈，用这么多乱七八糟的东西，不如给风池风府扎一针就好。但是有个问题，风池、风府穴跟大脑、小脑和延髓脑干接触，很接近的。如果用针不当，直接就把人干掉了。所以，古代很多书上记载，风府风池穴是不许扎针的，你可以揉一揉、按一按。

▶古代很多书上记载，风池穴是不许扎针的，你可以揉一揉、按一按。

为什么呢？因为针沿着脊髓孔进去以后，可能触及延髓脑干，而延髓脑干是控制我们心跳呼吸的中枢，如果扎到那儿，就把人扎死了。所以，这个地方禁针。

梁冬：古代的点穴术，真的是有依据的。

徐文兵：点穴也有讲究，即便不用针，手上也得有气、有劲儿。手上有劲的人——我们叫缠丝劲，他发出的力是旋转的，就好像拧镙丝，劲是旋转的劲，所以它穿得透、穿得深。

梁冬：病在肝，俞在颈项。

徐文兵：肝气舒畅了，把颈项——前脖子、后脖子弄柔软了，人就不那么轴、不那么杠、不那么一根筋了！很多人在坚持自己观点的时候都梗着脖子，一根筋，一条道走到黑，一看这人肝气就不大痛快。

◀ 点穴也有讲究，即便不用针，手上也得有气、有劲儿。

◀ 很多人在坚持自己观点的时候都梗着脖子，一根筋，一条道走到黑，一看这人肝气就不大痛快。

很多人都在坚持自己的观点，人生之路一直如此，却不知道自己正在一条道走到黑。

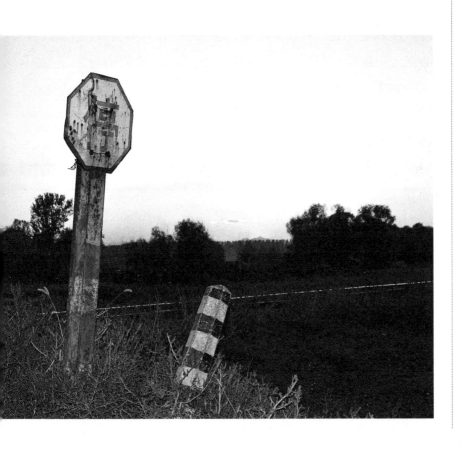

2."南风生于夏，病在心，俞在胸胁"

夏季刮南风，人容易得心病

南风容易让人心烦气燥，胸胁不舒服

徐文兵：接下来，该说南风了。

梁冬："南风生于夏，病在心"。

徐文兵：夏天容易刮南风，带着充沛的雨水，又热又湿。南风生于夏，病在哪儿呢？病在心。南风容易鼓舞人的心气，一到夏天天热，人就容易心烦气燥。心有两个。

梁冬：一个是心胞经吧？

徐文兵：对，一个是手厥阴心胞，它代表的是我们肉质的心，心脏；还有一个心，代表我们形而上的思想、情绪、情感。这是一个说不清楚的心，但人人都有，就是神寄居的地方。

南风鼓舞起人的心火以后，会出现一些问题，表现在哪儿，俞在哪儿？

梁冬：俞在胸胁。

徐文兵："胁"比肋骨的"肋"多两点，肋右边是个"力"，胁右边是"办"。胸胁在哪儿，胸是胸口正中、两乳之间，穴位叫什么？

梁冬：膻（tán）中穴？

徐文兵："膻"字，据我考证应该念 shàn，因为膻中是

血气聚汇的地方，有种血腥之气、膻气。所以叫 tán 中或者 shàn 中。

徐文兵：人有时常会有下意识的动作，不高兴的时候捶胸顿足，捶的是哪儿？膻中穴。所以，当心气被鼓舞起来的时候，人会有种表现，胸胁不舒服。胁指哪儿呢，就是胸的两侧，正中间叫胸，两边叫胁，胁的起点正好跟我们的腋窝接触，而腋窝下面正好是什么的起点？

梁冬：心胞经？

徐文兵：心经。心胞经的起点在乳头外上方，穴叫天池穴，就是女性容易得乳腺增生、乳腺癌的地方，心胞经也在胸上。

梁冬：所以，得乳腺增生的女性可能都会郁闷。

徐文兵：伤心胞了，肯定有伤心的问题。

梁冬：任何一个乳腺增生的女子，都有一段痛苦的感情经历。

◀ 任何一个乳腺增生的女子，都有一段痛苦的感情经历。

徐文兵：胁的起点在极泉，就是我们扬起胳膊以后，胳肢窝腋动脉的搏动处，点叫极泉，意思就是说人的心气是从那里咕咚咕咚像泉水一样涌出来。很多人有了心病，探查一下哪儿有问题？极泉有问题。

◀ 很多人有了心病，探查一下哪儿有问题？极泉有问题。

小孩子睡觉为什么两手举起来像投降那样

徐文兵：人类的祖先，在树上攀高爬低，两只手是扬起来的。随着人类的社会化、正规化，变成了两手相垂、双臂下垂，中指贴着裤缝，然后挺胸抬头。所有这一切都是为了人为——"伪"的需要，却掩盖了人类的天真。小孩子睡觉怎么睡？

梁冬：两手举起来像投降那样，是吧？

徐文兵：小孩子睡觉的时候两只手是举起来的，这时候他们心的经络是从腋下起来，然后沿着小拇指这一侧，走到小拇指的内侧——手少阴心经。心经一共有九个穴，当人做投降举手的动作时，心气是最通畅、最放松的。

梁冬：反正我都投降了。

徐文兵：对，无所谓了，爱咋地咋地吧！有人经常说"你放松放松"，其实没用，因为内心心神不受意识控制，还不如摆出某个特定的姿势，比如引体向上。玩双杠对发育，开阔人的胸襟效果特别好。

梁冬：我发现有些人，喜欢把手举起来之后，将手握在脑后面，这意味着什么？

徐文兵：放松——挺好的一个姿势。大家没事都把手举一举。

很多少数民族的人能歌善舞，这使他们的天性表达得非常好，后天那种强制、刻意的意识对他们的损伤就会变少。哪个民族跳举手的动作跳得最好？

梁冬：蒙古族，还有哪个？

徐文兵：藏族。藏族有个招牌动作叫旋子，旋子就是一顺儿、顺拐，当你扬起左手的时候同时要抬左腿，当你扬起右手的时候再把右腿抬起。你要是走路这么走，别人会把你当成疯子，要么就是傻子。但是在藏族舞蹈里面，做的动作却显得特别漂亮，跳舞的人也觉得特别舒服。

夏天浮想联翩，夜不能寐，就揉一揉极泉、膻中穴

梁冬：夏天，很多人都穿短袖，有的女青年喜欢把胳肢

▶ 玩双杠对发育，开阔人的胸襟效果特别好。

▶ 很多少数民族的人能歌善舞，这使他们的天性表达得非常好，后天那种强制、刻意的意识对他们的损伤就会变少。

窝毛"哼哼"给剃了。腋毛剃了会不会对健康有影响？

徐文兵：夏天，南方的风吹来以后会鼓舞人的心气，人的心气一旺，腋下就要出汗，还有人会有狐臭、会出腋臭。

梁冬：对啊，有的人会把它割掉。

徐文兵：我不反对剃腋毛，但是做手术我是最反对的。

梁冬：有问题？

徐文兵：对。因为你把心的排毒通道给"喀嚓"掉，毒没有出路它往哪儿排？

梁冬：只能排到别的地方。

徐文兵：还有个问题，夏天热了，鼓舞起人心的气血以后，人会狂躁，还有喜笑不休。

梁冬：心主喜嘛。

徐文兵：就是心火太旺了。心气儿不足的时候，人怎么都高兴不起来。受了外边风的影响——南风一吹，一打开，人就会傻乐。还有的人不是傻乐，表现是什么？兴奋失眠、不睡觉，或者睡不着觉。

这种情况怎么办？心气儿的俞在哪儿？心气儿出口在哪儿？在胸胁。具体的部位就在两个乳头正中间，叫膻中穴。还有腋下的极泉穴。当你过于亢奋、浮想联翩、夜不能寐的时候，怎么办？揉一揉这两个穴位。

梁冬：胳肢有些人的胳肢窝，他会笑，其实可能跟这有关。

徐文兵：触动人的心气儿了。

梁冬：真是有趣。不过我一直想不明白，为什么别人胳肢我就会笑，自己胳肢自己就不笑呢？

徐文兵：气不一样。

◀ 夏天，南方的风吹来以后会鼓舞人的心气，人的心气一旺，腋下就要出汗，还有人会有狐臭，会出腋臭。

◀ 心气儿不足的时候，人怎么都高兴不起来。

◀ 我一直想不明白，为什么别人胳肢我就会笑，自己胳肢自己就不笑呢？

3. "西风生于秋，病在肺，俞在肩背"

秋季刮西风，人的肺容易受伤

西风是怎样伤肺的

梁冬："西风生于秋，病在肺，俞在肩背。"是怎么回事？

徐文兵：这就讲到了西风、秋风——这是能让人产生悲和愁情绪的风，肃杀的风。秋风扫落叶，西风烈起来的时候，会鼓舞人的肺气，人就会出现一些毛病。这种西风偏凉，往下降，容易伤人的阳气——肩背。肩背，其实说的是肩胛骨，我们后背都有两片肩胛骨覆盖着。

梁冬：就像做衣架的地方？

徐文兵：这叫肩胛骨。很多女青年追求骨感美，穿件露背装，露个后背，后背两片骨头翘翘的，她们觉得那很性感。但我们一看到这种翘翘的肩胛骨就知道：这孩子弱不禁风。为什么？

梁冬：伤到阳气了，是吧？

徐文兵：肩胛骨其实是覆盖在你后背、保护你的肺的一个屏障。它应该是什么？我们讲过"背为阳，胸为阴"。胸要虚心、要内敛；背要突起。我们养生站桩练的是什么？含胸拔背，把胸凹进去，把肩胛后背突出来。这时候，你在这些人的后背上摸不到任何骨缝儿，他们的肩胛骨就像一个大圆碗一样把背包住、扣住了。所以，在这些人身上，任何贼风、

▶ 西风偏凉，往下降，容易伤人的阳气——肩背。

▶ 肩胛骨其实是覆盖在你后背、保护你的肺的一个屏障。

冷风都进不去。

可是那些挺着胸、肩胛骨翘起来的人，风就从那儿直接灌进去了。在后背的膀胱经上贴着肩胛缝儿有两个穴位，其中一个叫风门。什么叫风门？

梁冬：风进去的门。

徐文兵：对，风就是从这儿进去，风门下去就是肺腧，在督脉和肩胛骨中间。它距督脉1.5寸，是膀胱经的第十二个穴，叫风门。膀胱经第十二个穴下面叫肺腧，肺气就是从这儿出来的。但你的肺气如果弱或者外面西风烈的话，风就会从门刮进来。本来门应该朝里开，但它却"啪"地朝外开，一下子风就灌进去了。

梁冬：伤到肺后，会怎样呢？

徐文兵：伤到肺以后，人就开始咳嗽、打喷嚏、发烧，所有皮肤痒、过敏这些病就都来了——肺主皮毛嘛！

眉毛浓的人精力充沛，执行力比较强

梁冬：肺主皮毛的"毛"，它特指身体某处的毛，还是所有的毛呢？

徐文兵：特指一些体表的毛。我发现有的人老了以后，头发白了，眉毛是黑的；有的人胡子白了，眉毛是黑的；有的人头发是黑的，眉毛或胡子白了。这说明体表的毛隶属于不同的脏腑。

梁冬：有道理。

徐文兵：古人也讲过，比如说眉毛，浓眉大眼。

梁冬：眉毛跟哪个脏器有关，肝脏吗？

徐文兵：跟肝有点关系，主要是跟膀胱有关系。因为膀

◀ 伤到肺以后，人就开始咳嗽、打喷嚏、发烧，所有皮肤痒、过敏这些病就都来了。

◀ 体表的毛隶属于不同的脏腑。

胱经是起于目内眦，眉头这儿正好叫攒竹穴，就是足太阳膀胱经，气血旺的人一般都是浓眉。

> ▶ 气血旺的人一般都是浓眉。

梁冬：所以浓眉的人一般执行力比较强，很可能因为他们精力比较充沛。

徐文兵：阳气足。所以，我建议大家别穿背背佳，那是违反人的天性的。我们上小学的时候，老师为了管制课堂纪律，就让大家两只手往后一背、把胸一挺。现在想来，那真是摧残人性。背背佳则是把孩子箍起来，强迫孩子那么坐。这样的话会把孩子弄成鸡胸的。

梁冬：为什么？

徐文兵：有鸡胸的孩子都是胸骨高起、后背凹陷的，这就是违背自然之性的结果。

鼻毛能剪不能拔

梁冬：前面讲到眉毛所对应的经，那鼻毛对应在哪里呢？

徐文兵：鼻毛是对应督脉的。大家都知道鼻子是肺的开窍，督脉正好从脑门、印堂下来，经过鼻子。

督脉是人体阳气最旺的地方。督脉阳气足，能温暖鼻子，人吸进去冷空气就有一个加温，不会呛到肺。督脉一凉，鼻子就凉，然后喷嚏、鼻涕就出来了。所以，鼻毛跟督脉有关系。

梁冬：鼻毛能剪，不能拔是吧？

> ▶ 如果鼻毛都拔光，人的问题就大了。第一空气没过滤，第二没有加温，第三没有湿润。

徐文兵：不能拔。鼻毛龇出来了，有的人就开始拔。如果鼻毛都拔光，人的问题就大了。第一空气没过滤，第二没有加温，第三没有湿润。可见，这鼻毛是很重要的。

梁冬：所以，鼻毛是个好东西啊！

胡子跟人的生殖功能有关

梁冬：鼻毛下面的胡子又是对应哪里呢？

徐文兵：胡子对应的是冲脉。因为人中地方是任督二脉的交界，冲脉是环绕人的口唇的。

梁冬：嘴唇上面和下面的胡子都是一样的？

徐文兵：一样的。冲脉跟人的生殖功能有直接的关系。太监被去势之后就没胡子了，女人不长胡子是因为她的冲脉上不来，女人的冲脉散到胸中，发育乳房，除非你把她底下塞住，她不来月经，冲脉再往上冲就长出胡子了。

梁冬：所以偶尔看见个别女青年会长小胡子。

徐文兵：长小胡子的女青年，一般都是月经有问题。一个男的，胡子稀稀拉拉的，是冲脉有问题。冲脉沿着任脉两侧0.5 寸，其实就是肾经的那条线往上走。我调治很多有胃病的男人，本来是胃有毛病，结果一看，原来是冲脉被堵住了。

胃是土，土克水，胃结了一块积滞以后，就把肾精肾气给压制住了。当我把他的胃病调治好以后，这人的胡子就长出来了，而且变多了。另外，原来他的老婆总是不怀孕，他的冲脉一通，老婆怀孕了。所以我经常说，我买一送一，本来是治胃病，捎带还送一个孩子。

◀ 长小胡子的女青年，一般都是月经有问题。一个男的，胡子稀稀拉拉的，是冲脉有问题。

耳毛和肾有关系

梁冬：那耳毛呢？

徐文兵：耳毛还是和肾有关系。

梁冬：肾开窍于耳，对吧？

徐文兵：对，而且我发现很多肿瘤病人的耳毛疯长。

◀ 耳毛还是和肾有关系。

腋毛是心血化生的

梁冬：那腋毛跟哪里有关系呢？

▶心的血或心的阴液化生出来就是腋毛。

徐文兵：腋毛跟心有关系，心的血或心的阴液化生出来就是腋毛。我临床调治一些心脏有问题的人，还有一些过度服用阿司匹林的人。很多人说阿司匹林能融血栓，所以他们就把阿司匹林当成了预防血栓病的药，每天都吃，吃到最后他们就不停地出汗，然后腋毛脱落。汗为心之液嘛！心之液老这么流失，它就没有什么能量或气血去滋养腋毛，腋毛最后就脱落了。

连鬓胡子、胸毛长的男人，生殖能力很厉害

梁冬：那上半身的体毛和下半身的体毛有差别吗？

徐文兵：胸毛也与冲脉有关系，有的男人脸上长着连鬓胡子、一身胸毛，一看很性感——他也确实很性感，因为他的生殖能力确实厉害。

梁冬：荷尔蒙能力很强。

徐文兵：你们叫荷尔蒙，我们中医叫冲脉气血旺盛。

"大拇哥"有毛，跟肝有关系；阴毛跟人的肾精有关系

梁冬：还有一种是长在手指和脚趾上的毛，不一样吗？

徐文兵：不一样，大拇哥那儿老有毛，那就跟肝有关系。还有我们经常说的阴毛，是跟人的冲脉和任脉有着直接的关系。临床上，我们调治一些产后大出血的或者是伤到人

体阴液的人，我管这病叫席汉氏综合症，这些人的第一表现就是阴毛全部脱落，这就是伤到肾精了，冲脉、任脉都是肾精所化。

梁冬：以前有人叫"石女"或"白虎"的，就是没有阴毛，是吧？

徐文兵：那是天生的，我说的这种是本来有，结果产后流失自己的精——精气神的"精"之后就没有了。

梁冬：还有一些就是一个痣上面有一根毛，就很厉害吧？

徐文兵：就是另外一种气血所化生的。

梁冬：这种毛能剪能拔吗？

徐文兵：别动，天生我材必有用。

乳头与胃经、心胞经有关，还代表喜乐

梁冬：我上高中的时候，有个男生喜欢穿网眼的运动衫。有一天，他的女朋友说："你这儿有根头发，我给你拿下来！"结果，听到他一声惨叫，其实，那是一根长在乳头上的毛，他的女朋友把那根毛拔下来了。

那么，乳头上的毛和什么有关呢？

徐文兵：乳头有两条经络经过，一个是足阳明胃经，从上往下经过乳头，所以乳头有哺乳的作用。

梁冬：为什么胃经跟喂奶有关系呢？

徐文兵：胃者，仓廪之官，气血只是生化之源，奶从哪里来？

梁冬：不是从血里来的吗？

徐文兵：女性吃进去东西化成气和血，最后才变成了奶，其实奶也是女性的体液或者肾精的一部分，所以，乳头

◀ 乳头有两条经络经过，一个是足阳明胃经，从上往下经过乳头，所以乳头有哺乳的作用。

与胃经有关。我们可以看一下非洲难民的照片，那些难民妇女的乳房就像一个空口袋一样，里面的脂肪组织都没有了，仍然有奶，可见人奶跟胃有关。

很多女孩子说，乳腺要发育，那就得好好吃饭。但她们整天吃黄瓜、西红柿，怎么可能发育好呢？

乳头还属于手厥阴心胞经。我上大学的时候，老师说乳头属于肝经，其实不对，肝经最后一个穴叫期门穴，它在乳头下2寸。乳头是在第四、五肋骨中间，期门穴在第六、七肋骨中间，所以肝经不过乳头。如果一个人肝火过旺的话，肝气就会往上顶，人的乳头就会疼，那是病态状况。

梁冬：有些男生在青春发育期的时候，乳头会疼。

徐文兵：有些女孩子来例假，肝气旺的时候，乳房也会疼，有些人甚至乳头都不能碰自己的衣服，碰上去就特别疼，这是病理状态。生理状态下，乳头是属于心胞经的，心胞经的气从膻中穴起来以后，经过乳头，然后在乳头外上方一寸，在第四、五肋骨中间的天池穴出来。

"膻中者，喜乐出焉"，乳头又代表喜乐，它还是性爱活动必不可少的一部分。

老天给每一种物种都配备了两套系统

梁冬：有一个技术性的问题："天生我材必有用"，男人长乳头是为什么呢？

徐文兵：人是可以变性的。老天给每一种物种都配备了两套系统，所以，男人可以变成女人，女人也可以变成男人。

梁冬：有一天，所有男人都没了，有一些女人会转化成男人。其实不用男人绝种，现在很多女人已经变成男人了。

▶ 人是可以变性的。老天给每一种物种都配备了两套系统，所以，男人可以变成女人，女人也可以变成男人。

74

徐文兵：没学过医的人，一般没见过阴阳人。我们见过，他都是两套系统。

梁冬：他们是上帝的使者？

徐文兵：自然在造物的时候，有她的考量，总结成一句话——匪夷所思！我们的智力难以完全理解，只好顺其自然吧！

◀ 自然在造物的时候，有她的考量，总结成一句话——匪夷所思！我们的智力难以完全理解，只好顺其自然吧！

受了风，人就容易起鬼风疙瘩

梁冬："西风生于秋，病在肺，俞在肩背"，怎么解释？

徐文兵：人的肩背有个风门穴，还有个肺腧穴，风门穴在第二胸椎棘突下面旁开1.5寸处，肺腧在第三胸椎棘突下旁开1.5寸处，如果有人受了西风后犯病，我们就把贼风、邪风从这两处给放走。我用这两个穴调治一些现在所谓的过敏非常有效，过敏或者叫花粉症，其实就是受了一些风。有的是从饮食引起的——他们吃冷饮过量，伤了肺了；另外，就是受了风，风从风门或肺腧进去。人身体的表现是：起小疙瘩，奇痒难忍，这些奇痒的地方又游走不定，没法抓挠。还有人表现为起荨（xún）麻疹或者叫荨（qián）麻疹，鬼风疙瘩起一片，有的人起的叫落着（zhē），刚起的还没退下，又起了一层，看着很恐怖，让人整天晚上都睡不好觉。

◀ 人的肩背有个风门穴，还有个肺腧穴。如果有人受了西风后犯病，我们就把贼风、邪风从这两处给放走。

梁冬：你这么一说，我就浑身痒了，可见意识形态对身体的影响很大。

徐文兵：看来我已经达到古代巫的境界，可以祝由了。

梁冬：前两天，我在白云观买了一本《祝由十三科》的古书，有点儿意思。

徐文兵：良言一句三冬暖，恶语伤人六月寒。古代懂祝由的人祝树则树枯，咒树则树死。

梁冬：这有点儿超越了我们现代人的理解能力。

徐文兵：调治花粉症，我们一般会选择在风门穴和肺腧穴针刺或艾灸，把邪气赶走，让它从哪里来到哪里去。

在美国，为什么越来越多的花粉症和过敏症患者去找针灸大夫看病？因为西医开的一些抗过敏药会让人打瞌睡，很多人吃完抗过敏药后开车，会出交通事故。而用中医针刺、艾灸的方法，特别是针灸，症状缓解得非常好，也不会让人打瞌睡。

但是针刺这两个穴位要特别注意，因为有一定的风险。比如，调治头疼、头风要扎风池穴、风府穴，如果扎的方向不对或扎得太深，就会伤到人的呼吸中枢和心跳中枢；扎后背的风门穴和肺腧穴，如果扎的方向不对或扎得太深，就容易伤到肺。

人为什么会痒

梁冬："人为什么会痒"，这个问题一直在困扰我，痒的本质到底是什么？

徐文兵：《黄帝内经》是这么说的："诸痛痒疮，皆属于心。"就是说，所有的痒、痛都属于心！

梁冬：此话怎讲？

徐文兵：疼、痛和痒都是主观感觉，不是客观存在。

梁冬：这是佛家的感觉，万念皆空，诸法皆空。

徐文兵：我临床上碰到很多人，身上有一个很大的伤口，有的还在流脓，你问他疼不疼？他说不疼，没感觉！可当你用针灸、用中药，让伤口开始出现浓稠的黄脓以后，他

▶ "人为什么会痒"，这个问题一直在困扰我，痒的本质到底是什么？

开始疼了，有时候疼得一宿一宿睡不着觉。等这些脓排完以后，伤口处开始长肉芽了。你知道什么感觉？

梁冬：痒！咱都体验过。

徐文兵：痒是生机萌动的那种感觉。他为什么开始不觉得疼？

◀ 痒是生机萌动的那种感觉。

梁冬：没有力气疼了，是吧？

徐文兵：因为心不在焉。心不在焉其实是神不在那儿了。我经常讲一个例子：战士冲锋时，肠子流出来了，还接着冲啊、杀呀，不觉得疼，因为心不在那儿。当他把敌人都干掉了，欢呼胜利的时候，心神回来了。低头一看，哎，这是啥东西？然后突然疼起来，一头栽倒。

中医给人看病，其实是个回神的过程。病人有自愈的能力，有完全康复的能力，问题是他不关注这儿了。我一摸，这儿都硬了，那儿都凉了。人家说，我挺好，吃嘛嘛香！这是为什么？心不在焉。

◀ 中医给人看病，其实是个回神的过程。

所以，我看病，就是要把病人的气机和神机引到患处，不怕病人说疼、说痛，我就怕他说：我没事儿，没感觉。

◀ 我看病，就是要把病人的气机和神机引到患处，不怕病人说疼、说痛，我就怕他说：我没事儿，没感觉。

梁冬：崔健唱过：我的病就是没有感觉。歌词很深刻。

徐文兵：这很可怕。没感觉就是说人黯然神伤，他的神弱了。说到"痒"，什么叫"痒"？其实就是有一股邪风进到你的身体里面四处乱蹿，老在撩拨你的心神——"痒"。

梁冬：那香港脚也是因为邪风去到脚上了吗？

徐文兵：对。其实最可怕的叫厥逆，麻木不仁。或者我们中医叫"痹"，就是麻痹敌人的"痹"。最好的那种感觉，痒！一看痒起来了，噢，阳气来了，阳气得复。很多人打喷嚏打不出来，可是鼻子一痒，"阿嚏"，打出来了，阳气回来了。

梁冬：脚真的痒的时候怎么办呢？让它痒着？

徐文兵：挠挠就好了。

马三立说相声，有人买了个秘方，专治被蚊子咬后那个痒劲儿。买回去，剥开一层又一层，剥到最后，一个纸条上面写着两个字：挠挠！

梁冬：我以前看过一本哲学书。里面讲到搔痒问题，说搔痒是人的一种很强的依恋性心理状态。

徐文兵：人需要被关爱的时候渴望被拥抱，搔痒其实是用一种感觉压制另外一种感觉。就好像你吃芥末会辣鼻子，受不了了，咋办？闻一下白酒。酒的味道，一下把辣的感觉给压下去了，但是刺激还在。

我看到很多病人，比如说糖尿病人，到了后期出现并发症，身体容易出现一种坏疽，就会感觉很痒。他们往往痒到连死的心都有，一天到晚睡不着，就在那儿挠，最后挠成不堪入目的样子，非常痛苦。

梁冬：我曾经看过一本书，上面说痒叫小痛，就是说属于不充分的痛。这么说有道理吗？

徐文兵：差不多。但痒和痛还不一样，因为它的刺激力度和感觉不一样。痛是封闭的、阴沉的、隐而不发的；痒是热性的、尖锐的、发散的。

痒跟风的关系特别大。当邪风在身体里面游走不定，人就会感到痒。如果是外风引起的，把患者的风邪给驱走，他就不痒了。如果是内风引起的——精枯血燥引起的内风，这种情况就特别不好调治。

调治香港脚、脚气，千万不能用外洗药

梁冬：红叶老师曾跟我讲过一件事：他年轻的时候，

▶ 有人买了个秘方，专治被蚊子咬后那个痒劲儿。买回去，剥开一层又一层，剥到最后，一个纸条上面写着两个字：挠挠！

▶ 痒跟风的关系特别大。当邪风在身体里面游走不定，人就会感到痒。如果是外风引起的，把患者的风邪给驱走，他就不痒了。如果是内风引起的——精枯血燥引起的内风，这种情况就特别不好调治。

有人来治脚气，他很快就给人家治好了，结果不久之后，那个人得了肿瘤！因此，他得出个结论：香港脚、脚气不要随便治。

我听了觉得很奇怪。

徐文兵：我听过红叶老师的课，讲得非常好，很多观点和我不谋而合。他说的不是不治，而是说不要很粗暴地把人体排毒的通道封闭住。红叶最初就是给患者用一些外洗的药，里面含石灰、枯矾等物质。现在市面上也有卖那种鞋垫的，有的人本来汗脚，一垫上它，脚一下就干了，然后开始脱皮。这种治法是粗暴的、错误的。

正确的调治，应该是"围三缺一"，给邪气以出路，然后看病的根源在哪儿。当我把你的根源调治好，你自然就不需要出口了。

不要很粗暴地把人体排毒的通道封闭住。

现在市面上也有卖那种鞋垫的，有的人本来汗脚，一垫上它，脚一下就干了，然后开始脱皮。这种治法是粗暴的、错误的。

当你被人扎针的时候，不要深呼吸

徐文兵：前面讲到，风门穴和肺腧穴不要轻易扎针，否则可能会扎出气胸。这么多年了，常在河边走哪能不湿鞋，我曾扎失过好几例气胸。

梁冬：什么叫气胸啊？

徐文兵：人体的胸腔是真空的，你吸气，肺才能张开；你呼气，肺才能出气。如果胸腔里面进了气，肺泡一下就给压扁了，你吸气就很困难；严重的话，你会肺不张，吸不进去气。

所以，我们扎后背的时候，一定要谨慎！针稍微扎得深一点儿，或者留针的时间长一点儿，就很危险。

病人趴在那儿受针，本来你扎的深度还可以，不会伤到他，但是留针的时间长了，病人会忍不住来个深呼吸，一下子把肺张到最大，针一下子就会把他的肺泡或者胸腔膜扎透了，就变成气胸了。气胸当然不会死人，但是病人会很痛苦。

所以，提醒大家，医生可不是那么好做的，要担很大的风险。毛头小伙子学医，认为"天下无病不可治"。莽撞行医之后，出了事情，有了教训，才会觉得：要谨慎！

梁冬：我要提醒大家，以后被扎针的时候，千万不要深呼吸。

徐文兵：这也是一个秘诀。当你被人扎针的时候，不要深呼吸。因为深呼吸会引起臟腑器官的变动。

梁冬：说到呼吸，有些人吸进气后胸腔变大，有些人吸进气后肚子变大。你觉得哪种比较好一点？

徐文兵：我们婴儿时期都是腹式呼吸，一吸气肚子变大；成人以后都变成胸式呼吸，一吸气胸变大。两个呼吸不一样，不过练功的人都是腹式呼吸。

> ▶ 当你被人扎针的时候，不要深呼吸。因为深呼吸会引起臟腑器官的变动。

如果平时不注意休息，最终就会彻底休息

梁冬：那传说中的踵"吸"是指什么呢？

徐文兵：说明一下：踵息的"息"是休息的"息"。

梁冬：不是呼吸的吸。

徐文兵：对。"息"字是什么意思？

梁冬：就是把脚后跟放松？

徐文兵：我们经常说，你休息吧！是让他休呢，还是让他息？

梁冬：休是靠着树，是不是呀？

徐文兵：对，休是身体放松；息，它带个心。

梁冬："息"实际上是不是心情放松下来的意思呀？

徐文兵：息是停止。加个"火"字旁，就是"熄灭"的"熄"。我们经常说，天行健，君子以自强不息。就是说，君子跟天上星星一样转个不停，不息。人死了，我们说安息吧。

我们上中学时，学过一篇古文，有人到富春江旅游，看到美好的景色、自然的风光，说："鸢飞戾天者，望峰息心；经纶世务者，窥谷忘反"。意思是说，那些在官场里争名夺利的人，想飞得更高更远的人，到了自然环境中，突然觉得自己追求的都是无妄的东西，于是心就"息"了。

什么叫心息了？就是把心里面的火苗平复一下，放弃了一些不切实际的念头。这也是《黄帝内经》教导我们的，不要以妄为常。

梁冬：以酒为浆。

徐文兵：所以，息是停止、停顿的意思。"生生不息""生命不止，奋斗不息"这些是励志的话，生命是有节奏的，如果真的不休息，最后可能就会彻底休息。

"息"字带个"心"，它有两个意思：一个是指我们肉质的心脏有息，你觉得我们心脏有停顿吗？

梁冬：这是一个非常好的问题。那到底有没有停顿呢？应该是有的吧，我觉得。

徐文兵：对呀，应该是有的。

梁冬：生理上当然不能停，我们的心脏一秒钟都没有停止过，停了人就死了。但是它有那种稍作放缓、稍作自我放松的时刻。

徐文兵：没错，大家都知道，哺乳动物有四个腔，左心房，右心房，左心室，右心室。其实它是在交替休息。

肺吸入氧气，含新鲜氧气的血液进入我们的一个心房，

◉ 什么叫心息了？就是把心里面的火苗平复一下，放弃了一些不切实际的念头。这也是《黄帝内经》教导我们的，不要以妄为常。

81

经过主动脉弓，被送到全身，然后从静脉回流，将含二氧化碳的浊血送到肺，肺将二氧化碳呼出身体。

四个腔室交替工作、交替休息，就像春、夏、秋、冬四季轮流交替一样。春天来的时候，冬天就要收敛。人如果掌握好节律的话，就能在自己心脏的某个心房工作时，让其他的心房得以喘息。

喘息均匀的人，活得时间最长

梁冬：喘息的时间有多长？

徐文兵：喘息很短，但是喘息是存在的。如果你有本事，就可以让心跳的节奏很均匀。大家都知道变速跑很累，匀速跑很省劲。如果一个人一辈子的心情很少有跌宕起伏，就相当于匀速跑，喘息均匀，这种人就会活得很长。

梁冬：宗萨仁波切讲佛教的四圣谛，讲到诸受皆苦，就是所有的情绪都是苦的，我一直没有理解。

徐文兵：因为情绪有波动就会造成不得息。

另外，息不是指我们肉质的心脏，它是指我们的心神。当一个人沉睡的时候，一闭眼、一睁眼，一晚上过去了。这个人的心神得到了很好的息。如果睡不着，或者睡了几个小时，早早就醒来了，眼巴巴等着天亮；睡着以后噩梦纷纭；稍微有点风吹草动就醒了。这些情况就是心神不得息。

梁冬：心神不得息，睡一晚上觉还觉得累。

徐文兵：所以这种人的寿命会短，活的质量很低。

后来，人们把息由心引申到呼吸上。呼吸是调整我们的意。你想让自己放松，或者让自己兴奋起来，就要通过调整呼吸来影响你的心神。

▶ 如果一个人一辈子的心情很少有跌宕起伏，就相当于匀速跑，喘息均匀，这种人就会活得很长。

你觉得呼和吸之间有停顿吗？

梁冬：其实是有那么一两下子的，一两秒钟。

徐文兵：一个"息"字，我们中国人都认得，但一问息是啥意思，很多人都把它解释成呼吸的吸了。

你吸一口气，在呼出来之前，停顿，就叫息。息越长，说明肺活量越高。人吸入氧气后随血液全身循环，使经脉通畅。走得最远是一口气吸到脚后跟，叫踵息。

现在的人都活得特别紧张，上气不接下气，呼和吸之间没有停顿。

梁冬：我听说，如果把心脏当作一个泵的话，其实它泵不出可供全身循环的血量。所以，我有一种揣测，一个人的血能在自己的身上周流不止，可能不仅仅是依靠心脏的血压。

徐文兵：完全不是。人的十二经皆有动脉，都有元气驻的穴位，我们叫原穴。这些都是协助心脏工作的。就好像你有个主泵，泵到一定高度或地方以后，接着还有一个小泵，接着再往下泵，动力持续不断。

做人就要做有"出息"的人

梁冬："息"是上面一个"自"，下面一个"心"，什么意思呢？

徐文兵："自心"，自己的心停顿一下，就是息。中国人喜欢说"这孩子真有出息"，为什么说"出息"，不说"入息"呢？

梁冬："出息"是什么意思？

徐文兵：我们先说气，中医讲的气有两个：一个叫元气；另一个叫后天之气。在古代，这两个气的写法都不一样。

◉ 你吸一口气，在呼出来之前，停顿，就叫息。息越长，说明肺活量越高。

梁冬：《道德经》里面的"气"像"无"一样。

徐文兵：元气——炁，上面一个水，底下四点是火；后天呼吸的气——氣，上面一个"气"，底下一个"米"。支撑人体生命本能的叫元气。一个人如果元气没了，外面怎么给输氧、加压、上呼吸机都没用，难逃一死。

所谓"出息"，就是说一个人出完后天之气后，不吸气也不会死，这时候他靠什么支撑？

梁冬：靠先天之气。

徐文兵：对，靠先天元气支撑他。所以，一个有出息的人就是先天元气很足的人。先天元气精足，精气神就都充足，这人就有出息！我们要做个有出息的人！

梁冬：从道理上来讲，一个人有没有出息，不是完全由自己决定的。

徐文兵：别人的爹妈给的元气多，咱们不忌妒，也不羡慕，自己别漏元气就行。

梁冬：高下不相慕。

徐文兵：对，"高下不相慕，圣人行之，愚者佩之"。自己的元气即使不多，只要不瞎造，就能做个有出息的人。

心不在焉，做什么都没用

梁冬：前面讲到了"西风生于秋，病在肺，俞在肩背"。"俞"字很容易念成 yú。

徐文兵："俞"和运输的"输"是同义，将脏腑内的气通过经络传输到体表。相反，刺激体表气输出的地方，可以影响到内在脏腑的功能。这就是中医由表及里、由里及表的阴阳互动之理。

▶ 一个有出息的人就是先天元气很足的人。先天元精足，精气神就都充足，这人就有出息！我们要做个有出息的人！

梁冬：腧和穴到底有什么区别？

徐文兵：穴是凹进去的。比方说猎人挖个坑、铺上草，等着野兽往下掉，叫穴。相反，腧是凸出来、冒出来的。它像火山口一样，虽然没有形，但是有气。有一些比较敏感的人，拿自己的手在身上一摸，就能感觉到有些地方在冒气。

梁冬：往上冒。

徐文兵：就是往上顶。当你特别专心、静心做艾灸的时候，就能感觉到身体的有些地方好像磁铁一样，往下吸艾卷，有些地方则往外顶，那就是一种气感。

梁冬：这得多安静的人才能感觉到。

徐文兵：很多人是一边看电视，一边做艾灸，没用。为什么人会视而不见、听而不闻、触而不觉呢？因为心不在焉。无论是做针刺，还是做艾灸，都是在试图影响人最根本的心神。如果人的心神外跃，在外面飘着，就是扎出窟窿、扎出血，把穴位烫焦了、烤熟了、弄出大水泡，也起不到治疗的作用。所以古代人治病的时候，都是战战兢兢、如履薄冰、手如卧虎，非常的虔诚！

现在很多人，一边打着手机，一边给人号脉；一边嚼着口香糖，一边给人扎针。这样根本没有用。

穴位跟星象、地理等都有关系

梁冬：刚才说到腧穴，能不能举一些例子，身上哪些点叫腧？

徐文兵：很简单，所有以山、陵、丘命名的穴，都是腧。局部的气没有形，但是有象，象由心生，用眼睛看不到，但用心可以体会到。

> ◀ 当你特别专心、静心做艾灸的时候，就能感觉到身体的有些地方好像磁铁一样，往下吸艾卷，有些地方则往外顶，那就是一种气感。

举一个最简单的例子，我们脚踝内侧是什么穴？是肾经上的第三个穴，叫太谿。在古代，"谿"指的是山谷之间比较窄的地方。现在简化成溪水的"溪"了。

中医给穴位命名，肉之大会名曰谷，肉之小会名曰谿。在肌肉接缝的地方，有一种凹下去的感觉，比较宽的，我们叫合谷；比较窄的，叫谿。太谿的对面，就是脚的外踝。如果从太谿扎根针，穿出去也有个穴，是膀胱经的第六十个穴，叫昆仑。

梁冬：昆仑那可是大山。

徐文兵：昆仑穴的气就是往出顶的。古人感觉到那个气的形状，就用昆仑来描述。以前学习的时候我问老师："昆仑穴为什么叫'昆仑'呀？"

老师说："你看外踝骨那么高，是不是像座山呀？"

我又问了："内踝骨也挺高的呀，它怎么叫太谿呢？"

可见，老师的解释不透彻。

2003年"非典"的时候，我在家里没事儿，就写了本书，名字叫《腧穴气象》。这本书解释了人体361个穴位的起名缘由。有的穴位是跟星象有关系，叫天枢、玄机、华盖、子宫；很多穴位跟地理有关系，像承山、丘墟。墟就是一个堆起来的大土堆，比如殷墟；还有的穴位跟气的流动有关系。比如说，某些穴位的气像水一样，就叫泉、井、海。

这种命名方式很形象地告诉我们，不同穴位的气是什么样儿的。

睛明穴是治急性腰扭伤的妙药

梁冬：我只记得一个穴，叫睛明穴。因为以前做眼保健

▶ 有的穴位是跟星象有关系，叫天枢、玄机、华盖、子宫；很多穴位跟地理有关系，像承山、丘墟。墟就是一个堆起来的大土堆，比如殷墟；还有的穴位跟气的流动有关系。比如说，某些穴位的气像水一样，就叫泉、井、海。

操，经常挤按睛明穴。

徐文兵：睛明穴是膀胱经的第一个穴，在两眼的内眦，就是眼的内角。

梁冬：挤按睛明穴的时候，应该是肾有反应，对吧？

徐文兵：它其实触动的是膀胱，睛明穴是一个非常好的穴位，它能调治腰疼。比如，有人左边腰急性扭伤，眼角又不能扎针，就在患者右眼角的睛明穴放点儿盐水，然后患者的眼睛就开始发涩，流眼泪，眼泪流完了，他的腰疼就好了。

梁冬：哟，真神奇！

徐文兵：这就是睛明穴的妙用。

一个眼袋割下去，千万个眼袋长出来

徐文兵：眼角的外眦叫瞳子髎，是胆经的第一个穴，就是我们容易长皱纹、长黑斑的地方。眼睛的下边叫承泣，是胃经的第一个穴。

梁冬：如果一个女人的眼角出现了鱼尾纹，就是她胆气不足的表现。

徐文兵：对，或者再往里倒，是肝的问题。很多人眼睛下边出眼袋、眼泡、黑眼圈，卧蚕肿了起来，这都是胃的问题。

梁冬：噢，这是胃的问题呀？

徐文兵：环绕着我们眼睛的是足三阳经：足阳明胃经、足太阳膀胱经和足少阳胆经。

梁冬：有些人做割眼袋手术，你怎么看这种行为？

徐文兵：这叫治标不治本。一个眼袋割下去，千百个眼袋还要长出来，应该从内脏里边去找原因。

◀ 如果一个女人的眼角出现了鱼尾纹，就是她胆气不足的表现。很多人眼睛下边出眼袋、眼泡、黑眼圈，卧蚕肿了起来，这都是胃的问题。

◀ 一个眼袋割下去，千百个眼袋还要长出来，应该从内脏里边去找原因。

4. "北风生于冬，病在肾，俞在腰股"

冬季刮北风，容易伤肾

寿命长的人都懂得"收"和"藏"

梁冬："北风生于冬，病在肾，俞在腰股"，做何解释？

徐文兵：东、南、西风都说了，该说北风了。我们都知道它从北方来，代表一种寒冷、肃杀、黑色之气。但这种气对我们的生命也是必需的。意思就是说，你那么疯狂地生长、喧闹了以后，该什么了？

梁冬：该收藏一下了。

徐文兵：别折腾太过，你才会活得久。很多人说，我喜欢热，不喜欢冷。一到冬天，很多北方人都跑到海南去过冬。在我看来，如果不是那种患有严重呼吸道疾病的人，这样做没必要。在北方冷一冷，收一收也挺好。

寒冷是把双刃剑

徐文兵：北方过度的寒冷很容易伤到人的身体，具体表现在哪呢？

梁冬：表现在肾，是吧？

徐文兵：它会增强你的肾功能，增强肾的封藏功能。但是大家记住，肾如果封藏太过也会出问题。肾如果阳气不足，

▶一到冬天，很多北方人都跑到海南去过冬。在我看来，如果不是那种患有严重呼吸道疾病的人，这样做没必要。在北方冷一冷，收一收也挺好。

会漏，就是我们经常说的遗精、遗尿。有的人稍微一咳嗽小便就出来了。

梁冬：还真有这种人啊！

徐文兵：我临床见到很多这样的患者，女性居多。因为女性的尿道比较短，肌肉比较弱。

还有，肾如果封藏太过了，还会尿不出来。比如，现在很多中老年男人得前列腺炎，对着墙站好几十分钟，就是尿不出来，滴滴答答。还有人会长尿结石。

自然界有二十四节气，人身上有二十四节脊椎

徐文兵：当邪风侵入你的身体以后，你不可能拿个剪子、刀子进去把它掏出来，怎么办呢？通过刺激俞在表面的气来调治。肾病俞在腰股。腰在哪？

梁冬：在后背嘛！

徐文兵：但腰的具体定位在哪儿？我们来找一下。

自然界有二十四节气，人身上有二十四节脊椎。这二十四节脊椎是怎么分布的呢？脖子上有七个节，叫颈椎，可以使我们左顾右盼，上下俯仰。接下来的十二节叫胸椎，胸椎是长着一对肋骨的那段脊椎。

梁冬：相当于羊蝎子那部分。

徐文兵：胸椎保护着整个胸腔里最重要的脏器：肝、心、脾、肺、肾，包裹的是我们身体最宝贵的东西。胸椎下面五节叫腰椎。腰的具体位置就是那五节腰椎。

梁冬：传说中的腰椎间盘突出就在这里吧？

徐文兵：就在这儿，腰一、腰二、腰三、腰四、腰五。

◀ 当邪风侵入你的身体以后，你不可能拿个剪子、刀子进去把它掏出来，怎么办呢？通过刺激俞在表面的气来调治。

梁冬：按道理说，这二十四节脊椎应该跟二十四节气有对应关系。

徐文兵：有，我告诉你一个最对应的例子：夏至——阳气最旺的那天，对应胸椎第七节。我们趴下以后那儿最高，而且那里正好是身体的正中间，那儿的穴位叫至阳。

徐文兵：华佗给曹操治疗头风，采用针灸疗法，取的是胸椎第七节旁开一点五寸，叫膈腧穴，在至阳穴旁边。

胸七是我们的膈肌，分开胸腔和腹腔，胸七以上是胸腔，胸七往下是腹腔。膈腧穴正好是血之汇，要想调治一切血的病，比如瘀血、出血的病，就扎膈腧穴。

▶膈腧穴正好是血之汇，要想调治一切血的病，比如瘀血、出血的病，就扎膈腧穴。

腰椎间盘突出，多跟受凉、房事不当等伤肾的行为有关

梁冬：很多人腰椎间盘突出，是不是跟他冬天受寒有关系？

徐文兵：腰为肾之腑，腰出现问题，包括腰椎或腰的旁边出现问题，我们都叫腰肌劳损。腰的肌肉出现了问题，跟冬天受冷有关，跟伤到肾有关，跟伤到膀胱有关。

梁冬：在冬天，北风吹到身上的哪个地方对人的伤害最大呢？

徐文兵：冬天闭藏，一定要把自己包裹得严严实实的，不要受寒气。但是偏偏有一些人要与自然抗争，冬天去跑步、冬泳、洗冷水浴，这些人十有八九会得重病，十有一二得以侥幸。我看到很多的病人，都是在冬天受寒受风以后，落下了腰腿疼的病。

腰椎间盘突出是什么原因？很多人突然去搬平时搬不动

▶有一些人要与自然抗争，冬天去跑步、冬泳、洗冷水浴，这些人十有八九会得重病，十有一二得以侥幸。我看到很多的病人，都是在冬天受寒受风以后，落下了腰脚疼的病。

的东西，或者在房事当中做一些高难度动作，一个寸劲儿问题就来了。腰椎间盘突出，很多就跟这些有关。

《黄帝内经》有句话叫"肾者，作强之官，伎巧出焉"，肾是玩伎巧的。你玩伎巧玩花了、玩过了就会出问题。或者在你肾气足的时候，肌肉肌健能把你的骨骼固定住，当你刚遗完精、射完精以后，肾气虚的时候也要注意保养，这个时候人的汗毛孔都是开放的。一般做完这事人会干什么？

梁冬：洗澡？

徐文兵：吹空调。刚完了事儿，一吹空调，可能没玩什么高难度，但贼风趁虚而入。早上起来，可能刷牙以后一扭腰，"嘎嘣"，动不了了。到医院一检查，什么腰椎间盘突出了，腰肌劳损了，腰三横突错位了，一个腿长一个腿短了，这都是房事不当造成的。

梁冬：夏天的时候，有一部分朋友总是在"大战三百回合"的时候开空调，问题是不是很严重呀？

徐文兵：极其严重！很多人找医生看病，有的事情羞于启齿。我们就问："是什么原因导致这样的？"然后有的人就会重复一下当时的高难动作。

古代的北方人养生，冬天是睡火炕的，不管白天如何辛劳，晚上都往火炕上一躺，热乎乎地睡一晚，第二天生龙活虎，所有的问题都解决了。

梁冬：一尾活龙。

徐文兵：然而现在没炕，睡的是床，身体热了以后出了汗，再吹点空调，被人造贼风一吹，人就病在腰股了。你看那些扶着腰，扭着来看病的人，通常是受了北风。

梁冬："北风，生于冬，病在肾，俞在腰股"，讲到腰和股，股和腰是不一样的，对吧？

> ◀ 肾是玩伎巧的。你玩伎巧玩花了、玩过了就会出问题。

> ◀ 夏天的时候，有一部分朋友总是在"大战三百回合"的时候开空调，问题是不是很严重呀？

> ◀ 古代的北方人养生，冬天是睡火炕的，不管白天如何辛劳，晚上都往火炕上一躺，热乎乎地睡一晚，第二天生龙活虎，所有的问题都解决了。

徐文兵：对，有的人认为，股就是屁股，其实股是大腿。

梁冬：屁是屁，股是股。

徐文兵：屁股呢，古代也有一个字——尻（kāo）。

梁冬：我以为是臀呢？

徐文兵：臀也对。真正的股，我们指的是大腿。"肱股之臣"就是能帮助皇帝出大力的人。肱是什么？是胳膊，肱二头肌。股是什么，大腿骨。大腿起于大腿跟部那儿的股骨头。我们的髋骨是个窝儿，股骨头像个小圆球，嵌在里边，方便我们迈腿走路。

寒冷的北风和滥用激素会造成股骨头坏死

徐文兵：现在流行一种病叫股骨头坏死。股骨头坏死怎么得的？

梁冬：北风生于冬，病在肾，俞在腰骨。

徐文兵：寒冷的北风进入人体后会导致一种凝滞，凝滞以后气血不畅，最后就会造成股骨头坏死。但现在的北风已经不是"生于冬了"，一年四季都在人造北风、人造寒风，然后侵犯到人的身体里边，伤到肾，致使股骨头坏死。

原来是很多中老年人出现股骨头坏死，现在很多年轻人也会得这种病。出现了股骨头坏死，很多人就将股骨头换成一个人工的关节，但是，不是自己身上的肉，它长不住。身体植入那种异物，迟早会起不良的排异反应。最好的办法就是别让它坏死。

梁冬：那万一有人出现这种情况，怎么办呢？

徐文兵：把受到的贼风赶出去，驱风散寒。造成股骨头坏死还有一种原因——滥用激素。

▶ 寒冷的北风进入人体后会导致一种凝滞，凝滞以后气血不畅，最后就会造成股骨头坏死。

▶ 造成股骨头坏死还有一种原因——滥用激素。

梁冬：滥用激素为什么会导致这个问题呢？

徐文兵：激素就是提前透支燃烧人的骨髓，产生出元气。激素一打，人马上就吹起来了，满月脸，水牛背，浑身长毛而且长得特别长。也有好的现象，不高烧了，尿里面不漏蛋白了，一切欣欣向荣。但它的前提是什么？把支撑人一辈子的肾精提前透支出来了，透支到一定程度就会出现股骨头坏死。本来骨髓是营养我们骨头的，骨髓充盈的话，骨头是坚韧而且有弹性的。小孩子一摔，叫柳枝或者青枝骨折，很快就能长好，因为肾精足，骨髓充盈；老年人的骨髓都空了，摔一跤，摔成粉碎性骨折，要养好几个月。

前几年，治疗某种疾病的时候，很多患者用冲击疗法。这种疗法就是打着科学的名义滥用激素。用计量的激素压不住疾病，就加倍用，直到压住为止。最后这些患者都很惨，拄着双拐、坐着轮椅，股骨头全坏死，这就是掏空骨髓造成的恶果。

> ◀ 小孩子一摔，叫柳枝或者青枝骨折，很快就能长好，因为肾精足，骨髓充盈；老年人的骨髓都空了，摔一跤，摔成粉碎性骨折，要养好几个月。

不要在腰肌空虚的时候用蛮力

梁冬：前面讲到了"俞在腰股"，然后呢？

徐文兵：我们说了，股的起头在股骨头，大腿骨的终止在膝关节，膝关节的背面叫腘窝，腘窝这儿有三个穴，中间的叫委中，外侧叫委阳，内侧叫阴谷。有个很通俗的针灸歌：腰背委中求。当你的腰背出现问题以后，怎么办？

梁冬：扎委中。

徐文兵：揉委中。正常人的腘窝是凹下去的；不正常的人，比如，腰椎间盘突出的人，腘窝是凸出来的一个硬结。

梁冬：前两天我的腘窝就凸出来了，碰到一个高人，一脚给我端下去了。

徐文兵：端下去了，复位了。比如说，你的亲人有些腰背的病、腰骨的病，那你就去找他的腘窝，腘窝那如果有硬结，你就给他揉散了。如果凸起来，你一定要把它压下去，别用暴力按，要慢慢地揉它。大家还要注意，我们的腰那里有个自然的，跟项曲（后脖子）一样的生理弯曲。

其实我们的颈椎像一根弹簧，之所以有弹性是因为它有生理弯曲。很多人得了强直性脊椎炎以后，脊椎是直的，腰部的生理弯曲没了，脖子的生理弯曲也没了，变成了一根木棍，直不棱登的一个人，活得很痛苦。所以，大家一定学好正确站立的方式，学好正确的用力方式。不要在腰肌空虚、乏力的时候用蛮力。

▶ 大家一定学好正确站立的方式，学好正确的用力方式。不要在腰肌空虚、乏力的时候用蛮力。

撮谷道——真正补肾的好方法

梁冬：做仰卧起坐是不是有助于锻炼腰肌呢？

徐文兵：不一定。

梁冬：我前两天碰见一个人，他告诉我，练肾就要做仰卧起坐。肾那个地方折来折去，肯定能锻炼腰肌。

徐文兵：这叫简单粗暴。真正补肾、巩固肾气的方法，是我以前给大家讲过的"撮谷道"，也叫"提肛"。

梁冬：为什么提肛有助于补肾呢？

徐文兵：肛门是督脉过的地方。督脉从会阴经过肛门，到长强，然后往上走。"长强"是督脉的第一穴，在我们尾椎尖的地方。你把肛门的力量加强以后，它里面有个暗劲儿，能传进去。

▶ 真正补肾、巩固肾气的方法，是我以前给大家讲过的"撮谷道"，也叫"提肛"。

现在有帮人整天"哼哼哈嘿"练肌肉，练的都是死肉。

真正的练家子叫"气脉常通，肾气有余"，他的肌肉放松下来跟婴儿一样柔软，但是当他发力的时候，打在你脸上就跟鞭子抽一样。

梁冬：就像是很多人在等公车或等电梯的时候，自己暗暗使劲，是吧？

徐文兵："撮谷道"对男女都有效。对男性，调治阳痿、早泄、遗精、遗尿，都有效；对女性，调治子宫脱垂、产后阴道括约肌松弛，效果非常好。

梁冬："撮谷道"就是练习括约肌。

徐文兵：别以为劲都在外面走，也有内劲。我说过，小便时咬牙，就可以补肾。只不过这些，"非其人勿授"——真传一句话，没碰到对的人，他没有怀着虔诚信任的心听话，知道了也不当回事。孔子教学生叫"有教无类"，什么人都教。道家为什么难传承？"非其人勿授""择其人而教"，特别挑人。因为他不是这块料，你说了也没用。我说的都是很简单的道理，"圣人行之，愚者佩之"。

◀ 小便时咬牙，就可以补肾。

梁冬：佩之，总比不佩强。

保养肾，一定要在腰、背、股上下功夫

徐文兵：肾病应该从肾的"腧"上调治。就像前面说的，肝病怎么调治？把脖子揉软了；肺病怎么调治？把后背的肺腧、风门穴揉开了，把肩胛骨给弄着实了，别老翘着；那肾病怎么调治呢？一定要在腰、背、股上下功夫。

◀ 肾病应该从肾的"腧"上调治。

"腰为肾之腑"，古代的人得了肾病，当时没有穿刺，也没有手术，怎么办？那就在他的腰上着手。从"腰一"开始，旁边的那些穴位就开始跟肾有关系了。腰一旁开一点五寸，

◀ 一定要在腰、背、股上下功夫。

95

叫"三膲腧"。三膲跟人的很多激素，比如甲状腺、胰腺、肾上腺都有关系。腰二旁开，叫"肾腧"。肾腧的中间是腰椎棘突下，那里有个穴叫"命门"，生命之门。扎根针从命门穿进去，从前面出来，你猜是哪儿？

梁冬：肚脐眼。

徐文兵：肚脐叫什么？神阙。

腰四、腰五之间叫大肠腧，很多人一受惊就吓得屁滚尿流，为什么？因为肾的封藏力量没了。

梁冬：肾主恐，对不对？

徐文兵：本来足太阳膀胱经应该是热的，但是很多人的腰你摸上去是冰凉冰凉的。

梁冬：是气血不足的原因吧？

徐文兵：对。有的人会在腰上围一块小狗皮，这样他就觉得腰上热乎点。

梁冬：所以，在腰上贴狗皮膏药是有道理的啊！

徐文兵：狗皮有特殊、独到的地方，用其他的皮代替，就没有用。

一直追求低级趣味，到老也不可能满足

徐文兵：现代人爱美，喜欢穿露脐装，露个小蛮腰，在那儿招风引蝶。

梁冬：连股沟都露出来。

徐文兵：这种人露腰以后，感觉自己挺性感。但受了风以后生了病，也要自己受。很多女性出现阴道细菌感染、白带过多等问题，以为是被感染了，其实是她们自己给细菌提供了一个很好的场所。

▶ 很多人一受惊就吓得屁滚尿流，为什么？因为肾的封藏力量没了。

▶ 露腰以后，感觉自己挺性感。但受了风以后生了病，也要自己受。很多女性出现阴道细菌感染、白带过多等问题，以为是被感染了，其实是她们自己给细菌提供了一个很好的场所。

梁冬：有些女青年，喜欢在腰上刺青，弄个蝴蝶、弄个猛虎。

徐文兵：挺好的。人有各种方法可以吸引异性，有的人是通过形，身材好、脸蛋漂亮；有人是靠气质，说话、办事有种说不出来的味道；有的人是靠神韵，整个人精气神十足。

都是人，每个人层次不一样，不可能要求大家都去追求同一种东西，喜欢形的人就去整形；喜欢气质的人就去培养谈吐。但是我告诉大家，追求神韵是最有效、最省钱、最长久的方法。

梁冬：对，关键是长久。

徐文兵：常言道，年老色衰，谁都年轻过、漂亮过，但都有美人迟暮的那一天。如果没有健康的身体，眼睛里没神儿，到那会儿你靠什么吸引人？

梁冬：我觉得一个人一辈子，老的时候不失优雅，就不错了。年轻的时候赚钱也好，学习也好，都是为了老的时候显得还可以。

徐文兵：我认为，人活一辈子，从满足低级趣味、生理需要开始，最后回归到本心、本神，到了追求精神愉悦的境界，即使吃不动、喝不动、玩不动，还能活得挺有意思。然而，很多人一直在追求低级趣味，或者到老也没能满足，还在痛苦当中，等于一辈子白活了。

梁冬：有一种观点，说一个人如果年轻的时候太聪明，天天想事，就容易得老年痴呆症。

徐文兵：不会的。老年痴呆症的本源是精髓、脑髓漏光了，不够用了。一个人用脑子考虑问题能漏多少精？是在其他方面漏太多了。我调治过一些小脑萎缩的病人，他们受寒后已经伤到脑髓了，导致小脑萎缩，就寒到那种程度。

◀ 追求神韵是最有效、最省钱、最长久的方法。

◀ 人活一辈子，从满足低级趣味、生理需要开始，最后回归到本心、本神，到了追求精神愉悦的境界，即使吃不动、喝不动、玩不动，还能活得挺有意思。

梁冬：小脑萎缩会怎么样呢？

徐文兵：小脑是负责人体平衡的。小脑萎缩的人平衡感很差，几乎都走不了路，腿发软。

肚脐是神阙，别去乱挖

梁冬：您前面讲到，从命门往前就是肚脐。据观察，有的人肚脐比较深，有的人肚脐有点突出来，这是什么原因呢？

徐文兵：肚脐突出来是一种病，叫脐疝。什么是疝呢？不该突起的地方却冒出来。很多人得疝气，肚子里突然冒出一股东西，或者阴囊里面突然出现一节肠子。

梁冬：还有这种人啊？

徐文兵：有啊。我见过很多肝硬化腹水的病人，他们的腹压特别高，就把肚脐顶出来了。中医治病，阴是阴，阳是阳。胸是阴，你把它含起来；背是阳，你把它挺起来。肚脐，它是神阙，是个门，应该是凹进去的，凹进去越深，说明身体越好，但不是那种胖子啊！

梁冬：我刚才想自我表扬呢，肚子大了，那个坑自然就深了。

徐文兵：我见过很多肥胖的人，但神阙不是很深。

梁冬：很多人洗澡，其实没有注意到肚脐眼的卫生。如果你努力挖一挖，就可以挖好多东西出来。

徐文兵：最好别碰。

梁冬：有两种观点，其中一种认为，它脏了，就把脏东西挖出来。

徐文兵：你说大粪脏不脏，一般人都认为脏，但是以前种菜，如果不浇这种农家肥，菜种出来就是苦的。脏和不脏，

▶ 什么是疝呢？
不该突起的地方
却冒出来。很多
人得疝气，肚子
里突然冒出一股
东西，或者阴囊
里面突然出现一
节肠子。

▶ 脏和不脏，是
相对的。

是相对的。所以，我个人认为，别去挖肚脐，我见过有的人因为挖肚脐而感染。

梁冬：这是个非常重要的提示，因为很多人都觉得肚脐眼没有洗干净，特意去洗一洗，其实是不对的。

徐文兵：身上不干净的地方多了，都能洗干净吗？

真正的补肾方法：别穿高跟鞋，脚后跟着地，撒尿的时候咬咬牙

梁冬：前一段时间，有很多人问我，是不是该吃六味地黄丸。六味地黄丸是种补肾的药，对吧？

徐文兵：对。现在的电视广告里一直在宣传六味地黄丸。有一句话叫"谎话重复一千遍，也能变成真理"。商家为了满足扩大市场的需要、大面积盈利的需要，他们会制造一种概念，然后让消费者接受，就跟洗脑一样。

六味地黄丸是滋补肾阴的药，它脱胎于金匮肾气丸。金匮肾气丸里面有肉桂和附子，这两味是热药，正好平衡了六味地黄丸里熟地黄或生地黄的寒性。

地黄又叫地髓，是一味非常滋补肾阴的药，药性非常凉，能止血，就是你热性出血了，它能给你冰镇住。现在的人不论自己是不是肾虚，也不管自己是肾阴虚，还是肾阳虚，都在吃六味地黄丸。很多人都吃出毛病来了，吃得满脸发黑。

梁冬：阴水之气过重。

徐文兵：补大发以后，满脸就发黑。我是反对这么吃药的。有的人除了六味地黄丸以外，还吃冬虫夏草。

冬虫夏草也有点被商家炒疯了。其实冬虫夏草没那么神，吃了未必能补肾。真正的补肾，记住我说的话：别穿高跟鞋，

◀ 现在的人不论自己是不是肾虚，也不管自己是肾阴虚，还是肾阳虚，都在吃六味地黄丸。很多人都吃出毛病来了，吃得满脸发黑。

脚后跟要着地。另外，撒尿的时候要咬牙。

梁冬：平常没事等电梯的时候，要撮谷道。

徐文兵：没错，另外就是在性爱前后不要吹凉风。

梁冬：这就是补肾了。

徐文兵：什么叫"无为而治"，一个人不糟蹋自己，就是天大的幸事了。

梁冬：肾阴虚和肾阳虚有什么区别呢？

徐文兵：打个比方，空调有制冷的功能，通电以后，它制造出来的是冷气就相当于肾阴。

心是火，肾是水，肾让我们心情平静，让我们晚上睡觉，让我们心情得以平复，让我们高烧退掉。

但肾也需要动力，这个动力就是肾阳，就像我们给空调插电，没电，肾就工作不起来，人的表现就是焦躁，睡不着觉，亢奋。当肾通电以后，制造出来的体液就是精气神中的精，全身开始循环以后，突然出点汗，心静自然凉，这就是肾的阴阳的两个面。

很多人出现了干燥综合症，其实就是肾阴不足，就是通向空调的电力不足。你看李可老先生用附子调治干燥综合症，一般人不可理解。其实，用热药调治干燥症，这就是扶阳派的道理。扶阳派为什么不去补肾阴呢？他认为空调是正常的，只不过电不够，他通过给空调加电来使之正常工作。

5. "中央为土，病在脾，俞在脊"

风能生万物，也能害万物

没有风的推动，人就会吸收很多不应该吸收的东西

梁冬：接下来讲"中央为土，病在脾，俞在脊"。

徐文兵：我们说了很多风，东、南、西、北风，那么中央刮什么风？

梁冬：中央就不叫风了。

徐文兵：中央为土有两种可能：一个是一整年不刮风，没有风。有人说，风对身体会有害，没风不是很好吗？不见得。风能生万物，也能害万物，但是没有风的话会怎么样？

梁冬：那也不行。

徐文兵：北京每年春天都刮风，起沙尘暴。但是"非典"那年一点儿风、一次沙尘暴都没有，所以湿气就起来了，造成了很大的危害。在没有风的情况下，人就会得一些脾胃方面的疾病。

梁冬："病在脾，俞在脊"！

徐文兵："病在脾"就是说没有风的推动，人就会吸收很多不应该吸收的东西，造成人体富营养化。江河湖泊富营养化，就会生很多水藻，长很多水葫芦。为什么？因为没有风，

◀ 没有风的推动，人就会吸收很多不应该吸收的东西，造成人体富营养化。

101

水流动不起来。

东方是肝，西方是肺，南方是心，北方是肾，中间指脾胃。脾和胃，胃主消化，吃进东西由胃来磨碎，大的变小了，冷的变热了。脾的主要功能是什么？大家都认为脾主运化，这是个误解，脾是太阴。什么叫太阴？

梁冬：太阴湿土。

徐文兵：阴是什么？

梁冬：收藏，往里收。

徐文兵：阴在内，阳之守也。阴负责什么？收藏。就是老公挣钱了，交给谁？交给老婆，老婆管家。脾叫太阴，什么意思？大管家婆，一个具有看家护院本领的"人"，它会不分青红皂白地把很多东西收敛进来。

为什么说肝木克脾土呢？旺肝的东风一起来，就说，唉，收那么多破烂儿留着干什么呀？赶紧卖了，腾出地儿来。但是，如果东风不起来，或者肝木对脾没有推动作用的话，脾就会不停地去攒东西。举一个自然界的现象：沙漠化。怎么去控制沙漠化？

梁冬：植树造林！

徐文兵：树是什么呀？

梁冬：木。

徐文兵：树是木，沙漠是沙土，木克土，用树把沙土固定住。

梁冬：黄土高原就是这样。

徐文兵：不让沙土四处蔓延。再举一个例子，衣服湿了，我们会把它挂出去晾干，不是依靠外边的温度把它烤干、烘干，主要是风把它吹干。

梁冬：以前，化学课上讲过，分子是流动的。风一吹，水分子就流动了，所以，就算温度不高湿衣服也会变干。

徐文兵：冬天你把一件衣服挂出去晾也能干，为什么？有风。中央为土，位居中央好像占便宜，也吃点儿亏。没有风，气流动不起来，容易让人产生高血糖、高血脂，还有很多人出现过敏。其实就是脾吸收了很多东西，那些多余的、破烂的东西留在身体里排不出去。

梁冬：肝气不舒。

徐文兵：如果要调治脾胃病，我们会从任脉入手。

让孩子不积食的好办法——捏脊

徐文兵：我们调治小孩子食积有一个办法。

梁冬：提背筋吧？

徐文兵：前面，我们说了整个脊柱，脊椎一共有 24 节。捏脊，就是捏起来脊柱上面那层薄皮，从尾椎开始往起提，提到后项。

梁冬：哦，怪不得我这些年消化不好。小的时候就很好，因为我妈总帮我提背筋，现在我妈说实在提不动了，背太厚了。

徐文兵：皮和腑接触的比较密了以后，就提不起来了。我的一个表弟，比我小八岁，从小就不好好吃饭，都是爹妈求着，勉强吃一顿，长得又瘦又弱。那会儿我还在读大学，不敢给别人瞎开药。后来，我学了一招捏脊，把他按倒在床上，咔咔咔一捏，捏得他鬼哭狼嚎，捏完以后，他的胃口就开了，最后长得比我都高，一米八五。

梁冬：真的？有意思。

◀ 捏脊，就是捏起来脊柱上面那层薄皮，从尾椎开始往起提，提到后项。

不想吃饭就调上、中、下脘；脾病就调章门

徐文兵：想唤醒人的脾，就触动他的阳气，让阳气萌动，去调他后面的脊柱。

梁冬：那从正面呢？

徐文兵：正面就是任脉，我们腹部有一个主管胃的经脉，有上脘（wǎn）穴，在肚脐上面七寸；中脘穴，在肚脐上面四寸；还有一个下脘穴，在肚脐上面两寸。这上、中、下脘穴是分别负责胃的入口、主体、出口。你不想吃饭，或者吃了就硌硬，噎在那儿下不去等胃方面的毛病，就调这三个地方。

怎样调脾呢？在肚子上有个穴叫章门，具体在第十一根肋骨游离端的端头。早期的脾胃消化不好，都表现在哪儿？在阳面。

梁冬：阳面，就是朝背面。

徐文兵：但是现在找我治病的人，都到阴面了。

> ▶ 上、中、下脘穴是分别负责胃的入口、主体、出口。你不想吃饭，或者吃了就膈应，噎在那儿下不去等胃方面的毛病，就调这三个地方。

症瘕积聚是怎么回事

梁冬：有很多人腹中有结块，用手摸得到的，按下去挺疼。

徐文兵：到医院又查不出来。你知道这叫什么吗？

梁冬：这是什么东西呀？

徐文兵：中医专门给它们起个名叫症瘕（jiǎ）积聚——两个词："症瘕"和"积聚"。聚是什么？

梁冬：聚在一块儿。

徐文兵：土匪啸聚山林，一口气临时聚在一起，然后就散开，好调治。我们给患者点个穴，他可能打个嗝、放个屁，气就没了。

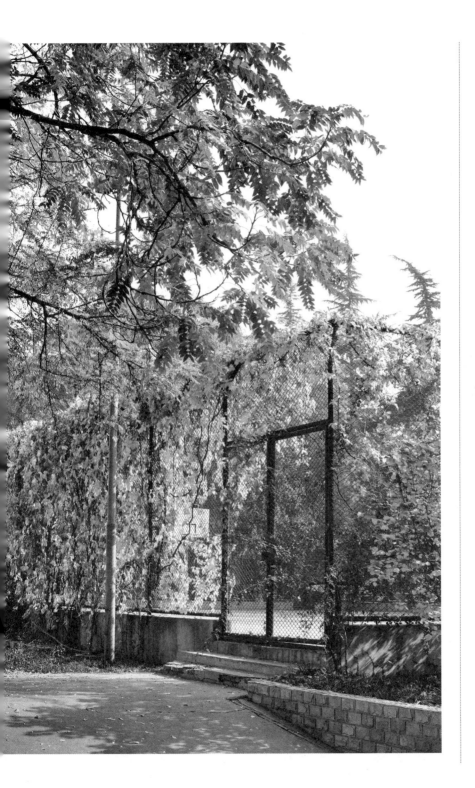

很多东西拥挤到一起就释放不出来。

梁冬：通了。

徐文兵：聚相当于我们说的症瘕的"瘕"，就是真假的"假"。瘕是假的，你那儿有一个包块，不是长肿瘤了、长癌了，是气血流到那儿暂时不动了，堵车了。你给他一点穴，开了。但是症，还有积就是有形的东西。比如，女人长了卵巢囊肿、子宫肌瘤，有人长了肝内血管瘤，有人肾里面有了结石，这些都是在它本体，或者是在它周围形成了坚硬的包块，比较难治。虽然难治，但中医也能早期发现。

比如，我们的手长了冻疮，它还是你的肉，但它是又冷又硬的一块肉，而且很疼，怎么办？通过用药，或者扎针，让它变得软了、让它变得热了、让它变得气血通畅了，它就恢复正常了。那块肉在冻疮阶段就是我们说的积聚，或者叫症瘕。

我们经常说做胃镜，其实是要看胃的形体本身，看胃的蠕动。就好像一个员工，人虽然来上班了，人在这儿呢！

梁冬：但天天上QQ。

徐文兵：对，心不在，出工不出力呀！中医认为，气上有问题了，就代表身体有问题了。但是从现代医学来看，没事儿，天天来上班呀。

梁冬：真的发现有事儿就晚了。

徐文兵：当他发现出问题了，那已经是大问题了，晚了。

梁冬：前段时间我在北京碰见一个人，从云南过来的，叫马老师。他帮我捏肚子，一捏，发现我的肚子里面有一大块东西。他帮我排开之后，我觉得很顺畅，肚子都是软的。否则，肚子按下去是硬的。

徐文兵：新疆有一种疗法，叫提搏气，就是找主动脉搏动的异常。那边的医生认为很多病其实是二心脏（肚子里面

> ▶ 中医认为，气上有问题了，就代表身体有问题了。

有个腹主动脉，它也在跳）的搏动出了问题。

这些都是古代中医的精华智慧之所在。所谓能治未病，就是当器官出现功能上的问题时，我们就发现了，或者先从气上帮患者调治。就好像夫妻已经出现言语冲突，或者开始"冷战"的时候，我们就感觉到，赶紧帮人解决。千万别等人家拿出证据来，到那会儿已经不可收拾了。

◀ 所谓能治未病，就是当器官出现功能上的问题时，我们就发现了，或者先从气上帮患者调治。

肚子里面出现硬块，跟你的情绪有关

梁冬：有人说"为之气结"，肚子里面这些东西会不会跟我们的情绪有关系呢？

徐文兵：太有关系了！比如，愁肠百结，心有千千结，肝肠寸断。肝肠寸断是一种悲的感觉，悲分离；"衣带渐宽终不悔，为伊消得人憔悴"，这是相思，害了相思病，伤了脾胃，吸收不好，然后体重开始下降。

梁冬：我曾经听过一种说法：如果一个人有屁没放出来，在他肚子里窜来窜去，最后形成气了，就叫"为之气结"。

◀ 如果一个人有屁没放出来，在他肚子里窜来窜去，最后形成气了，就叫"为之气结"。

徐文兵：窜来窜去还好，就怕它停在某个地方不窜了，就在那儿啸聚山林，再聚一帮狐朋狗友，由无形的气形成有形的结。

梁冬：现代人跟古代人不一样，以前在山林里面，大家随便放个屁是很自然的。现在办公室里面，尤其电梯里面你不能放，是吧？我发现很多人这方面功能在退化。

徐文兵：身体里面的风在逐渐地少。什么叫风？英语里放屁叫 pass wind，就是风，很文雅的说法。

现在的人已经没屁可放了，为什么？身体里的器官该蠕动的不蠕动了，而屁是在蠕动中产生的。我调治很多症瘕积聚的人，他们最早都是一口气的问题。当用一些温热药把气化开，或者扎完针以后，你知道这些人最大的表现是什么吗？

梁冬：屁多了。

徐文兵：这类病人基本上都要扎针，有人评论我扎针："稳准狠，不由分说，我的病情还没描述完呢，你的针已经扎我肚子上了。"

我心说，你的肚子告诉我的信息比你告诉我的信息要多得多。

为什么我们会产生邪恶的念头

徐文兵：我调治过一个法国病人，她在法国大使馆工作。她找我复诊的时候说："Doctor Xu,You make me embarrassed"——徐大夫，你让我特别不好意思。

我问："你怎么了？"

她说自己在办公室里没法待，不停地上厕所。我说，我的药没让你拉肚子啊！她说不是拉肚子，而是 pass wind，放屁。这位法国老太太很优雅，不愿意在大庭广众之下放屁，只好到洗手间去放屁。放了一个回来，下一个又来了，所以只好不停地上洗手间。我说，那怎么办，那就别放了，把它憋回去。她说，不不不，还是放吧！

其实放屁就是把她那些郁结的东西放出去了，那些东西最早是一口气，当它形成结块后，把它还原回去，它还是一口气，让这口气出去了，结块就没了。

我还调治一个患痛风的病人，这哥们不是练过摔跤就是练过拳击，浑身全是腱子肉，但全是死肉，肚子冰凉。我说你寒气太重了，得把寒气化掉。经过调治后，这哥们就开始

▶ 其实放屁就是把体内郁结的东西放出去了，那些东西最早是一口气，当它形成结块后，把它还原回去，它还是一口气，让这口气出去了，结块就没了。

放屁。

他的工作是带旅游团的，他回来复诊时说，徐老师，我今天数了数，我一天放了108个屁。我说你还真数了？他说：真的是不可思议，没想到我身体里面有这么多东西，而且这些屁都有一股恶臭味儿。

梁冬：幸好放出来了，要不在肚子里面多可怕。

徐文兵：它会变成邪恶的东西。为什么我们会想出一些邪恶的念头？我认为，这些邪恶念头背后都有一股邪恶的力量，或者一股邪恶的气。比如，就是这种恶臭的屁，它放出去后，你会突然发现之前那种邪恶的念头没了。

梁冬：任何的意识形态问题都有生理基础，就如同经济基础决定上层建筑。

◀ 为什么我们会想出一些邪恶的念头？我认为，这些邪恶念头背后都有一股邪恶的力量，或者一股邪恶的气。

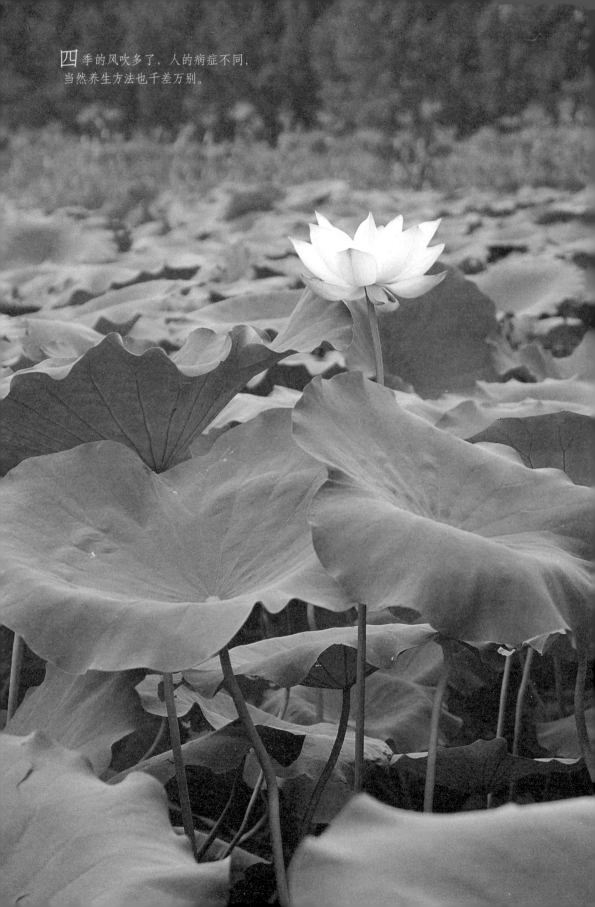

四季的风吹多了，人的病症不同，
当然养生方法也千差万别。

第四章

春夏秋冬风吹多了，
人容易得什么病，该怎么养生

- 春天人为什么容易偏头疼
- 夏天生病，多在心臟
- 秋天生病，多在肩背
- 很多人一到冬天就手脚冰凉，长冻疮
- 得风湿病的人都是中了风邪
- 五臟产生的不正常波动或振动
- 春天风吹多了，人容易鼻塞、流清涕、流鼻血
- 夏天风吹多了，胸胁最先不舒服
- 长夏多生里寒洞泄病
- 秋风吹多了，容易一会儿发烧，一会儿发冷
- 冬天寒风吹多后，人的常见病是痹和厥
- 冬天应该少"动手动脚"
- 仲夏不伤到臟器，长夏就不会拉肚子，秋天就不被
  邪风感染，冬天不会四肢麻木、厥冷
- 冬天让身体出汗是愚蠢的行为

经文：

　　故春气者，病在头。夏气者，病在臟。秋气者，病在肩背。冬气者，病在四肢。故春善病鼽（qiú）衄（nù），仲夏善病胸胁，长夏善病洞泄寒中，秋善病风疟，冬善病痹（bì）厥（jué）。

1. "故春气者，病在头"

春天人为什么容易偏头疼

偏头疼发作前人有几种奇怪表现

徐文兵：春天刮东风，从而鼓舞起人的肝气，过多的肝气会表现在人的颈项上面。如果颈项这道防线被冲破，肝气就会直接冲上头，所以很多人的偏头疼会在春天发作。

偏头疼发作之前，人有一些特别奇怪的表现。

梁冬：是吗？

徐文兵：前面我们谈过，心气内洞的人听觉十分灵敏，能听见很多声音。偏头疼发作之前，人的五官也会变得特别敏感，会有特别奇怪的表现：第一，嗅觉突然变得极其敏感，能够闻到特殊的、奇怪的味道，就连刚拖完的地面上残留的水腥味，他们都能闻到；第二，视觉极其敏感，偏头疼发作之前，这些人必须马上关窗户，因为他们受不了外面正常的光对自己的刺激，一定要把门窗关得严严的，让自己处在黑暗当中。另外，耳朵也开始响。

梁冬：耳鸣。

徐文兵：对。这些人的感官为什么变得那么敏感呢？

梁冬：心神外越，是吧？

徐文兵：因为肝气冲上来了。如果没有气的鼓舞支撑，他们不会有那么强烈的感觉。

偏头疼发作之前，人的五官也会变得特别敏感，会有特别奇怪的表现：第一，嗅觉突然变得极其敏感。第二，视觉极其敏感。

113

现在人们都说什么三叉神经痛，会从物质上找原因。中医认识得更深，从能量上找原因。

按摩太冲、足临泣穴，可以缓解偏头疼

梁冬：如果把气往下引，头是不是就不疼了？

徐文兵：前面讲过，肝经起于足大拇指。在足大拇指和足第二指的中间，有个穴叫"太冲"，他是肝经的第三个穴。

什么叫冲？常言讲"怒发冲冠"——肝气大了，会向头上冲。所以要扎这个穴位泄掉多余的肝气。另外，肝和胆互为表里，足少阳胆经在第四五根脚趾中间有个穴位，叫足临泣。扎这儿有点儿疼，会让人掉眼泪，所以叫临泣。人的头上有临泣穴，足上也有个临泣穴，按摩这两个穴位都能够缓解偏头疼。

梁冬：左边的偏头疼和右边的偏头疼有什么不一样？

徐文兵：左面的偏头疼，偏于瘀血肿；右面的偏头疼，偏于气太旺。中医有句话叫"左血右气"，一边是血，另一边是气。很多人的左半身和右半身感觉都不一样。有些人左半身出汗，右半身不出；有些人左半身发麻，右半身不发麻；甚至有些人觉得自己左半身是男人，右半身是女人。

老天爷赋予我们两套系统，都在身体里面，就看你启动了没有。很多人只是启动了一套，比如，一出生就是男人的生理、男人的心理、男人的行为；有些人同时启动了两套；有些人启动了一套不属于自己的、跟自己生理不符的系统。导致一些人生为女儿身却想做男人，另一些人生为男儿身却想做女人，他们的身心是分离的。

很多病人，他们的内心有两个"我"在打架——一个是

▶ 中医有句话叫"左血右气"，一边是血，另一边是气。

▶ 老天爷赋予我们两套系统，都在身体里面，就看你启动了没有。

后天的"我"，另一个是先天的"我"。他们同时把这两个"我"都启动了，所以很痛苦。这种病是最难调治的。

梁冬："左边是男人、右边是女人"，它是怎么体现出来的呢？

徐文兵：这类患者经常感觉到有两个自己在身体里面对话。

梁冬：周伯通。

徐文兵：古代调神的大师能够调治这种病。我调治不了。

如果你的心气或者心意比较弱，容易被洗脑、容易被暗示、容易被灌输，我们就会鼓励你找回自我，唤醒人体自愈或者是自我修复的本能。其实就是找回真我，不要受外面那些事情干扰。

前额疼，要调胃；后脑勺疼，调膀胱和肾

梁冬："故春气者，病在头"，为什么"病在头"呢？

徐文兵：肝气往上一顶，一是容易出现偏头疼；二是头部前后疼。前额疼，一般跟胃有关，因为足阳明胃经经过这儿；后脑勺疼，跟膀胱和肾有关，主要是膀胱的原因。

我最近调治了一位病人，你知道他小时候怎么伤害自己吗？他从小参加少体校，时常参加训练，会出大量的汗，然后冰棍、汽水随便吃喝，弄得身体特寒。我大概用了一年时间，才把他身体里边的寒气排完。

他对我说，你知道我那会儿吃冰棍吃到什么状态吗？我说，是不是吃到后脑勺疼？他说，没错，就是冰到那种程度。

患者后脑勺疼，要去调治他的膀胱和肾，用细辛、羌活这些药；患者前额痛，又叫阳明头痛，要去调治他的胃，用

▶ 很多病人，他们的内心有两个"我"在打架——一个是后天的"我"，另一个是先天的"我"。他们同时把这两个"我"都启动了，所以很痛苦。这种病是最难调治的。

▶ 肝气往上一顶，一是容易出现偏头疼，二是头部前后疼。前额疼，一般跟胃有关，因为足阳明胃经经过这儿；后脑勺疼，跟膀胱和肾有关，主要是膀胱的原因。

白芷、吴茱萸汤。

在春天，人们表现出来的这些头面部症状，和东风起来有关系，和肝气上冲有关系，需要通过调治肝来缓解。

梁冬：有些人不是在春天头疼，而是在夏天、秋天头疼，这是怎么回事？

徐文兵：需要分析一下是不是内风引起的，是不是他们内部的肝气、肝血过旺。《黄帝内经》只说了普遍现象，至于特殊现象，需要我们举一反三，自己去悟。

▶ 患者后脑勺疼，要去调治他的膀胱和肾，用细辛、羌活这些的药；患者前额痛，又叫阳明头痛，要去调治他的胃，用白芷、吴茱萸汤。

很多人的内心都在打架。

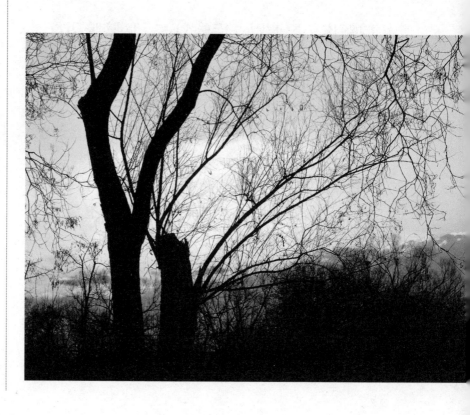

2. "夏气者，病在臟"

夏天生病，多在心臟

人之所以会中暑，是因为身体内又热又湿

梁冬："夏气者，病在臟"，臟和腑怎么区分呢？

徐文兵：臟是五臟，腑是六腑，腑属阳，它是对外开放的。你从嘴里探个钩子，能摸到的东西都叫腑。胃、小肠、大肠、膀胱、胆，还有胰腺（胰腺包括在三膲里面），这些都属于腑。

在腑和皮之间，内部有个腔子，腔子中间的这套东西，跟外边不接触的，如肝、心、脾、肺、肾，是臟。

梁冬：以前都说臟腑对应，比如，肝胆相照，小肠与心，是吧？

徐文兵：就是说一个在里、一个在外。

梁冬：那五个对应六个，哪个是多出来的呢？

徐文兵：三膲，三膲对应心胞。其实没多，都对应着。常言道，铁锅自有锅盖盖，男人自有女人爱，这都是老天爷配好的。

梁冬："夏气者，病在臟"，该作何解释？

徐文兵：夏天，南风带来的热风、热邪容易伤到人的心胞和心，表现在胸胁。肋骨包裹的是我们身体里边最重要的臟器，热气起来以后，不怕伤寒，怕温病。寒气从脚下起，

> ◀ 常言道，铁锅自有锅盖盖，男人自有女人爱，这都是老天爷配好的。

> ◀ 肋骨包裹的是我们身体里边最重要的臟器，热气起来以后，不怕伤寒，怕温病。

先伤腑，伤太阳膀胱，然后伤少阳经、阳明经，最后入臟；热气则直接入臟。

"温邪上受，首先犯肺，逆传心胞"，温病先伤肺，马上到心胞，再往后就伤心了，然后人就会出现神昏、谵语、出血这些症状。

> ▶ 人之所以会中暑，是因为身体内又热又湿。

梁冬：中暑，是吧？

徐文兵：人之所以会中暑，是因为身体内又热又湿。

梁冬：钢铁厂的工人要怎么避免中暑呢？

徐文兵：钢铁厂的工人长期在高温下工作，除了喝酸梅汤、绿豆汤，还要补很多的"钾"和"盐"，因为他们出的汗太多。

"病在臟"，就是指夏天容易出现的那些温病。

梁冬："猪流感"算是"臟病"吗？

徐文兵："猪流感"不是"臟病"，是"湿热病"。"湿"加上"热"，它属于"脾胃病"，伤在脾了。

3. "秋气者，病在肩背"

秋天生病，多在肩背

秉风穴调治办公室颈肩综合症特别好

梁冬："秋气者，病在肩背"，怎么讲？

徐文兵：秋天，西风刮起来以后，那种肃杀之气容易伤到人肩背的阳气。前面说过，肺的俞在肩背，这个"肩背"——肩胛骨把人包裹得很好。

我前面讲了，第二胸椎旁开1.5寸的穴位叫"风门"，"风门"下面叫"肺腧"。我们肩胛骨上有个小横梁叫"肩胛岗"，这里有个穴位，叫"秉风"。"秉"其实是个象形字，手里抓了一把禾苗的意思，很多英文书直接把"秉风穴"翻译成"grasp the wind"，把风抓住了。这个穴位很有意思，它属于"小肠经"。我常用它调治办公室白领常患的"颈肩综合症""颈椎病"，以及肩背疼，特别有效。

梁冬：我发现很多女青年都有肩胛、肩背疼的问题。她们夏天也得在肩背上面盖条毯子。

徐文兵：肩背疼的原因，一个是伏案工作，另一个就是乱吹空调。

梁冬：从头上往下吹。

徐文兵：对，不管是从边上吹还是从底下吹，只要吹，它就是"风"。

◀ 肩背疼的原因，一个是伏案工作，另一个就是乱吹空调。

在东北待过的人都知道，冬天没有风，没有流动，还伤人不大，但"白毛风"一刮，就是干冷，能把人冻死。现在科学技术越来越发达，发达到能人造"贼风"。大家一定要躲开"风口"，千万不能睡着了还开着电扇或者空调。

人造风、机器风、自然风为什么不一样

徐文兵：我还要提醒大家一下："风"跟"风"是不一样的，扇子扇的"风"跟电扇的"风"、空调的"风"，感觉完全不一样！

梁冬：有什么不一样呢？

徐文兵：发源地不一样。古代皇帝往那儿一坐，边上有两个宫女执扇。那种风是人造的风，柔和的风。而机器制造的风是生硬、粗暴的，蛮不讲理，直接往你身体里面钻。

梁冬：我发现一个很有意思的现象。很多人买房子，都喜欢在主卧里装一个厕所，厕所里有冷风机，很冷。很多人生病可能跟自家卧室的厕所有关。

徐文兵：对，在被窝里睡得热乎乎的身子突然钻到冷飕飕的厕所里，很容易落病。古代人的床都围一个大帐子，马桶就放在帐子里面，密封性很好，不会受风。

梁冬：如果家里的床足够大，再有个质地很好的帐子围着，会让人觉得很舒服、很有安全感。

徐文兵：端午节我们到延庆的山上去采艾，远离城市后，一到夜晚9点来钟我就困了。

当时，我们点起篝火，烤了烤后背。因为那边离一个湖边水库近，有点湿，烤完背大家就纷纷地表示想回去睡觉。第二天凌晨五6点钟，大家又莫名其妙地醒了，我们就结伴

▶ 现在科学技术越来越发达，发达到能人造"贼风"。大家一定要躲开"风口"，千万不能睡着了还开着电扇或者空调。

▶ "风"跟"风"是不一样的，扇子扇的"风"跟电扇的"风"、空调的"风"，感觉完全不一样！

漫山遍野采药去。在那种纯自然的环境下，人就会受自然力量的控制。

梁冬：有这种情况。

徐文兵：自然界的能量会影响人的精气神，让人到点就想睡觉。可一回到北京，走在灯火阑珊、灯红酒绿的城市里面，人会莫名其妙地变得亢奋，不想睡。老想着谁给来个电话，或者我给谁打个电话，出去喝一杯，吃个宵夜。城市里无形的电磁波和光污染对人的影响太大了。

我们生活在人造的城市当中，被虚伪的、人为的东西干扰，会变得很烦躁。所以我打算将来建一个静电屏蔽床。

我原来在医院工作过，医院有个脑电图室，对电磁波信号特别敏感。大家都知道静电屏蔽，用铜丝金属网一罩，手机放进去收不到信号，收音机拿进去也收不到信号，因为外面的电磁波被屏蔽掉了。我打算建这么一张床。

梁冬：跟鸟巢一样。

徐文兵：床底下也铺一层金属丝，我觉得在里面睡一觉，效果绝对好。

梁冬：很多人睡觉的时候，喜欢把电话放在床头，这个非常非常不好。

徐文兵：伤神。但是很多人的上级要求他们 24 小时待命。有重要的事叫你，你没到，找你找不着，你就有被炒掉的可能，这也是生活所迫。

梁冬：不容易啊！

把内心调好，外面再热，也不会受影响

徐文兵：对于人造风和机器制造的风，不光是人的生理

> ◀ 在那种纯自然的环境下，人就会受自然力量的控制。

> ◀ 我们生活在人造的城市当中，被虚伪的、人为的东西干扰，会变得很烦躁。

> ◀ 人造风和机器制造的风，不光是人的生理感觉不一样，心理感觉也不一样。

感觉不一样，心理感觉也不一样。

梁冬：怎么不一样？

徐文兵：许多年前，我有个同学先富起来了，买了房子，装了空调。有一次，我俩聊天，他特感慨。

他说，女人太难琢磨了。我给我们家新装修的房子花了不少钱，安了三部空调（那会儿空调不像现在这么便宜，挺贵的，安一部可能上万元钱）。我老婆连句话都没说，丝毫没有感激之情。有一天停电了，我们俩在屋里待着，很热，然后我就拿起扇子给老婆扇了扇风，结果我老婆感动得差点涕泪交加。

他花钱装空调吹的风凉快不凉快？凉快！爽不爽？爽！但不如手拿扇子扇的风。你说为什么？

梁冬：后面的举动带有情感，不一样。

徐文兵：这个故事对我影响挺大。所以，我劝大家夏天静静地待一待，自己拿个扇子扇一扇，或者给自己身边的人扇一扇，比吹空调要好。

梁冬：你说这话，让我想起童年时的大葵扇，感觉很幸福。

徐文兵：我走在路上，看每座大楼的每扇窗户下都挂着一台空调，让我想起一个成语"以邻为壑"，就是发洪水了，我挖个沟把洪水引到旁边邻居家去，害别人。

1984年，我上大学的时候，七个大小伙子一间宿舍，住上下铺，一个屋就十几平方米。当时的北京既没有空调，也没有风扇，我们挺过了一个个夏天。

梁冬：阳气还那么壮。

徐文兵：第一说明我们阳气壮，我们肾的制冷功能好。再一个说明什么？那时候的北京不像现在这么热，不像现在

▶ 大家夏天静静地待一待，自己拿个扇子扇一扇，或者给自己身边的人扇一扇，比吹空调要好。

这么燥。

当时，北京的二环路刚修好，三环路还没有贯通，城市里面没有那么多喷着毒雾热气的汽车，很多人家里还没有条件装空调。再看现在，都开发到六环了，到处是私家车，家家都有空调，家家都把家里的热气排到外边，自己闹那么一个凉爽的小环境。

卖那么多空调倒是拉动内需了，但也造成一定程度的浪费。我突然想，如果北京这个城市里，大家都把自己房间里的空调关掉，汽车也不开空调的话，北京依然会像二十年前那样清凉、干净。

但现在的情况已经像脱缰的野马一发而不可收，整个城市在一种病态的道路上越走越远。

梁冬：现在还流行空调下乡。

徐文兵：还要去破坏宁静的农村。

梁冬：其实，有的农村地区真的不需要空调。

徐文兵：我的老家大同，地势比北京高出 800～1000 米，相当于北京的一座山，所以大同既干燥又凉快，是一处避暑胜地。我小时候那会儿，别说空调，连电扇都没有。但是现在，浮躁、燥热之风也开始席卷大同了，路上开始堵车了，家家也开始安装空调了。最后空调没准都会安到森林里边去。心浮气躁，人就静不下来，外面天一热，自己也躁，越躁越热，越热越躁。

梁冬：我记得李光耀先生曾经说过，空调可能是人类最伟大的发明。当然，站在一个新加坡人的角度上可能是有道理的。

徐文兵：新加坡的夏天非常热，比较需要空调，但是热的地方有热的道理，人的身体同样也有制冷的功能。

◀ 如果北京这个城市里，大家都把自己房间里的空调关掉，汽车也不开空调的话，北京依然会像二十年前那样清凉、干净。

▶ 热的地方才能产生佛陀嘛！

梁冬：对，热的地方才能产生佛陀嘛！有一次，我去印度的鹿野苑，就是释迦牟尼第一次讲经的地方，那儿好多大树！我在树下坐着，突然明白为什么有所谓的"在菩提树下顿悟"。在那个地方，不在树下待着是不可能的，你只能在那儿待着。

徐文兵：那儿的温度太高了。

梁冬：对，而且也只能静坐，慢慢地就把全部的心神内敛，用肾精去调节体温。

▶ 炎热状态下人的精气神消耗得很厉害，只能是待着，中国人叫歇晌。歇晌就是当太阳最热、最毒的时候，休息一下。

徐文兵：都说当地人懒散，不守时。没办法，那种炎热状态下人的精气神消耗得很厉害，只能是待着，中国人叫歇晌。歇晌就是当太阳最热、最毒的时候，休息一下。

病在臟，这种炎热的气候会影响到人的心境，会把人的心火给撩拨起来。以前看《水浒传》，头一句诗说闹饥荒，"赤日炎炎似火烧，野田稻禾半枯焦"，一副干旱的景象，接着是"农夫内心似汤煮，公子王孙把扇摇"，同样一种炎热气候，对人的影响不一样！种田的农民忧心如焚，担心收成；公子王孙扇子一摇，万事不愁，天就不热了。

我们能做的，就是把内心调好，外面再热，也不会受影响。

4. "冬气者，病在四肢"

很多人一到冬天就手脚冰凉，长冻疮

顾"本"就顾不了"末"

梁冬：前面讲了"秋气病在肩背"，接下来是"冬气病在四肢"。

徐文兵：中医有句话叫：四肢者，诸阳之奔也。意思是说身体有了额外的气血以后，会往四肢走。躯干是本，胳膊、腿是肢体，需要先顾本。冬天，如果伤到了本，人体就会不由自主地把阳气收敛回来，照顾自己躯干的需要，忽略四肢的需要。所以很多人一到冬天就开始手脚冰凉，甚至出现冻疮。冻疮一般都出现在肢体末梢。

梁冬：手指和脚趾那里。

徐文兵：另外，还会冻耳朵。建议大家戴东北人用的护耳，毛绒绒的，像飞行员一样，有很好的保暖作用。

身体顾及躯干的需要以后，会忽略四肢的需要，所以每到冬天"北风吹、寒气重"的时候，人的四肢就容易产生病痛。有些人会出现冻疮，有些人还会出现血栓——"坏疽（jū）"。有些人还会出现四肢麻木，或者是疼痛、麻痹、痛等症状。

冬天，凡是暴露在外的肢体，容易被冻伤，所以要注意保暖。再一个，如果已经出现了问题，要赶紧先治躯干，然后自然有额外的阳气流向肢体及末梢。

冬天，如果伤到了本，人体就会不由自主地把阳气收敛回来，照顾自己躯干的需要，忽略四肢的需要。

125

人可以无知，但不能无觉

▶ 但凡手脚疼痛，或者是有其他问题。有可能是气血不足，也有可能是气血过亢。

梁冬：但凡手脚疼痛，或者是有其他问题，肯定是气血不足引起的吧？

徐文兵：有可能是气血不足，也有可能是气血过亢。比如，有些人手脚发烧发热，有些人则是手心出汗，手脚冰凉。

梁冬：这是怎么回事呢？

徐文兵：阳气蔽住了。我调治过一些病例特有意思。其中有一个是公安局预审科的警察。他说，我审问犯人的时候手总会出汗。我说，犯罪分子应该出汗，怎么是你出汗呢？

梁冬：对啊，坦白从宽嘛。

徐文兵：他说，没办法，我出的汗能把笔录纸浸透，所以，每次都准备一块干毛巾，一边写一边擦。他其实就是受寒以后，阳气蔽住了。你摸他的手，内关往上都是热的，外关以下都是凉的，阳气蔽在这儿了。然后，多余的湿气总是在不停地流，就好像阳气关不住门，人会出现遗尿、大小便失禁一样。所以，我给他扎针、艾灸，把阳气通了以后，他的手热了，也不出汗了。

我还调治过一个厨子，他的整个手都是青紫的。手凉，皮色不变，只是伤到了气；皮色变了，发紫发青，就已经伤到血了。我一握，发现那哥们儿的手冰凉，还出汗。我说，你这是怎么回事？他说，当厨子没办法，你不可能一上来就当大厨吧！得先给别人配菜洗菜。大冬天去洗鱼，最后就落下这么一个病根，手发青。我对他说，你这样的话将来对象都没法搞，想摸摸女朋友的手，一摸，冰凉冰凉，直接给姑娘吓走了。

我给他扎针，"以针引气"，通过扎针把阳气引过来。当针扎下去后，他那青紫的手便开始冒水珠，不是手心出汗，而是手背冒小水珠，然后手就热了，温了。扎了三次，整个皮色就变了。后来，那哥们儿亲自做了顿饭感谢我。

冬天或者是非冬天着凉了，会病在四肢。很多人不注意这种细枝末节的事情，比如，女性来例假的时候或来例假前，把脚放到冰水里，例假就会马上憋回去。

梁冬：很多女生参加高考前故意这样做。

徐文兵：参加游泳课前，用凉水或者温水冲头，例假也会马上憋回去。

梁冬：这样做后患无穷啊！

徐文兵：夏天不管多热，我给人看病的时候，都是穿西服扎领带，脚上穿着一双袜子。我的身体够好，还是个男人，也注重保养。可现在的大姑娘、小媳妇，一到夏天全光着脚穿拖鞋、凉鞋，然后再吃两根冰棍。

梁冬：还有一些阿姨用冷冰冰的水洗东西，她们真的要改掉这个习惯。

徐文兵：绝对要注意。人可以无知，但不能无觉。有一位老先生，快七十岁了还洗冷水浴，最后得了脑梗，这是无觉导致的恶果。他不像邓小平、马寅初那样健康、强壮，人家洗冷水浴，最后洗得通体红热，他则是被麻痹住了。所以大家洗碗、洗手、洗衣服的时候，一定要用温水。

◀ 人可以无知，但不能无觉。

冬天病在四肢，最后会伤了肾，因为你直接通过四肢让寒气进入身体了。

梁冬：最后就会伤肾了，对不对？

徐文兵：有些人从此就落下风湿病，然后关节开始变形。最后，再花钱治病。

◀ 冬天病在四肢，最后会伤了肾，因为你直接通过四肢让寒气进入身体了。

5. 得风湿病的人是被风邪扭曲了

梁冬：得了风湿病，为什么关节会变形呢？

徐文兵：风湿有两种，一种叫风湿，另一种叫类风湿。类风湿跟自身免疫力，以及很多复杂因素，包括心理因素都有关系。风湿则是人体受了风气、湿气或者寒气，出现一种凝滞，或者是麻痹，最后伤到人的筋和骨。有些人长骨刺了，有些人关节变形了，其实都是被邪气扭曲了。

梁冬：咱们总结一下。"故春气者病在头，夏气者病在脏，秋气者病在肩背，冬气者病在四肢"，当然，徐老师讲过了，不一定是受了外风风邪人才会生病，也有可能是内风的问题。

徐文兵：被热风吹着，或者烤火、做艾灸，都可能会中邪热。很多人做艾灸以后，嗓子肿、疼，眼睛发干，其实那是中了南风，被夏天的风伤着了。

说到"病在四肢"，我们举了几个例子，都是说手。我特别羡慕那些政治家，他们的阳气肯定很足，一天握那么多人的手，那些人里边肯定有一些是病人，手带着病气，握完了以后，受不受影响？

梁冬：捏脚、按摩的服务员其实挺可怜的，他们会接触到更多的病人，肯定也会被病气影响。

徐文兵：我接触过这样的孩子们，挺可怜的，14岁左右出来打工，然后大概20岁回老家结婚。他们有的做得比较

▶ 有些人长骨刺了，有些人关节变形了，其实都是被邪气扭曲了。

好，老板比较仁慈，工资会比较高，一个月能给家里寄五千到一万元钱，这在农村相当不错了。但他们如果不注意自我保护的话，到最后手脚都会变形的。所以，这些孩子其实是在吃青春饭。

很多按摩科的大夫，或者是中医里搞外科的人，包括帮人按摩的人，如果不会用力，不会用气，不会自我保护，他们的手也会变形。什么腱鞘炎、关节炎，都会有，医生和病人之间其实是互相感染的。所以，我们古人见面不是握手，而是作揖、抱拳问候，别来无恙。干吗不问青红皂白就伸手？

梁冬：有一些男青年还特别喜欢拥抱。以前我有这个恶习，后来发现不行，现在见人一般不拥抱了。

徐文兵："见人且说三分话，不可全抛一片心"。

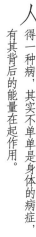
古人见面不是握手，而是作揖、抱拳问候，别来无恙。干吗不问青红皂白就伸手？

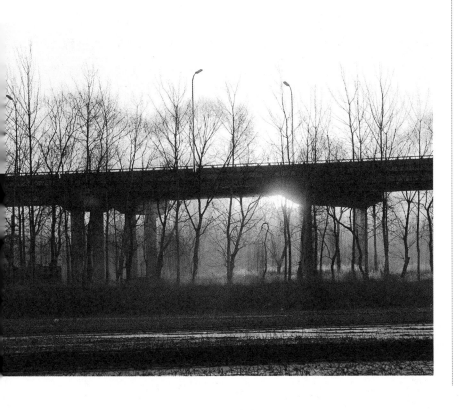

人得一种病，其实不单单是身体的病症，有其背后的能量在起作用。

病气是会传染的

梁冬：病气是会传染的呀？

徐文兵：病气不是一种物质，但会对人的精神，比如情绪、情感产生影响。

我最早意识到这个问题，是在协和医院中医科毕业实习的时候，当时跟着郭善山老师。郭善山老师是中医科的副主任，我跟他出糖尿病专科门诊。我帮着郭老叫号，抄方子，嘱咐病人怎么吃，怎么弄。一上午下来，就感觉特别不舒服。后来，我就问郭老师，他笑了："小徐，你也感觉到了吧，这叫病气。"

郭老做医生多年，修炼多年，他有抵御病气的本事。我那会儿刚出道，还很嫩。后来，我慢慢接触病人多了，突然发现，是东风压倒西风，还是西风压倒东风？是医生的能量、气势把病人压倒，还是病人把你干掉？这是一个博弈的过程。

现在，很多病人一进诊室，一进我的"厚朴学堂"或者"御源堂"，就会说："徐大夫，我本来手挺热，到你这儿手就冰凉。"

我说："好，你的病我能调治。"

梁冬：气场压得住。

徐文兵：我也见过几个病人，人家一进屋，我的脸就开始发麻。

梁冬：你压不住？

徐文兵：我对他说："我给您推荐一个更好的大夫吧！"我就不敢治了。做医生做到一定程度，你会本能地感觉到自己能力的局限。

为什么很多做心理咨询的人自杀了？"没有金刚钻，别

▶ 病气不是一种物质，但会对人的精神，比如情绪、情感产生影响。

▶ 为什么很多做心理咨询的人自杀了？"没有金刚钻，别揽瓷器活。"人得一种病容易吗？你知道人家背后的能量有多大吗？不掂量自己的能力就挺身而出，往上冲，能行吗？

揽瓷器活。"人得一种病容易吗？你知道人家背后的能量有多大吗？不掂量自己的能力就挺身而出，往上冲，能行吗？

梁冬：总而言之，阿弥陀佛，无量寿佛！

为什么知识分子的末梢循环不好

徐文兵：前面我们讲到了"冬气者，病在四肢……"冬天容易冻手冻脚，容易在手脚上长冻疮。冬天，人的阳气是收敛到身躯内的；这样，四肢肢体的气血就不太足。所以，人得穿一双厚袜子、厚皮靴，戴双棉手套，保护自己的肢端、末梢。

梁冬：反过来看这个问题，是不是四肢的病也跟冬季有关呢？

徐文兵：反过来不能这么推。比如，摩托车有两个轱辘，但是你不能说有两个轱辘的都是摩托车。

当人紧张的时候，心脑强烈需要供血，这时候人的手脚是冰凉的，这跟冬天有关系吗？不见得。

梁冬：所以有人说，知识分子会得脚气，我估计原因就在这里，是吧？气血到心脑里面去了。

徐文兵：知识分子的心血大部分都去供应心脑，激发灵感了，所以他们的末梢循环就不好。

◀ 冬天，人的阳气是收敛到身躯内的。这样，四肢肢体的气血就不太足。所以，人得穿一双厚袜子、厚皮靴，戴双棉手套，保护自己的肢端、末梢。

◀ 当人紧张的时候，心脑强烈需要供血，这时候人的手脚是冰凉的，这跟冬天有关系吗？不见得。

◀ 知识分子的心血大部分都去供应心脑，激发灵感了，所以他们的末梢循环就不好。

6. "经有五风"

五臟产生的不正常波动或振动

梁冬：有什么要复习的吗？

徐文兵："天有八风，经有五风"，很多人说"经有五风"怎么没有讲？我们一共五套系统，五臟。天有八风，就是东南西北，以及其夹角刮的风，触动了人体的五臟，产生了一种共鸣和共振，使某一臟得到加强，或使某一臟得到了削弱，这时候，它成为了一种"内风"。

五臟产生的不正常的波动，或者是振动，就叫"经有五风"。就好像光里面的成分很复杂，但是经过三棱镜折射以后，就转化成七种颜色——赤、橙、黄、绿、青、兰、紫。不管原来有多少频率、多少振动，经过三棱镜折射，就分成了七种，我们把它称为七色光。

外风引动内风，东南西北以及其夹角刮来这八种风，触动不同的臟以后，会产生不同的内风，但不一定会引起八种内风。有的人手会震颤、眼皮会跳，叫"肝风"，"肝风内洞"。还有的人是"失心疯"，就是突然神智错乱，这叫"心风"。还有"肾风""脾风""肺风"。

"中风""痛风"跟"风"有啥关系

梁冬：有两个问题：第一，传说中的眼皮跳，左眼跳

▶ 五臟产生的不正常的波动，或者是振动，就叫"经有五风"。

灾、右眼跳财。从中医的角度来看，是怎么一回事呢？

徐文兵：这是睡觉的时候受风了。不是本意、本心想要的抽动，而是外力导致的。

梁冬：受风了之后肯定身体不好，所以出现了这种不由自主的跳动，是吧？

徐文兵：跟有灾、有财没有关系。

梁冬：还有另外一个问题：所谓的痛风和中风，到底"痛"的什么"风"？

徐文兵："风"是一种致病的因素，是外因，属"六淫"。中医还把体内的一些症状，就是身体表现出来的一种病痛或体征称为"风"。比如荨（qián）麻疹，就是人身上突然起一片疙瘩，发痒，过一阵又消了。来无影，去无踪，符合中医给风的定义："风，善行而数变。"

"肝气窜"或者"肝气痛"也叫"风"。比如，有的人身上疼，但是一会儿这儿疼、一会儿那儿疼，到医院检查又没有病，这种游走不定、浑身疼的症状，我们也叫作"风"。

还有一些病症跟风关系不大，但它是约定俗成，也叫作"风"。

比如说中风，中风什么意思？半夜睡觉没关好窗户，早晨一起来，嘴歪眼斜，半边脸的肌肉麻痹了，这叫小中风。现在人开车是左侧驾驶，驾驶员的左脸被风吹得比较多，很容易中风。还有一种严重的中风：脑出血和脑梗塞。脑子里面的某个部位血液循环被堵住了，叫脑梗塞。脑出血是血管破裂，出现水肿，把局部的脑组织压迫了。其实就是我们经常说的"偏瘫"，严重的会要人的命。偏瘫的人经抢救，醒来以后会有后遗症，如果是压了左边的脑组织，右侧身子就动不了；压了右边的脑组织，左边身子就动不了。

◀"风，善行而数变。"身体表现出来的一种病痛或体征称为"风"。游走不定、浑身疼的症状，我们也叫作"风"。还有一些病症跟风关系不大，但是它是约定俗成，也叫作"风"。

脑梗塞和脑出血统称为"中风"。同仁堂有几种药，大活络丹，小金丹等，这些药能治中风，这个"中风"不是指外面的风进来了，把你吹成这样，而是你的脑血管出现了意外。

"痛风"早期也表现为一种游走不定的疼痛。有的人表现是什么？今儿左大拇脚指疼，明天再疼，跑到另外一只脚，或者跑到膝盖，或者跑到手上，游走不定。但是，痛风的发病原因跟风没关系，跟饮食过于阴寒、不化，被吸收到了血液面边有关。所以，痛风是按血液病来调治的。

▶ 痛风的发病原因跟风没关系，跟饮食过于阴寒、不化，被吸收到了血液面边有关。

很多人得痛风，由于调治不得当，引发成丹毒。丹毒就是淋巴管炎，腿上的一片出现感染，淋巴结出现肿痛，腹股沟鼠蹊部淋巴结肿大。严重者下一步会出现什么症状？脑血管意外，中风。所以，痛风绝不是"受风着凉的事儿"。

痛风应该怎样调治呢

梁冬：痛风应该怎么调治呢？

徐文兵：一定要把吸入血里面的阴寒的东西化掉。

梁冬：用什么化？

徐文兵：针刺，放血。把阴寒的、污浊的黑血放出去，给邪气以出路。还有就是扶阳派的做法，用大剂量的辛、热药，甚至是有毒的药，慢慢吃、慢慢喝，把体内的血过滤一遍，把阴寒的东西化掉。

痛风最后会导致尿酸高，肌酐和尿素氮水平增高，也就是说痛风患者肾的通透过滤功能出现了问题。然后，很多东西就变成尿酸结晶，沉积在他们的骨膜上，引起剧痛。

梁冬：有人开玩笑说，我坐化以后，身上有那么多结晶体，烧出来都是舍利子。

徐文兵：能烧出舍利来。另外，痛风的"痛"用得对，因为它是阴寒引起的，不是疼风，而是痛风。

"疼"在外表，"痛"在里面

梁冬：请徐老师详细谈一下，疼和痛到底有什么不一样？

徐文兵：我用英文讲课的时候，说 pain、ache，日语叫いたいです，"pain"是疼还是痛？疼和痛有什么区别？

我突然发现自己是认字不识字，查古书、字典，你就会发现中国人有个毛病叫互训，查疼，解释是"疼者，痛也"；赶紧再查这痛，"痛者，疼也"。

梁冬：就像以前很著名的一个笑话：一个人问："男厕所在哪儿？"

有人回答："女厕所旁边儿。"

"那，女厕所在哪儿？"

"男厕所旁边儿。"

徐文兵：好多古人也是好读书不求甚解，但是作为一个医生必须得求甚解。当一个患者表述疼和痛的时候，他的感觉是不一样的。

我们研究汉字的音韵。普通话有四声，粤语有九声，表达更充分。阳性的发音是"一声、二声"，疼是"二声"，往上挑的；痛是什么？"四声"，往下降的。疼描写的是阳性的疼痛。

梁冬：往上浮的。

徐文兵：尖锐的、浅表的、开放的、热性的，这叫疼；痛是阴寒的、内敛的、沉闷的。

◀ 当一个患者表述疼和痛的时候，他的感觉是不一样的。

◀ 尖锐的、浅表的、开放的、热性的，这叫疼；痛是阴寒的、内敛的、沉闷的。

梁冬：在里面的。

徐文兵：所以，我心疼你和我为你感到痛心，意思不一样。

▶ 我心疼你和我为你感到痛心，意思不一样。

梁冬：情绪是不一样的。

徐文兵：完全不一样。我们是用而不知。疼里面是"冬"，意思说，碰到这种开放的、阳性的、尖锐的、烧灼感的疼，怎么治？冰镇、冰敷！就止疼了。痛里边是甬道的"甬"，痛者不通，通者不痛，碰到痛者，赶紧把通道给他打开，自然就不痛了。

我们简单举个例子，有人说"我牙疼"，我就问你是牙疼还是牙痛？当牙出现了龋齿，里面有感染，出血或者化脓，人的感觉是痛。当你到牙科，医生拿个牙钻，给你开口，把里边的液体放出来，马上不痛。

但是牙被打开，牙髓牙神经暴露以后，嘶……你吸口冷气儿，一下就变成开放的感觉，开始疼了。不开放，是痛；开放以后，是疼，不一样。

外国人没有分这么细，但他们会用不同的发音表达，你给他一点穴或者一扎针，他"噢唔"一声，往上挑，这是疼；"哎呦"一声，往下降，这是痛。医生认识疼和痛这俩字，临床上就能鉴别出患者症状的阴性和阳性，阳病用阴调治，阴病用阳调治，皆大欢喜。

▶ 医生认识疼和痛这俩字，临床上就能鉴别出患者症状的阴性和阳性，阳病用阴调治，阴病用阳调治，皆大欢喜。

吃海鲜的时候别喝冰镇啤酒

徐文兵：关于痛风，我们附带多说一句——善言古者必有验于今。现在大家都懂点医，知道如果有嘌呤代谢障碍的话，平时不要吃猪下水、不要吃内脏、不要吃海鲜、不要吃

▶ 善言古者必有验于今。

豆腐、不要喝啤酒，你说对不对？

梁冬：这是一个表征吧！

徐文兵：嘌呤其实就是蛋白质代谢产生的一种废物，正常人能把它化掉、燃烧掉、分解掉，尿出去就没有了。不正常的人，就是有痛风的人有代谢障碍，嘌呤就留在血液里面，留在体内。不吃肉，或者不吃海鲜，不吃猪下水，难道你就不产生嘌呤了吗？你也长了一身肉，也有蛋白质，每天都是新陈代谢，代谢出来那些嘌呤怎么办？

梁冬：还是有问题嘛！

徐文兵：你可以不摄入嘌呤，但说你不产生嘌呤不现实，所以主要任务是什么？

梁冬：加强分解。

徐文兵：对，还是加强分解，用催化剂把嘌呤化掉。

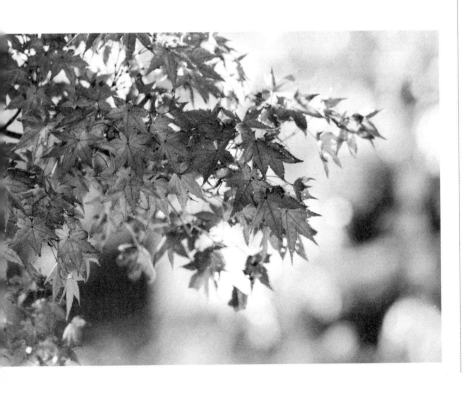

有时候你以为对的东西往往是错的。

第一，一定要加强自己小肠的温度。小肠是赤肠，热心肠，它给酶的工作提供一个条件，酶就是催化剂，让那些酶好好工作，把你代谢出来的东西化掉是关键。

但是一定要记住，千万别在吃海鲜的时候喝冰镇啤酒，问问那些痛风的人，基本上都犯过这个错误。

第二，要加强胰腺的温度。有人问我：中医里面有没有胰腺这个概念？我说，中医讲的是系统，比如，心包括了很多大脑的功能，三膲包括了甲状腺、胰腺和肾上腺的很多功能。

梁冬：那三膲在哪儿呢？

徐文兵：三膲对应的内在臟腑器官是三个内分泌腺：甲状腺、胰腺和肾上腺，现在很多人得甲状腺功能亢进，就是上膲的火。

梁冬：甲状腺在哪儿呢？

徐文兵：甲状腺在嗓子、咽喉那儿。有些人甲状腺肿大以后，外表能看出来。甲状腺、胰腺、肾上腺都是内分泌腺，是推动我们身体工作的原动力，也就是中医讲的元气。

《黄帝内经》中说"三膲者元气之别使也"，三膲是走元气的地方，一定要让自己的三膲和小肠热热乎乎的，痛风的病根自然就会被挖掉了。

▶ 千万别在吃海鲜的时候喝冰镇啤酒，问问那些痛风的人，基本上都犯过这个错误。

▶ 让自己的三膲和小肠热热乎乎的，痛风的病根自然就会被挖掉了。

7. "故春善病鼽衄"

春天风吹多了，人容易鼻塞、流清涕、流鼻血

梁冬："故春善病鼽衄"，鼽衄这两个字实在太难念了。

徐文兵："冬气者，病在四肢。故春善病鼽衄（qiú nù）"，春天容易得的病是鼽和衄。

这两个字不好认，鼽的意思是鼻塞流清涕，这是一种常见的感冒症状，春天受风或受寒以后，就会鼻塞流涕；衄是鼻子出血。

梁冬：这两个字都是跟鼻子有关，念起来像陕西话或山西话那种感觉。

徐文兵：感冒了，有的人嗓子疼，这一般就是实火或者受了风热；有的人鼻塞流涕，鼻子塞住了，一说话囔囔的，闻不见味，而且流的鼻涕都是清汤寡水，一般都是受风寒了。《黄帝内经》有句话叫，"诸病水液，澄澈清冷，皆属于寒"。

> ◀ 鼽的意思是鼻塞流清涕，这是一种常见的感冒症状，春天受风或受寒以后，就会鼻塞流涕；衄是鼻子出血。

鼻子不通气，就闻一闻葱白水

徐文兵：春天肝气受影响，风邪上受，往脖子、往头上走，先上到鼻子，把阳气闭塞住了。这时候人就会感冒，鼻子很不舒服，鼻塞流涕老吸不上气儿，晚上睡觉还要张着嘴呼吸，怎么办？

梁冬：既然是受寒，是否应该加点热，吃点姜把寒气排出去？

徐文兵：对，用辛温、开窍、解表的药。最简单的方法就是服气，将葱白用开水煮了以后，倒在一个碗里或者杯子里，然后用纸盖住，露一个小孔，汤的蒸汽带着葱香味儿会飘散出来，一闻，鼻子立刻通窍了。"葱辣鼻子蒜辣心"，葱白是味通督脉的药。

▶"葱辣鼻子蒜辣心"，葱白是味通督脉的药。

《伤寒论》里面有种抢救人的药，叫白通汤。所谓白通汤，就是在通脉四逆汤的基础上加了葱白，葱白有振奋人的元气、通督脉的作用。还有一种通窍方法叫取嚏法，卷个纸条往鼻子里捅。这个方法在一定状态下有用，就是当你的阳气快出来但没出来的时候，捅一下，让阳气出来。如果你鼻子那儿根本没有阳气，把鼻子捅烂了也没用。

梁冬：你说葱白通督脉，是吧？那按道理说，天天闻葱白或者葱吃得多的人会长胸毛吧？

徐文兵：长胸毛跟冲脉有关系！督脉在哪儿？

梁冬：督脉在背上，主阳！所以葱是通督脉的，明白了。

徐文兵：通督脉的有几味药，第一种犀角，你看它长在什么地方？

梁冬：它长在犀牛的鼻尖上面，不能不佩服您取类比象的能力。

徐文兵：我记得红叶老师说过，鹿茸也是通督脉的，我跟他有点不同的看法。鹿茸不是长在正中间，而是长在两边。

梁冬：是不是跟膀胱经相通？

徐文兵：动物长犄角是打架用的，为争夺生殖权而打架的，打架是怒发冲冠，所以，用鹿茸补肝血是最好的。为什么鹿茸能调治阳痿呢？

梁冬：肝主宗筋嘛！

世界上每一种东西都有用，五毒也不例外

徐文兵：如果你受了特别严重的阴寒，入到骨髓了，伤到元气、督脉了，比如，强直性脊柱炎，用一般的草木药都没有用，怎么办？用血肉有情之品，用动物药。

动物药里面有个五毒——蝎子、蜈蚣、蟾蜍、壁虎和蛇。动物喷毒液的器官长在什么部位，药效都不一样。只有蝎子用屁股叮人，喷出的毒是督脉上的毒，用这个毒攻人体督脉上的毒有效。蜈蚣是拿牙咬人，牙是肾之余，但是牙没长在中间，跟蝎子毒不一样。

梁冬：那蜈蚣毒能解什么毒呢？

徐文兵：蜈蚣毒是入肝的，能化解蛇毒，所以蛇药里面百分之百有蜈蚣毒。

梁冬：真的是以毒攻毒了。

徐文兵：用蝎子毒可以调治强直性脊柱炎，督脉的病。关节，就是肌腱出了问题，可以用蜈蚣毒。蜈蚣毒能把中得很深的风剔掉，即使跑到经脉上了，也能一刀一刀给它剔出来。

> ◀ 动物药里面有个五毒——蝎子、蜈蚣、蟾蜍、壁虎和蛇。动物喷毒液的器官长在什么部位，药效都不一样。

虎对风的驾驭能力最好

梁冬：以前人们用虎骨祛风，是怎么回事呢？

徐文兵：龙生云，虎生风。虎对风的驾驭能力是最好的。调治偏瘫时，如果患者偏在左半边，我一般都用鹿茸或者是鹿角，因为左边是主升，气血升是属肝的。右边是主降，如果患者右半边偏瘫了，我一般就用虎骨。

梁冬：左青龙右白虎嘛！

徐文兵：如果你到了澳大利亚，就是"左白虎右青龙"。

> ◀ 龙生云，虎生风。虎对风的驾驭能力是最好的。

为什么？因为万物负阴而抱阳，冲气以为和。负阴就是背负着阴，阴是北面；抱阳，怀抱着阳，阳是南边；"左青龙右白虎"，在北半球左边是东，到了南半球，要整个调过来。

流大汗、吐唾沫、流鼻涕、蒸桑拿都会伤肾

徐文兵："春善病鼽衄"，碰到"鼽"，鼻塞流清涕怎么办？有几种疗法，按揉鼻翼两边的迎香穴，可以通鼻窍；还可以揉鼻根的攒竹穴。鼻根在哪儿？在我们的眉头。

梁冬：两眉之间？

徐文兵：眉头有两个穴，第二个穴叫攒竹穴，它的解剖位置叫额窦。额窦容易积累鼻涕、黏液，是藏污纳垢的地方。人如果受了很多寒气，把迎香和攒竹揉开、揉通以后，鼻子自然就通了。

梁冬：有个问题困扰了我三十多年，我小时候擤鼻涕，每次都擤不完，你说这些鼻涕是哪儿来的呢？

徐文兵：鼻涕擤不完说明你肾精很足！人体的体液都归肾脏管，肾藏精主液，这个液指我们的体液、血液、泪液、汗液、唾液，包括精液、阴道分泌液都是肾精所化，鼻涕流不完，说明人的肾精很足。鼻涕、黏液有保护身体的作用，一个作用是滋润；另外就是把一些污浊的东西带出去。把咳嗽带的痰、细菌、病毒，有形的、无形的东西都带出去。但是病人如果一直流鼻涕，就会明显出现一个问题，记忆力下降，因为伤肾了。肾主志，老这么流体液的话，记忆力就会下降。

鼻窦炎患者不仅流鼻涕，而且是浓鼻涕，特别黏稠，黏稠说明液体质量高。举个形象的例子，给你盛碗稀粥，稀汤

▶ 人如果受了很多寒气，把迎香和攒竹揉开、揉通以后，鼻子自然就通了。

▶ 鼻涕擤不完说明你肾精很足！

▶ 如果一直流鼻涕，就会明显出现一个问题，记忆力下降，因为伤肾了。

寡水的，消耗不了多少粮食；给你盛碗稠粥，消耗粮食就多。

梁冬：浓鼻涕对身体伤害大？

徐文兵：对。中医管鼻窦炎叫脑漏，把脑液都流光了！

梁冬：形象生动！

徐文兵：中医对这个认识很深，所以，大家千万别忽视液体的损失。有人说我要出大力、流大汗，其实微微出汗就行了。

在《伤寒论》中，张仲景交代得很清楚，喝完桂枝汤，一定要"啜热稀粥一升馀""遍身漐漐微似有汗益佳，不可令如水流漓"。微微发点儿汗就可以了，要是出汗过多，把自己闹得跟水鸡子似的，就会伤肾。现在很多人是出大力、流大汗、吐唾沫、流鼻涕、蒸桑拿，这都是伤肾的诱因。

梁冬：小时候，我们喜欢玩吐口水游戏，互相吐。妈妈告诉我，吐口水会伤肾精的。

徐文兵：很多养生的智慧，都深深印在中国人的生活习惯里面，千百年传承下来。

电视剧《雍正王朝》里面有一个细节。雍正没当皇帝之前，康熙老是委派他干一些不好处理的事儿，催缴国库借款，收账，都是不好办的事。雍正很有心计，不当面拒绝康熙的委派，他回家以后先拢了一堆火，自己在那儿烤，就相当于蒸桑拿。出一身汗以后，他弄了一池子冰水，"啪"跳进去，第二天高烧起来了！康熙派御医一看，真得发烧了。康熙还不信，他亲自去看了看，烧得一塌糊涂，只好不给雍正派这个差事。

中国人千百年来是被呵护长大的，体质较弱，如果先热后凉会发高烧，相当于玩命。但是，现在很多人效仿芬兰人去蒸桑拿，先蒸得自己跟个螃蟹一样，然后冲出去跳到冰池

> 现在很多人是出大力、流大汗、吐唾沫、流鼻涕、蒸桑拿，这都是伤肾的诱因。

子里边。外国人跟咱不一样，他们的体质是耐寒耐热型的。我们中国人不要去那么折腾。

春天流鼻血怎么办？饮白茅根茶

梁冬：前面讲了"衄"，还有一个字"衄"。

徐文兵：这个字念 nǜ，就是女发四声。衄泛指出血，基本上所有的出血症都叫衄。但放到这儿，我们就把它联系成鼻衄，就是鼻子出血。

鼻子出血是感受到了一种热邪。春天加上风热了以后，人就不是流清鼻涕了，而是出鼻血。这种情况，老百姓都知道怎么办。脑门上拍凉水，脖后根拍凉水，脚心拍凉水。用刺激性比较强的蒜贴在脚心的涌泉穴上，也管用。

但这样做有不好的方面，因为人的热气鼓舞起来以后，它从鼻子里出来，毕竟是个出路，如果把它封死，它会不会再找别的出路呢？所以我们不赞成这种方法。那怎么办呢？第一，不受这种热邪；第二，受了热邪以后，把它化掉，或者降解掉。

调治热邪有一个常用方法，用新鲜的白茅根或者是干燥的白茅根，煮水以后喝。白茅根有非常好的凉血、止血的效果。一般地，我调治一些患者阳气比较足，或者实火比较大、鼻子反复出血的病，就用这种方法，把他们血里边的火泄掉。

梁冬：我拿烧红的铁丝把鼻子里的毛细血管烫了之后，就不流鼻血了，你说会不会落下什么病根？

徐文兵：会，因为血会往别的地方冲。

梁冬：往别的地方冲，会不会稠在那儿、堵在那儿？

徐文兵：不见得会堵。如果你把血背后的气，或者说劲

> 鼻子出血是感受到了一种热邪。

> 调治热邪有一个常用方法，用新鲜的白茅根或者是干燥的白茅根，煮水以后喝。

泄掉，不让它动你的肝、动你的风，自然就不出血了。

梁冬：我流鼻血最厉害的一次，心里产生了强烈的绝望感，怕自己流血而死。我用各种方法都堵不住，干脆就对着马桶滴，自己数着，滴到六十五滴的时候，就不滴了。那次的事情给我很大震动。

徐文兵：风物长宜，放眼量。

梁冬：什么意思？

徐文兵：别老算小账不算大账，别老计较眼前、不看长远。

◀ 别老算小账不算大账，别老计较眼前、不看长远。

切忌让鼻子出血的人仰脖子

梁冬：现在，很多年轻人也经常会鼻子出血。如果急性鼻子出血，来不及在脚底下贴蒜片，该怎么办？掐哪个穴位可以好一点儿？

徐文兵：鼻子出血是督脉的阳气过旺引起的，一般来讲，如果是鼻子急性出血，我们就在脑门上拍凉水。脑门其实也是督脉，还有就是在督脉的几个重要的穴位上扎针。在后背放几滴血，可以拯救鼻孔里的一堆血。

◀ 鼻子出血是督脉的阳气过旺引起的，一般来讲，如果是鼻子急性出血，我们就在脑门上拍凉水。

梁冬：把劲儿给泄掉。

徐文兵：我们能看见出血，但看不见推动血的气。还有，切忌让鼻子出血的人仰脖子。因为血如果不流出来，会倒流到嗓子里面，血很快就会凝固，形成血疙瘩，会呛着人的。

◀ 切忌让鼻子出血的人仰脖子。因为血如果不流出来，会倒流到嗓子里面，血很快就会凝固，形成血疙瘩，会呛着人的。

梁冬：我那个时候就这样，大口大口吞血，我的想法是，反正都在自己肚子里，不会损失。

徐文兵：三国时期，曹操手下的一员猛将被人一箭射中眼睛，你猜这哥们儿多猛？一下把这支箭连着自己的眼珠子拎出来，一口吞掉，还说了一句话——"父精母血，不可弃也！"

可见道家思想深入人心。

梁冬：绝不浪费！

人体上的"热必退"灵药

徐文兵：人的督脉上有几个穴是泄阳气的，比如大椎穴。

梁冬：在哪儿呢？

徐文兵：颈椎有七节，颈椎和胸椎的结合部是第七颈椎的颈突，就是我们一弯头后脖颈子突起的那一块。颈突下面的穴叫大椎穴。一般来说，调治风热感冒首取的一个穴就是大椎穴。大椎穴扎完以后，会给人一种清凉的感觉。

梁冬：为什么我的大椎穴有一坨厚厚的脂肪？是不是很多人都有？

徐文兵：有的人有，有的人没有。大椎穴底下有一层保护层，督脉会比较好、比较旺。调治风寒感冒还有一个穴，就是我们上次讲二十四节气时，对应的夏至的那个穴，位于第七胸椎棘突下，叫至阳穴。至阳阳气最旺。大椎穴和至阳穴是泄督脉邪火、阳气效果最好的穴位。如果一个人流鼻血了，拍脑门不行，喝凉水也不行，最后就用这个方法。

梁冬：有些人不知道怎么扎穴，可不可以拿个勺在背上刮一下痧呢？

徐文兵：可以，我认为刮痧是泄身体或体表邪热的最好方法。

▶ 一般来说，调治风热感冒首取的一个穴就是大椎穴。大椎穴扎完以后，会给人一种清凉的感觉。

▶ 刮痧是泄身体或体表邪热的最好方法。

8. "仲夏善病胸胁"

夏天风吹多了，胸胁最先不舒服

义愤填膺的"膺"在乳头上方

梁冬："故春善病鼽衄，仲夏善病胸胁"，是吧？

徐文兵：胸胁（xié）。

梁冬：胁是什么意思呢？

徐文兵：前面叫胸，后面叫背，两边叫胁。

梁冬：我一直觉得胁就是肋骨。

徐文兵：胁是由肋骨组成的，但它们两个不一样。胁是指一片，肋是指肋条，比如，我们吃的排骨，一根一根是肋，连成一片叫胁。前面讲过，"南风生于夏，病在心，俞在胸胁"。我们说了"仲夏善病胸胁"，其实就是夏天刮南风伤了心了！体现在胸胁不舒服。

梁冬：有些朋友说"气得我肋骨疼"，说的就是这个吧？

徐文兵：对，肋岔子疼！所有感情问题其实都是动了人的心胞了。有的人说怒伤肝，伤肝之前也得动心，没经过心的同意，它伤不着你。没经过心的同意，它不会影响到你的五臟六腑。

所以，夏天人会觉得胸闷，老想长出一口气，还有人表现为不停地叹气。中医讲，善太息。你问他到底有什么事，其实没什么过不去的坎，或者难办的事，他就是形成了这么

> ◀ 所有感情问题其实都是动了人的心胞。

一种习惯，就是在换气。还有人表现为两胁胀痛，不舒服；还有人表现为义愤填膺。

梁冬：膺在哪？

徐文兵：膺在乳头上方，那儿有个穴叫膺窗。生气后本来是两边肋骨疼，这个气要生大发了，就会往上顶，顶到前胸正面，叫义愤填膺。

梁冬：太深刻了，平常讲义愤填膺，都不知道膺在哪儿。

徐文兵：胸膺就在胸的正前方。

要想生病，就去生气、伤心、动情吧

徐文兵：中医作为一种智慧的医学，博大精深，它明显意识到乳腺跟胃有关、跟心胞有关。心胞经的第一个穴位叫天池穴，在乳头外上方一寸，第四、五根肋骨中间。很多人得乳腺增生、乳腺纤维瘤、乳腺癌就是在这个位置。

医学上把乳腺中间的乳头作为一个圆点分成四份，外上方的四分之一叫外上胸腺，下面的叫外下胸腺，还有内上胸腺和内下胸腺。乳腺癌的高发地点就在外上胸腺，就是乳头外上方，而乳头外上方正是心胞经的起点——天池穴。

梁冬：所以，常常义愤填膺的女士要注意了。

徐文兵：义愤填膺、伤心动情、所遇不遂、心情不好，都是乳腺癌的诱因。中医的观点是，伤心的人才得乳腺癌，不伤心的人不得乳腺癌，脸皮厚、心黑的人也不得乳腺癌。脸皮厚对应的生理基础是心胞经强。如果心胞经比较强，自我保护能力比较好，即便受伤了，愈合得也比较快。《厚黑学》研究的就是什么叫脸皮厚。

梁冬：就是心胞经比较粗，是吧？

▶ 义愤填膺、伤心动情、所遇不遂、心情不好，都是乳腺癌的诱因。中医的观点是，伤心的人才得乳腺癌，不伤心的人不得乳腺癌，脸皮厚、心黑的人也不得乳腺癌。

徐文兵：心胞经的气血比较粗壮。给你讲一个简单的故事——"唾面自干"。

古代一位官员的儿子中了进士，要外派下去做官。老爷子在送儿子做官之前叮嘱道，儿子，我知道你这个人脾气不好，外派的地方民风又很彪悍，我怕你去那以后出问题。你要记住我的话，一定要忍让克制。儿子说，没事儿，您说的我都懂，他们就是一口唾沫唾到我的脸上，我也不还手，拿袖子擦干就得了。老爷子说，哎呀，这就是我担心你的地方！你干吗要拿袖子擦呢？等风把它吹干不就完了吗？

梁冬：境界的差别。

徐文兵：你唾我，我擦都不擦，等风把它吹干。说明这位老爷子恬的功夫做到家了。

梁冬：还有一个故事，有一个老和尚入定，大家要考验他的定力，就设计了一个情景，说他把庙里的钱偷了。当大家都在诽谤他的时候，他也不申辩，如如不动。最后，诽谤他的人都觉得不好意思了。

徐文兵：其实讲的是一回事儿，都是讲心的境界。这种境界对身体健康有好处，它不会让你的情绪有太大的起伏，不会让你因为别人的无理而伤害到自己的健康。

徐文兵：胸胁保护的是我们最重要的脏器——心、肝、脾、肺、肾。

不想病在胸胁，就不要伤心。想要不伤心，第一，要避开自然界的歪风邪气。第二，要避开人与人之间的风言风语。"风刀霜剑言相逼"，人言可畏，要知道很多人是披着人皮的狼，他们说出的话是很恶毒的，会伤害人的。如果你不注意防备的话，就会被伤到。

◀ 不想病在胸胁，就不要伤心。想要不伤心，第一，要避开自然界的歪风邪气。第二，要避开人与人之间的风言风语。

为什么脂肪瘤叫"痰核"

梁冬："仲夏善病胸胁"，有些人不是痛，而是脂肪瘤长在胸胁上，这说明什么问题？

徐文兵：很多人都有这个问题。曾经有个杂志采访我，摄影师一伸胳膊，疙里疙瘩全是脂肪瘤。他说，徐大夫这有治吗？我说，你治过吗？他说，医生说这是遗传，我爷爷、姑姑都有。我说，那医生怎么给你治的？他说开刀。

梁冬：取掉是吧！

徐文兵：这得开多少刀？千刀万剐，切不完，而且更可怕的是切掉后还会长。中医把这种病叫"痰核"。为什么叫"痰"，不叫"瘀血"？因为它摸上去是光滑的，可移动的。"瘀血"摸上去是坚硬的，沉滞不动的。

有这种病，就要忌口。这病怎么来的？第一是喝冷饮。第二是吃水果，造成人的痰湿，就是让你的体液变得黏稠、不流动。

梁冬：有些人把水果放在刨冰里，然后再去吃。

徐文兵：那天我和患脂肪瘤的记者一块吃饭，我给他点了清炒丝瓜。

梁冬：丝瓜是祛这个的？

徐文兵：丝瓜是专门调治脂肪瘤的，我还建议他泡澡的时候拿丝瓜瓤子搓澡。我还给他点了一个萝卜皮儿，没吃萝卜芯，专吃萝卜皮儿。我对他说，以后这就是你的家常菜，是化痰散结的。橘络也是调治"痰核"的药，就是吃橘子剥下来的那个白丝，这些是古书上记载的。你知道我是怎么实践出来的？

我给一个70多岁的老先生做保健，每到换季，就给他调

▶ 丝瓜是专门调治脂肪瘤的，我还建议他泡澡的时候拿丝瓜瓤子搓澡。

▶ 橘络也是调治"痰核"的药，就是吃橘子剥下来的那个白丝，这些是古书上记载的。

理一下身体。他的心臟有点问题，血液黏稠度有点高，还有点脂肪肝，我就给他用化痰散结的药。有一次他来复诊，特惊喜地告诉我，说：徐大夫你不知道吧，我有特大一个毛病被治好了。我说什么毛病？他说我屁股底下长了一个核桃大小的"痰核"，西医说是"脂肪瘤"。原来一坐下去就硌屁股，拿刀切掉它吧，我又不愿意，"父精母血不可弃也"。

梁冬：身体发肤，受之父母。

徐文兵：他接着说，自打我吃完你这个月的药以后，痰核就瘪了，里面本来充满了脂肪或者是黏液，现在变成空壳了。

这是我亲身诊治的一个病例，疗效很好。记住，谁身上有痰核，第一，要忌口。冷饮别喝了，绿茶别喝了，水果、牛奶也别沾了，这些都是化痰生湿的东西。

第二，常吃点丝瓜和萝卜皮，用丝瓜络、橘络洗澡。

还有一味药特别好，就是南瓜子。炒熟的南瓜子，嗑去吧！中医曾用南瓜子调治猪囊虫。得了猪囊虫病，身上会长出一个小的包囊，里面是囊虫，中医用南瓜子去消除它。

这几味食疗方比较平和，大家可以试试。

◀ 记住，谁身上有痰核，第一，要忌口。冷饮别喝了，绿茶别喝了，水果、牛奶也别沾了，这些都是化痰生湿的东西。第二，常吃点丝瓜和萝卜皮，用丝瓜络、橘络洗澡。

9. "长夏善病洞泄寒中"

长夏多生里寒洞泄病

吃生菜的结果是吃什么拉什么

梁冬：我们继续往下讲"长夏善病洞泄寒中"。

徐文兵：说一下长夏。一年有四季，我们有五脏，脾对应哪个季呢？中医有个说法：脾针对长夏。

梁冬：脾有两个，是吧？关于脾有两种说法。

徐文兵：哪两种说法？

梁冬：有人说，脾对应的是长夏，就是夏天和秋天之间的那一段儿；还有的说，脾对应的是每一个季节中间的十八天。

徐文兵：我倾向于后者。脾是后天之本，一年四季人都离不开脾产生的气血。

脾主吸纳，它把胃、肠里消化好的东西统统收进来。很多人吃完东西以后，脾吸收不好，或者是胃、肠消化不好，带皮儿吃西红柿，拉出来的西红柿还带着皮儿；吃的玉米粒儿，拉出来的还是玉米粒儿。

梁冬：对，有些人就是这样！

徐文兵：还有人学外国人，为了保持蔬菜的营养去吃生菜。吃生菜的结果是吃什么拉什么。我建议大家尽量吃炒熟的菜，尽管损失了一些营养，但这样能帮助消化，让你能消

▶ 脾是后天之本，一年四季人都离不开脾产生的气血。

▶ 还有人学外国人，为了保持蔬菜的营养去吃生菜。吃生菜的结果是吃什么拉什么。

它、化它、吸收它。如果生吃进去再生拉出来，就等于穿肠而过，根本吸收不到营养。

梁冬：对，就是传说中的"穿肠而过"。

徐文兵：很多人喜欢吃凉菜，中国人称凉菜是"下酒菜"，喝热的烧酒或黄酒的时候，用凉菜来佐酒，平衡酒的热性。有的人不喝酒也去吃凉菜，然后还喝点儿冰镇的饮料，我只能说这些人是既无知又无觉。

梁冬：饮食不当，就会出现"长夏善病洞泄寒中"。

徐文兵：什么叫洞泄？有的人拉肚子时就像捅漏了一个窟窿眼儿，"哗"一下全泄出来了，叫洞泄。有的人拉肚子，每次挤一点儿，那不叫洞泄。

梁冬：对，洞泄就是郭德纲说的"脱肛而出"。

徐文兵：很多人拉到最后，肛门脱垂了，直肠脱垂了，就变成脱肛了。脱肛是中气下泄的症状，有的人表现为胃下垂，还有些人肾下垂。肾本来是被肋骨包着，在第十一根和十二根肋骨与脊柱的交角——肋脊角。如果人的中气不足，对肾的固定、牵引的力量就会削弱，肾就会下垂。

梁冬：掉到哪儿去了呢？

徐文兵：肾脏就往下移了，不被肋骨包裹了，按一下后背就能触摸到。还有些人表现为子宫脱垂，这也是中气不足造成的。

这些人多有长期的腹泻历史，去做直肠镜、结肠镜可以看到病灶，看到又怎么样？你得了解它背后的能量，是谁让你固定不住，谁让你这么拉？其实就是中气不足。

梁冬：有首歌不要随便唱："辣（拉）妹子辣（拉），辣（拉）妹子辣（拉）"。洞泄寒中，为什么叫寒中呢？

徐文兵：脾胃叫中膲，是运化水谷的。寒气如果侵犯体

◀ 有的人不喝酒也去吃凉菜，然后还喝点儿冰镇的饮料，我只能说这些人是既无知又无觉。

◀ 什么叫洞泄？有的人拉肚子时就像捅漏了一个窟窿眼儿，"哗"一下全泄出来了，叫洞泄。

◀ 如果人的中气不足，对肾的固定、牵引的力量就会削弱，肾就会下垂。

表，你顶多受点儿凉，起个鸡皮疙瘩。但是如果寒气通过饮食直接伤害到你的身体内部，中膲中了寒以后，表现出来就是洞泄。

梁冬：我跟大家分享一些生活经验。有一段时间我也拉肚子，后来，夏天晚上睡觉的时候，我就拿那种皮的箍箍（挺厚的）缠着肚子，让它护着肚子。后来就不拉肚子了，立竿见影。

徐文兵：冬暖脊背夏暖肚嘛，夏天一定要把肚子盖住、盖严了，不要让它着凉。否则，寒气直接进去以后，就会让你拉肚子。我看到有些病人身体比较弱，有皮无肤，臀部也没有什么太厚的脂肪。健康性感的女人我们叫"丰乳肥臀"。

梁冬：对，莫言的小说。

徐文兵：臀部脂肪很少就没有保温的功能，稍微坐一坐塑料椅子、金属椅子，寒气"嗖嗖"就进到身体里，马上就要拉肚子。

寒上加寒的东西一定要少吃

徐文兵：我们平常生活中应该做到：第一，少去吃冰块儿、喝冰水、喝冷饮、吃冰激凌。

第二，大家最好去吃传统的已经定型的饮食，这样的饮食经过千百年的人体试验证明，是符合我们的体质的。比如古人伊尹，他不仅是厨子还是真人，吃进的菜、饭会入人体的哪条经，哪种是温补，哪种是寒性，他都搭配好了。现在很多人就是喜欢瞎发明，搞一些创意菜。

梁冬：有一味菜很可怕——冰镇黄瓜。

徐文兵：冰镇黄瓜还不可怕，我最近看到一种冰镇苦

> ▶ 冬暖脊背夏暖肚，夏天一定要把肚子盖住、盖严了，不要让它着凉。否则，寒气直接进去以后，就会让你拉肚子。

瓜。一般苦瓜都拿红辣椒炒，这样寒热平衡，吃进去后不会马上就闹肚子。然而，我看过一个病人，我说你的胃好像又出问题了。他说他吃了食堂做的菜——苦瓜炒鸡蛋。

梁冬：那真的很寒，鸡蛋本来就寒，再加上苦瓜。

徐文兵：中医有个方子叫黄连阿胶鸡子黄汤，用来调治阴虚火旺、睡不着觉的人，用点儿滋阴的药，让他的虚火平复掉。鸡子黄本身很阴，鸡蛋很阴寒，苦瓜又是苦寒的，这个药给"登高而歌、弃衣而走"那种疯狂、火气特别大的人吃正好。但是给一个正常人吃苦瓜炒鸡蛋，仅次于癞蛤蟆炒鸡蛋——毒药！以前有个治肾病的方子，是民间偏方，叫癞蛤蟆炒鸡蛋。

▶ 给一个正常人吃苦瓜炒鸡蛋，仅次于癞蛤蟆炒鸡蛋——毒药！

梁冬：这个很厉害。

徐文兵：蟾蜍有毒，人吃了就会中毒。我去做一个节目，有人告诉我现在流行一个创意菜，牡蛎加臭豆腐。牡蛎很腥，臭豆腐很臭，把俩东西放在一块儿给人吃，还说是创意菜。我说应该把那个厨子拉来，让他先吃一盘儿，吃完了再说。

梁冬：当场口吐白沫。

徐文兵：大家最好要恢复觉，让自己的胃有觉，吃进东西之后知道好不好吃、舒服不舒服，吃完以后不舒服，就不要吃了。

另外，无觉的时候要有知，学点中医的饮食知识，知道寒、热、温、凉怎么搭配，君臣佐使①怎么配。比如说我们吃生牡蛎，加点儿柠檬，祛一下它的腥气；吃生鱼片加点儿紫苏叶，加点儿芥末。

▶ 学点中医的饮食知识，知道寒、热、温、凉怎么搭配，君臣佐使怎么配。

---

①原指君主、臣僚、僚佐、使者四种人分别起着不同的作用，后指中药处方中的各味药的不同作用。

梁冬：吃点姜什么的，是吧？

徐文兵：吃螃蟹的时候，泡点儿姜，弄点儿醋，烫点儿酒。《红楼梦》里开螃蟹宴的时候，都是这么个吃法，一般人喝点儿绍兴黄酒，就可以平衡螃蟹的寒性。书中描写，林黛玉吃了一口以后就觉得心口窝疼，她受不了螃蟹的寒。贾宝玉说，给她弄点儿合欢皮的酒。合欢皮泡酒正好就是烧酒，黄酒的温性对林黛玉来说已经不足以平衡螃蟹的寒性，得给她弄点儿烧酒。我们现在则是吃着螃蟹喝着啤酒，两样都是寒的！

很多人都自以为吃得有营养

梁冬：吃鸡蛋时，应该像湖南人一样做剁椒炒鸡蛋，这会比较好一点。

徐文兵：绝对是。有位病人对我说，他的早餐是牛奶煮鸡蛋，一杯牛奶，一个煮鸡蛋。我说，你这么吃进去，舒服吗？他说，吃完以后我嘴里老漾清水，老想吐，但是我妈天天给我这么做。

梁冬：对，我小时候也这么吃。

徐文兵：这么吃化不了。老北京的吃法是什么？吃豆浆和油炸焦圈。豆浆偏寒，所以要吃点儿热性的，弄点儿焦圈或者是油条吃。这正好就平衡了。

为什么很多老北京人对传统饭念念不忘，因为他们吃进去以后感觉舒服，舒服以后我们叫"怡"了，就是吃好了。曹操说"养怡之福可得永年"，吃好了愉悦身心，多好！

我建议大家，如果吃鸡蛋，就一定要吃煎鸡蛋。

梁冬：再撒点那种黑胡椒。

徐文兵：外国人摊煎蛋会放点黑胡椒末，这样吃鸡蛋就

▶ 豆浆偏寒，所以要吃点儿热性的，弄点儿焦圈或者是油条吃。这正好就平衡了。

会觉得香。什么叫香？就是触动心神了，心神觉得这么吃很好。我们现在都是既无知又无觉，每天自以为吃得有营养，胡乱往肚里塞，塞完了闹出一场病来。

初到外地，不要随便吃当地特产

梁冬：刚才讲到了"长夏善病洞泄寒中"，出现了这个"洞泄寒中"该怎么办呢？

徐文兵：我们经常说一句话叫水土不服。水土不服有两种情况：一种情况是你跑到外地去吃外地的东西，容易出现水土不服。

为什么呢？一方水土养一方人。你在长期生活的地域里面形成了自己的饮食习惯，突然跑到异地，吃异地出产的东西，里面可能有一种营养成分，比如，蛋白质或者脂肪会让你的身体不适应。不适应的话，就会闹出病来，第一个表现就是上吐下泻，严重的还会发烧。

所以，我们初到离家乡比较远的地方，一定要慎重饮食。不要看当地的特产风味很美味，就张嘴大吃特吃，尝尝就可以了。什么叫尝尝？浅尝辄止，给身体一个适应的过程。尝了以后，如果没出现大的反应，再去多吃。

还有一种情况是现在科技社会发达了，交通便利了，你虽然在本地，但是能吃到全世界、全国各地出产的东西，如果你大吃大喝，照样会水土不服。

梁冬：北京人有种生活方式叫"吃驻京办"。每个周末去吃一个，能吃一年，除了省会，还有各个城市的，甚至某个大企业的驻京办，那儿的菜都做得很好吃。

徐文兵：浅尝辄止就是给身体提供一个适应的机会和条

◀ 什么叫香？就是触动心神了，心神觉得这么吃很好。

◀ 水土不服有两种情况：一种情况是你跑到外地去吃外地的东西，容易出现水土不服。

◀ 还有一种情况是现在科技社会发达了，交通便利了，你虽然在本地，但是能吃到全世界、全国各地出产的东西，如果你大吃大喝，照样会水土不服。

件，出现不适应了，就要赶紧去解毒。

梁冬：怎么解毒。

徐文兵：要看你吃到什么了。比如，我们生活在内陆，突然吃了很多海鲜。很多人喜欢夏天吃海鲜，天津来的皮皮虾、海蟹、对虾，还有海参、鲍鱼。现在的人吃鲍鱼都是吃身份，你请我吃顿饭，没点五头鲍，而是七头鲍，就感觉你好像有点看不起我。点上鲍鱼后不分青红皂白就吃，其实这种水产的东西都是偏于阴寒凝滞。平时吃的是地上跑的牛羊肉，或者天上的飞禽，突然吃水产品，你就有可能出现两种情况：第一，你没吃多少，但是把它消化了，这时候你就觉得浑身燥热，吃完鲍鱼，吃完虾都有这种反应；第二，你突然吃过量了，就会受寒。

梁冬：你刚才不是说水产是寒的吗？

徐文兵：少吃一点儿，把它消化掉了，它的能量就会被你利用。我们举个例子，深水炸弹没到一定程度，没爆炸前是阴的，可是到了一定程度爆炸了，就变成动力了。

真正养人的是家常饭

徐文兵：一定不要为了面子去吃所谓的好东西，而且吃点儿就得了。真正养人的是家常饭，就像真正能扶持你一辈子的是老婆，绝对不是二奶和情人。

梁冬：这句话很多朋友要引以为戒啊！

徐文兵：我记得红叶老师讲过胶原蛋白，如果能被你消化利用了，它是胶原蛋白，能紧致皮肤，润泽毛发，或者能渗到骨髓里面，让你健康长寿；如果不被你消化，留在体内就是痰核。

▶ 真正养人的是家常饭，就像真正能扶持你一辈子的是老婆，绝对不是二奶和情人。

▶ 胶原蛋白如果能被你消化利用了，它是胶原蛋白，能紧致皮肤，润泽毛发，或者能渗到骨髓里面，让你健康长寿；如果不被你消化，留在体内就是痰核。

梁冬：所以，像我这种人不应该吃那么多海参。

徐文兵：绝对，把你身上现有的东西化掉就足够用了。

梁冬：对，全是胶原蛋白。哈哈！

穷人乍富才喜欢乱吃——海参的正确吃法

徐文兵：有的人是穷人乍富，就喜欢吃那些好东西。我的病人里面，有天天吃一只海参的，有天天吃一只辽参的——大连的辽参。以前的人吃的干海参是经过发制的。有的时候发制用烧碱，烧碱能够平衡海参的阴寒之气，所以干海参效果挺好。可是现在有条件了，大家都是吃空运过来的新鲜海参，炖上吃。海参本身没味，真正让它入味怎么做呢？

梁冬：做卤的。

徐文兵：鲁菜最著名是什么？葱烧海参，用高汤、浓汤煨、泡，让海参入味，然后用葱白（大葱）烧海参。葱烧海参最有营养的是哪里？

梁冬：就是那个葱吧？

徐文兵：对。真正会吃的人，葱烧海参上来以后去吃葱，土老帽儿才去捡海参吃，让人一看就是没吃过。

梁冬：葱烧海参本质上是一个采阴补阳的过程吧？

徐文兵：这道菜是非常好的阴阳平衡的搭配。海参是腔肠科的动物，没有完全发育好的一种动物，它生存靠的就是一个腔子，平时附着在海底或者岩石上一动不动。海参的蛋白含量很高，但是想把它转化成蛋白或者氨基酸吸收到人体中，这个过程需要的能量很大，所以一定要吃葱烧海参。

现在人吃海参，都是高汤一煨，端上来就吃。一直吃到自己看见海参就想吐，但是因为它有营养，富含高蛋白、胶

◀ 真正会吃的人，葱烧海参上来以后去吃葱，土老帽儿才去捡海参吃，让人一看就是没吃过。

原蛋白能美容，仍然坚持天天吃，以至于吃坏了身体。

牡蛎肉能鼓舞人的情欲

梁冬：法国人喜欢吃牡蛎，牡蛎可以壮阳动情。据说，拿破仑每次临幸宫女的时候都吃牡蛎，它具有这种功能吗？

徐文兵：有。牡蛎是动物界里边很少有的物种，它是阴阳合体，可以根据不同的季节和时间转换性别。所以，牡蛎是阴阳双补的，既能滋阴，又能壮阳。

梁冬：吃它有什么忌讳吗？

徐文兵：中医把牡蛎肉当作一种调治劳损、虚劳虚损的非常好的药。我第一次吃牡蛎是在美国，那儿的人喜欢冰镇牡蛎，将牡蛎放在冰上，然后加柠檬，一吸便可以嗅到牡蛎

的腥味。现在近海污染特别严重，重金属沉积、农药污染等，我建议大家千万不要吃生牡蛎。

你听说过最好的牡蛎吃法吗？

梁冬：牡蛎是传说中的蚝吗？

徐文兵：广东人叫蚝，大连人叫海蛎子。

梁冬：我们在广州的时候吃牡蛎，会拿很多的葱、姜、蒜末，铺在牡蛎上面烤。

徐文兵：没错，炭烧牡蛎是最好的一种吃法。上边就撒上你说的这些东西，很厚的一层。吃完以后，消化吸收特别好，既滋阴又壮阳。

梁冬：在广州有家店叫大蚝城，是专门吃蚝的。这家店用葱筒去烧蚝，因为火要猛，炭烧牡蛎会使火更壮一点儿。

徐文兵：如果你特别想滋阴，又不想让阳气发动太厉害，就可以做牡蛎煎。牡蛎煎就是用牡蛎和鸡蛋一块儿摊成

饼，但是里边还得放点儿姜末，不然会太阴寒，人吸收不了。这种吃法对一些患有干燥综合症的人效果特别好，尤其是对那些没有唾液、没有泪液、鼻腔黏膜没有液、阴道没有分泌液的人。

梁冬：补肾，是吧？

徐文兵：牡蛎是血肉有情之品，可以直接滋补肾阴。而且更好的是牡蛎的壳。

梁冬：壳可以磨成粉，是吧？

徐文兵：不用磨成粉，把它敲成碎块儿可以入中药。中医开方子，经常开一个生牡蛎。别以为这是让你去吃蚝，是用牡蛎壳入药。牡蛎壳有非常好的滋阴潜阳的作用，可以调治高血压。

如果一个人虚阳上浮，就是阳气往上顶，下面没根的情况，我们就用牡蛎壳和生龙骨一块儿用。牡蛎肉能鼓舞人的情欲，是血肉有情之品，牡蛎壳相反，它能让你收敛、安静。我用牡蛎壳调治过一些遗精的病人。

梁冬：阳气老是上浮，收不住。

人体越虚，性欲越强：不要当"失精家"

徐文兵：人体越虚，性欲越强，然后越遗精。《伤寒论》里专门论述了这种病，"夫失精家，少腹弦急"，里面称呼这种患者为"失精家"。

梁冬：什么叫"失精家"？

徐文兵：能做到家的人，都是很长期、很频繁地做一件事儿的，比如作家。失精家就是长期流失自己宝贵精血的那些人。他们表现的症状有以下几个："少腹弦急"，你摸下他们

◀ 牡蛎是血肉有情之品，可以直接滋补肾阴。而且更好的是牡蛎的壳。

◀ 牡蛎肉能鼓舞人的情欲，是血肉有情之品，牡蛎壳相反，它能让你收敛、安静。

◀ 失精家就是长期流失自己宝贵精血的那些人。

的小肚子，绷得特别紧。为什么绷得特别紧？因为他们老处于一种发力状态，射精、遗精都需要发力；"阴头寒"，就是他们觉得自己的阴茎是凉的。如果是女性，她也觉得自己的生殖器是凉的；"目眩发落"，他们的眼睛是花的，玻璃体混浊，患有飞蚊症，看什么都好像有一只小黑虫在飞，看什么都眼前发黑；"发落"，大把大把掉头发。

《伤寒论》说了，这些人都是"男子失精，女子梦交"。男子有遗精、滑精的毛病，女子有"梦与鬼交"的现象，就是一做梦，来了个帅哥，两人云雨一番，醒来一看，底下湿了，白带出了很多。这种情况该怎么调治？用桂枝加龙骨牡蛎汤。

梁冬：龙骨是什么骨？

徐文兵：龙骨是史前动物的化石。

梁冬：现在还有吗，哪来那么多的龙骨呢？

徐文兵：咱们国家地大物博，有很多化石。龙骨有一种重镇、安神、潜阳的效果，让人把虚火和敷在表面的阳收回来。

梁冬：是不是传说中的"潜龙勿用"？我看过火神派郑钦安的一篇文章，他用《易经》的思路去用药，其中很重要的一点叫"潜龙勿用"。就是说，大部分人会觉得自己脸上暗疮多或者面焦，诸如此类，不是别的原因，是火上去没下来。

徐文兵：中医叫"暗疮"，西医认为是个性激素的问题。这种暗疮，学名叫"痤疮"，老百姓给它起了个俗名叫"骚疙瘩"，就是性冲动带起来的火没压住、没敛住，其实这种性的冲动就是肾火。龙雷之火起来了，就要潜阳，把它潜下去留着慢慢用，这时候就会用到牡蛎壳。

梁冬：打一个比喻，现在我们把太多的石油开采出来，

▶ "阴头寒"，就是他们觉得自己的阴茎是凉的。如果是女性，她也觉得自己的生殖器是凉的。

▶ 龙骨有一种重镇、安神、潜阳的效果，让人把虚火和敷在表面的阳收回来。

导致地球表面变暖，同时地底下能量掏空了，又出现了地震、海啸。

当你学会运用精气神，可以得到更高的快感

徐文兵：人的精气神就靠"精"。你知道西门庆和武松谁的武功更高吗？

梁冬：可能西门庆更高吧！

徐文兵：《水浒传》中描写西门庆的武功更高，但是打架的时候，却被武松给收拾了。《水浒传》总结出一句话来，说"西门庆被酒色掏空了身子"。而武松是"相貌堂堂真男子，未亲女色少年郎"。武松的精留着没用，等着打架呢。

梁冬：武松之所以打架打得好，主要就是平常不用"精"。

徐文兵：没滥用、不滥用。梁山好汉基本上都是没有女人缘的，说明这些好汉们的精气神没用到女人身上，都去练武功了。一方面失了，另一方面得了。

梁冬：会不会有另外一种可能呢？就是说，当你学会运用精气神的时候，可以得到更高的快感，对男女之事就没感觉了。

徐文兵：那些梁山好汉称兄道弟，成就一番事业。他们关注的是这方面，那些鸡零狗碎的事，他们不太在乎。

梁冬：前段时间我碰到一个大和尚，年纪与我相仿，应该身体也不错。我私下问了他一个问题。我说咱们差不多是同龄人，你怎么解决生理需要呢？大和尚说，当年收他的师父有一百多岁，他也问过师父这个问题。师父传给他一种静坐的方法，这种方法能够 natural high——自然而然地达到"化精成气"的境界。

徐文兵：炼精化气，炼气化神。

◀ 西门庆的武功更高，但是打架的时候，却被武松给收拾了。《水浒传》总结出一句话来，说"西门庆被酒色掏空了身子"。而武松是"相貌堂堂真男子，未亲女色少年郎"。武松的精留着没用，等着打架呢。

163

梁冬：他说这样静坐之后，自己就达到了一种精神上的高度愉悦。那个时候就觉得男女之事情太低级趣味！真有这样的吗？

徐文兵：这个大和尚已经把不传之秘告诉你了。对一般人他不会说，而且说了一般人也不信。因为世人没有尝过静坐的滋味，就觉得能做男女之事就不错了。还有人觉得饮食男女的事也没劲儿了，开始追求高层享受。怎么办？吸毒！吸完毒以后，他们觉得找到了高层次的享受。但是他们不明白，吸毒是提前透支燃烧人的精髓，精髓烧空以后人就完蛋了，所以吸毒是违反自然的。

梁冬：吃过重度马屁的人，一般的吹捧他会觉得不过瘾，觉得没啥意思。

徐文兵：对，没啥意思。

> ▶ 吸毒是提前透支燃烧人的精髓，精髓烧空以后人就完蛋了，所以吸毒是违反自然的。

拉肚子千万不要吃错药

梁冬：前面说到"长夏善病洞泄寒中"。

徐文兵：我们出现了"洞泄寒中"以后怎么办？一定要把寒气赶走，这叫祛邪。另外，敌人赶走以后一定要补中益气。千万不要将程序搞乱了，如果先去补中益气，把漏洞止住，有可能把寒气留在肚子里，这叫"闭门留寇"，将来就是隐患。

梁冬：会腹泻！

徐文兵：腹泻是一种。还有很多人的肚子里会长出一个个硬块儿。

祛寒气有外敷和内服两种方法。外敷的方法是，当出现"洞泄寒中"的症状后，不要马上去吃止泻的药。

现在广告上说：吃一片药就不拉肚子了。这样做是强制不拉肚子，那些该拉的东西出不去，就会在体内乱窜。所以我建议：绝对不能滥用抗菌素或者止泻的药去止泻。现在医学治疗腹泻，不分青红皂白，马上就用抗菌素。结果，肠道里边很多有益菌也被杀掉了，导致更为严重的细菌感染，甚至是霉菌感染。

现在"世界卫生组织"也强烈建议医生不要用抗菌素治疗腹泻，而是用补液，给患者泡上糖盐水，以免把体液拉没了。然后，喝点热水，包括盐含量0.9%的糖盐水，利用自己身体的自愈功能去恢复。

当然中医的认识更高一层，有办法帮人把身体里面的寒赶走。怎么赶？

梁冬：用什么方法？

徐文兵：有两种办法。第一，把葱白切成段以后，放在铁锅或炒锅里炒，炒出香味了，葱也变得有点焦黄，拿纱布一包，放在肚脐上。肚脐叫神阙，天然有个门可以放气进去。

有人说，我的肠黏膜都给拉出来了，其实那叫寒痰黏液，是寒气凝聚而成的。有的人说，我拉出像鼻涕一样的东西，还放出了很多臭屁，恭喜你，寒气出来了。这时候，你再补中益气，喝点糖盐水，或者喝点小米粥，吃点咸菜。小米粥是甜的，咸菜是盐，比糖盐水还更高一级。

在这种情况下，你可以再用点"补中益气丸"，里面有黄芪、党参、白术、茯苓这些药，能补补气。补完气以后，你会发自内心地感觉自己的食欲恢复了。

还有一种方法：将腌咸菜的那种块儿盐（英文叫 rock salt）放到锅里炒热，然后放在肚脐上。它虽没有通窍开窍的作用，但人、哺乳动物都是从海洋里进化出来的，盐的热辐射跟人体的气的频率是接近的。盐块儿炒完后热渗透力比较强，你把它放在肚子上，它的热气能把你肠胃里的寒气逼出去。

梁冬：去那些按脚的地方，他们会给你一些热的东西，拿微波炉热的，很可怕吧？

徐文兵：我觉得微波炉的热有点奸，给人一种奸诈不舒服的感觉，不敦敏。最好是用炭火铁锅炒一炒。

梁冬：那种地方的微波炉是反复使用的，一个人用完之后，再热一下，然后给下一个人用，这样会不会传染？

徐文兵：气氛是可以感染的。

腹泻就按上面我讲的两种方法去做就可以，这是外用的方法。很多人说，我泡泡脚行不行？我觉得这有点远水不解近渴。治病应该求本，泡脚求的是末。没有大灾大病，平常保保健可以，如果生病了想从脚上去调治，就有点儿隔靴搔痒，有点不给劲。

梁冬：还有个方法，比如说做艾灸，这行吗？

徐文兵：艾灸有点补的作用。真正可以祛邪的方法是针刺。

有个患者来看病，他为什么生病？当时是春天，他早早地就跑到颐和园踏青，结果回来肚子剧疼。我一看，他的小鱼际铁青，是小肠受寒了。我就给他扎了针，扎得他出了一身冷汗！

这种情况不适合做艾灸，艾灸有一种温补封固的作用，不适合祛邪。调治这种病，就要用我前面说的葱白、炒盐粒，或者找个大夫去扎针，出一身冷汗就好了。

我扎针的时候，眼看着那些人的皮肤上出汗珠，摸上去都是冰冷的，都是寒气。这是"外治法"，而"内治法"在《伤寒论》里面也有详细的论述。

> ▶ 我觉得微波炉的热有点奸，给人一种奸诈不舒服的感觉，不敦敏。

《伤寒论》就是讨论寒气从足太阳膀胱经进来以后，经过阳明、少阳，然后到太阴、少阴，最后到厥阴的过程，所以它里面有很多方子都是调治"洞泄寒中"的。最有名的一个方子叫"理中汤"，或者叫"理中丸"。

"理中丸"里面有四味药：党参、炙甘草、干姜（干姜有一种辛热，它比生姜的力量要强大）、白术。这些都是温热的药。如果你觉得肚子特别疼，吃进东西不消化、拉肚子，就用"理中汤""理中丸"。

如果患者吃完以后仍然止不住疼，可以用另一个方子，叫"大建中汤"。中医里有"小建中汤"，也有"大建中汤"。如果是一般的疼，就用"小建中汤"。

"小建中汤"是根据哪个方子化成的呢？"桂枝汤"，里面用的是"肉桂"。如果"小建中汤"不管用，再用"大建中汤"。"大建中汤"里面有"蜀椒"，就是四川出的"花椒"，因为一般的花椒在这里都不管用。我们知道四川饭的特点是什么？

梁冬：辣！

徐文兵：对，麻辣。所以，用蜀椒可以祛一般的肉桂、干姜都祛不了的"阴寒"。有种人剧烈腹痛，然后拉肚子，一般的药都不管用，就用"大建中汤"。如果还止不住，可用"桃花汤"，这个汤用的是一种矿物药，赤石脂、禹馀粮，这个就比较深了。

《伤寒论》里有明确的记载，如果到最后患者拉得手脚都冰凉，都快脱阳了，就用"四逆汤"。"四逆汤"里面有三味药：附子、干姜、炙甘草。

如果还不行，那就用"通脉四逆汤"，就是用大附子，加倍用附子和干姜的量；再不行，加"葱白"，再不行，加"吴茱萸"。

▶《伤寒论》就是讨论寒气从足太阳膀胱经进来以后，经过阳明、少阳，然后到太阴、少阴，最后到厥阴的过程，所以里面有很多方子都是调治"洞泄寒中"的。

"吴茱萸"又叫"越椒",就是浙江一带出产的花椒。中国古代人把这些药物都研究透了。

梁冬：同样一个药材，不同地方出就不一样。蜀椒、越椒是不一样的。

▶ 同样一个药材，不同地方出就不一样。

藿香正气水有什么功德

徐文兵：水土不服，长夏暑湿比较重的时候，我建议大家一定要把藿香正气水，还有其他一些解暑的药，比如十滴水、仁丹等作为常备的药随身携带。

如果出现这种吐泄的症状了，就赶紧打开喝一瓶儿。藿香正气水里面的主药有：藿香、白芷、苍术、紫苏叶，是根据"平胃散"发展过来的。最关键的是，藿香正气水里的水其实是酒。

梁冬：藿香正气水有股很难闻的味道，是吧？

徐文兵：特难闻的味儿。如果没有酒来做药引子的话，肯定不行。现在出产了藿香正气片、藿香正气软胶囊，都是新剂型。药最根本的东西是疗效。如果剂型改得很可口、很好吃、很简单、很容易服，但是没有疗效，也是没有用的。

在这种状态下，喝藿香正气水效果是最好的。我们平常喝藿香正气水觉得特难喝，但当你中了寒，拉肚子，伴有呕吐的时候，喝藿香正气水时感觉它是香的。

梁冬：因为身体自有大药，本能地知道自己需要什么东西，是吧？

徐文兵：没错儿。动物为什么知道药？

梁冬：它就觉得这个东西对自己好。

徐文兵：在病的状态下，闻着平常特难闻的植物，它会

▶ 水土不服，长夏暑湿比较重的时候，我建议大家一定要把藿香正气水、十滴水、仁丹等作为常备的药随身携带。

▶ 身体自有大药，本能地知道自己需要什么东西。

觉得是香的，然后它就去吃。

"我们要相信那些接近自然的人为的东西"

梁冬：人体或者生命的这种现象太奇妙了！为什么要相信一见钟情呢？我觉得肯定是你的灵魂深处需要那样的一个人，长成那样的，性格那样的，你一眼就能认出来。

徐文兵：没错儿。这就是我们说，你是相信自然呢，还是相信人为呢？

梁冬：人为就"伪"了。

徐文兵：我们要相信那些接近自然的人为的东西，这就更理性一点。千万别把自然的东西贬得一无是处，老相信一些人为研究出来的东西。很多人为研究出来的东西，连狗都不如。

梁冬：你的学堂里面有个狗的模型，还有狗的经络是吧？

徐文兵：狗有足三里，也有阴陵泉、阳陵泉。

梁冬：你以前说过，有一些古代的人甚至知道树的经络在哪儿，可以给树扎针灸。

徐文兵：古代人对自然是非常尊崇的，把树叫鬼神村。我的形意拳老师马老师跟我说，树长三年以上都有灵性，古代人砍树会提前三天跟树打招呼，比如说我要盖房了，需要你，不好意思！古人很尊重自然界的生灵。不像现在人说砍树马上就砍了，这是一种愚昧无知的表现。

梁冬：无礼。

为什么要相信一见钟情呢？我觉得肯定是你的灵魂深处需要那样的一个人，长成那样的，性格那样的，你一眼就能认出来。

我们要相信那些接近自然的人为的东西，这就更理性一点。千万别把自然的东西贬得一无是处，老相信一些人为研究出来的东西。很多人为研究出来的东西，连狗都不如。

不懂吃的话相当于慢性自杀

徐文兵：大家吃生鱼片的时候一定记住多蘸点儿芥末。芥末是调治痛风非常好的一味药。老北京人喜欢吃芥末墩儿，中国的芥末叫黄芥末，日式生鱼片用的芥末是绿芥末。

梁冬：我看这个芥末好像是姜磨出来的，对不对？

徐文兵：是山葵，我去日本专门买了山葵，这个东西最能清洁人的机体内部。你知道我们身体负责清洁的清道夫是哪个器官吗？是胰腺。

古代没有香皂、肥皂的时候，我们怎么洗手？

梁冬：用胰子。

徐文兵：很多人知道这个字儿，但不知道啥意思。胰子就是猪的胰腺，胰腺的功能是分泌消化酶、淀粉酶、脂肪酶、蛋白酶分解脂肪、化油腻，清理这些不干净的东西。古代人用猪胰子洗手。所以，现在有些人还管香皂、肥皂叫胰子。

山葵长在很洁净的地方，本身很辛辣刺激，能唤醒人的胰腺功能。无论是预防或者调治糖尿病、调治血脂过高、过于肥胖，还有痛风，这种山葵磨的芥末必不可少。

梁冬：我们看见芥末的时候，它是装在管子里的，用的时候像牙膏一样挤出来。

徐文兵：其实它是种绿色的植物，就像小竹笋一样。我拿回来就磨，磨成碎末，就跟我们磨姜末一样，非常香、非常辣，然后鼻涕眼泪全出来。鼻涕眼泪出来后会振奋人的阳气。

中医用的是黄芥末，黄芥末结的籽叫白芥子，也是味中药。古代药书上记载，白芥子专治皮里膜外的痰（西医叫脂肪瘤）。

梁冬：黄芥末是什么？

▶ 你知道我们身体负责清洁的清道夫是哪个器官吗？是胰腺。

▶ 胰腺的功能是分泌消化酶、淀粉酶、脂肪酶、蛋白酶分解脂肪、化油腻，清理这些不干净的东西。

▶ 鼻涕眼泪出来后会振奋人的阳气。

徐文兵：黄芥末是一个品种，日本的绿芥末叫山葵。

梁冬：黄芥末长什么样子呢？

徐文兵：长成什么样不知道，但那个白芥子是我们中药铺里有的，专门调治阴寒的痰。

吃日式生鱼片的时候，一定要放芥末，生鱼片底下有个绿色的叶子叫紫苏，紫苏是解鱼蟹毒的。还有一个红色的拿醋泡的姜，日本人叫咖喱，其实就是姜。日本生鱼片还配白丝，叫大根丝，其实就是白萝卜丝。这四味作料与不好消化的生鱼片搭配在一起吃，perfect，完美！

梁冬：日本人好像不仅拿鱼来做刺身，鸡身、鸡肉也能做成刺身。

徐文兵：那就是胡搞，乱配果子干了。真正吃生鱼片，叫吃脍，"食不厌精，脍不厌细"的那个"脍"。中国人最早吃的是"飞刀脍鲤"，吃的是鲤鱼片儿。也吃鲈鱼，"休说鲈鱼堪脍"，鲈鱼也非常好吃。

我们吃三文鱼、金枪鱼，还有些贝类等阴寒不好化的海产品，一定要加些辛温的东西，或者索性带瓶藿香正气水，一边儿吃，一边儿喝。

吃海产品的时候，切忌吃水果。水果里面有一种鞣酸，和海产品里的蛋白质会凝结成一个团，更不好消化。吃海产品的时候吃水果，一看，蠢货！吃海产品的时候喝绿茶，更蠢！

梁冬：那只能喝炒的那种茶。

徐文兵：要喝茶只能喝大麦茶，或者直接烫壶清酒，烫壶黄酒，还可以烫壶烧酒，二锅头之类的，好吃、好消、好化。

梁冬：不懂吃的话相当于慢性自杀。

◎ 我们吃三文鱼、金枪鱼，还有些贝类等阴寒不好化的海产品，一定要加些辛温的东西，或者索性带瓶藿香正气水，一边儿吃，一边儿喝。

◎ 不懂吃的话相当于慢性自杀。

疾病面前人人平等

▶"医生的气和病人的气"谁压倒谁?

徐文兵：前边，我们讲了"医生的气和病人的气"谁压倒谁?

梁冬：不是东风压倒西风，就是西风压倒东风。

徐文兵：有的朋友说，你说的是不是有点儿太玄了? 其实大家可以看一下历史上的一些名医的传记。

汉朝有个名医叫郭玉，在史书上有他的传记。郭玉是一个医术非常高明的大夫，但是当时的皇上发现一个问题，郭玉给普通老百姓看病效果特别好，可是给一些达官贵人、王公贵族看病时，效果就差强人意。后来还发现一个更有趣儿的事情，汉朝的服装是分等级的，不同身份的人穿衣服的颜色、质量都不一样，当王公贵族穿上普通老百姓的衣服来找郭玉看病，疗效又变好了。皇帝就问郭玉，这是怎么回事儿? 郭玉回答得非常精彩："医者意也。"

这句话可以这样理解：现在的医生是用自己的理性思维去看病的，那古代的巫靠什么看病?

梁冬：意念。

徐文兵：巫不是意念，巫的层次要高。巫者神也，巫是用先天赋予的神灵的本能去感知一些东西。医生比巫的层次要低一级。"医者意也"就是说后天的意识会受到很多东西的干扰和影响。比如说，一个官员来看病，如果他傲慢无礼——不是说他故意傲慢，而是多年形成的官架子或者那股劲儿，他不由自主地带到医生这儿，位置摆的比医生还高，你让医生怎么弄?

所以，现在很多比较重要的人物看病，比如说做手术，都只露出做手术那个部位，但不露脸。他们就怕医生一看，哎呦，我给这个人看病，一下子拿手术刀的手就开始哆嗦。如果医生的意受到别人的气场、言语或者是其他一些行为左右的话，心就不静，在这种情况下看病容易出问题。

为什么"医不自治"

徐文兵：还有一句话叫："医不自治。"为什么呢？医生给他自己或家人看病，效果就不好。因为那会儿心是乱的，不冷静，情绪很难保持理性。

叶天士讲过一个故事，他的老母亲发高烧，他很为难。他给别人看这病很简单，用生石膏30克、60克，就可以了。但面对自己的母亲，他就不敢用了。他觉得生石膏太凉，哆里哆嗦地用10克、15克，结果烧退不下去。最后，叶天士没办法，就把他的一个对手叫薛雪的人（文人相轻，医生互相也打架）请来。

薛雪医术也非常高，但是理念上跟叶天士有点相左，于是就给自己的医馆起名号叫"扫叶山庄"。

梁冬：哈哈！文人也很可爱！

徐文兵：薛雪一来，直接开了生石膏60克，老太太一吃，烧退了。所以，给自己亲人看病的时候，医生的"意"就容易乱，"医不自治"的说法就是这么来的。

孙思邈的《千金药方》里提到"大医精诚"，"凡大医治病，必当先安神定志，无欲无求"。这种情况下治病，效果肯定好。这是大医，我们顶多做个小医生，或者做个"中医"就不错了，因此有些病人我们治不了，有些病人则能治。

> ◀ 如果医生的意受到别人的气场、言语或者是其他一些行为左右的话，心就不静，在这种情况下看病容易出问题。

> ◀ "凡大医治病，必当先安神定志，无欲无求。"

10. "秋善病风疟"

秋风吹多了，容易一会儿发烧，一会儿发冷

梁冬："秋善病风疟"，疟疾的"疟"，对不对？

徐文兵：对。秋天西风吹，西风带有肃杀之气。如果你不及时地收敛自己的神气，不闭合自己的腠理和毛汗孔，容易受到肃杀的西风侵害。然后，一个是受风，再一个是疟，疟是什么意思？

梁冬：拉肚子吗？

徐文兵：什么叫疟疾？

梁冬：疟疾不是打摆子、拉肚子吗？

徐文兵：打摆子，跟拉肚子关系不大，患疟疾的人一会儿发烧，烧到很高，一会儿发冷，冷到打摆子，中医称之为"往来寒热"。

梁冬：西医是怎么形容这种病的？

徐文兵：现代医学发现疟疾不是细菌，也不是病毒，而是一种微生物，叫疟原虫。疟原虫侵袭到人的体内以后，会造成疟疾，甚至形成一种恶性疟疾。比如说，很多人初到非洲不适合那儿的环境，会得一种恶性疟疾，甚至要命。

梁冬：我一直认为疟疾指的是拉肚子。

徐文兵：不对，那叫霍乱。疟疾为什么会出现这种忽冷忽热的症状呢？患者体内是一种正邪交替的状态，当正气鼓

舞起来的时候，就会发烧，当正气消耗完以后，就会发冷。中医讲，这种病是属于处在半表和半里中间的一种状态。

用中药调治疟疾有非常好的疗效，但不是针对被感染的病毒或者疟原虫去的。现在医学说，把疟原虫杀死就不得疟疾。但是疟原虫有抗药性，一个疟原虫倒下去，千万个疟原虫会站起来。

梁冬：魔高一尺，道高一丈。

徐文兵：错了，古人一直说"道高一尺，魔高一丈"。疟原虫是杀不完的。中药则不是针对疟原虫和病毒的，是提高人的正气的，把患者受的风邪或者是有形的邪气赶出去。当患者的正气强了以后，跟病毒取得了一种均势：我不杀你，你也别杀我，相安无事。病毒可以留在体内，但它不会发作。

梁冬：这样会不会很危险？

徐文兵：不危险，你想想，你吸一口气会有多少细菌病毒一起进去，它们怎么不杀你呀？因为我们有一套正气做防线。

中医用来调治疟疾的药特别好，现在被世界卫生组织推广到了非洲，替代了以前那些杀疟原虫的药。这味中药叫"青蒿"。从青蒿里面提取了一种有效成分叫"青蒿素"。青蒿素是新中国成立以来中医药取得的一个比较大的成果，对世界人民的健康也有贡献。

青蒿素是怎么发现的呢？晋朝葛洪写的《肘后方》里面就提到了用青蒿来治疟疾，将新鲜的青蒿榨汁以后服用。把青蒿拿水煮了，它就没有效果；如果按古人这个方法，用新鲜的榨汁，然后服用，调治疟疾的效果会特别好。

梁冬：这说明青蒿对温度是很敏感的。

徐文兵：高温会把它里面药用的分子结构破坏了。古

◉ 疟原虫是杀不完。中药则不是针对疟原虫和病毒的，是提高人的正气的，把患者受的风邪或者是有形的邪气赶出去。

人没有现代所谓科学的方法去验证这一点，他怎么认识到的呢？葛洪是干什么的你知道吗？

梁冬：炼丹的吧！

徐文兵：广东罗浮山是葛洪采药、炼丹的地方，2005年我专门去参拜了一下，还摸了摸洗药池、炼丹灶。葛洪是中医的大家，是道家的大师，他写的最有名的一本经典著作叫《抱朴子》。道家提过一个口号叫"我命由我不由天"，就是葛洪提出来的，多么豪迈的一句话！

梁冬：传说中他是很长寿的，是吧？

徐文兵：他活了70多岁，在古代算是长寿的人。中医认为疾病都是身心不可分的，生理上的病其实有很深的心理原因，疟疾也是一样。

▶ 中医认为疾病都是身心不可分的，生理上的病其实有很深的心理原因。

生理上的病其实有很深的心理原因。

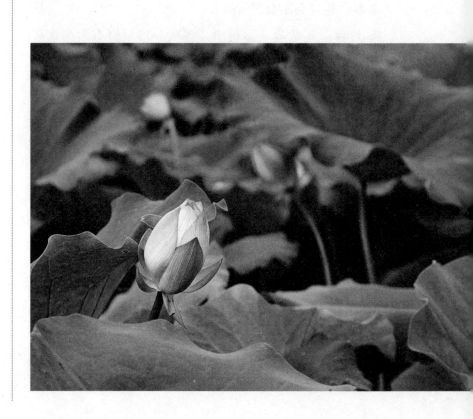

11. "冬善病痹厥"

冬天寒风吹多后，人的常见病是痹和厥

人体对风有三道防线

梁冬：接下来讲"冬善病痹厥"。

徐文兵：我们在前面已讲了很多，人受风以后会咳嗽、过敏，还会出现荨麻疹，或者是患上瘙痒的病。

人体对风有三道防线：第一道防线在头项结合部，有三个穴：风池、风府、翳风，此处中风的话人就容易脑仁疼或者面瘫；第二道防线在肩胛骨，所以要"含胸拔背"，肩胛骨要覆盖上后背。这有两个穴，一个叫"风门"，另一个叫"秉风"；最后一道防线上有一个穴位，名字叫"风市"。

梁冬：在哪儿？

徐文兵：它是足少阳胆经的第 31 个穴，在我们双臂下垂、紧贴裤缝、中指触及的那个部位。

梁冬：刘备这种双手过膝的人怕是要按到阳陵泉、足三里去了？

徐文兵：有可能。按这个定位来说，一个人长成奇怪的样儿，他身体里面的经络和脏腑就有奇怪之处，遇到这种情况你一定要根据他的身体特征去取穴。不能说手里拿把尺子刻舟求剑，一味地按照书上所说，从这个股骨大转子到了膝盖的犊鼻，分多少份儿，取多少寸，这样不对。

▶ 一个人长成奇怪的样儿，他身体里面的经络和脏腑就有奇怪之处。

177

我临床碰见很多人都是很特殊的。比如,肚脐到胸骨(胸骨就是我们心口窝这儿)的尺寸就因人而异,有的人短,有的人长,有的人心口窝有一个蔽骨,就是胸骨下面有个剑突的软骨,有的人则没有。

梁冬:如果没有这个软骨,人是不是容易受伤?

徐文兵:是的,所以一定要保护自己的心胞。蔽骨好像是一面护心镜,有蔽骨的人心里素质就好一点,没有蔽骨的话心理素质就会稍微差一点。

> ▶ 蔽骨好像是一面护心镜,有蔽骨的人心里素质就好一点,没有蔽骨的话心理素质就会稍微差一点。

梁冬:很容易伤心!

徐文兵:很多人说,外面一有刮风下雨我的下肢就有感觉,而风市穴专门调治下肢受风。

受风以后,寒、湿、热这些邪气就会伤到我们的身体,所以大家要掌握好这三道防线。

现在很多女孩子穿超短裙,那个短裙正好露出风市。然后,脖子露出来、后腰露出来,肩膀也露出来,后面这个肩胛骨露得更多。

梁冬:我经常看见女孩子穿裙子很暴露,以前还有吊带,现在连吊带都没有了。

徐文兵:一次,我们去参加《新周刊》晚宴,饭店的空调开着,很冷,有几个美女穿着晚礼服,后脊梁全部晾在了外边。

梁冬:很容易得肩周炎。

徐文兵:不如披个披肩,露着很容易受风,夏天也有可能会受秋风。

冬天人最热的阳气都收到肠胃了

徐文兵:冬天人的阳气往哪儿走?

梁冬：冬天的阳气应该是往下、往里走吧！

徐文兵：其实，秋天就开始收了，秋天要养收，要收敛神气，使"秋气平"，这是《四气调神大论》里面讲的。到冬天，冬三月叫"此为闭藏"，阳气干脆都藏起来，不往外出了。阳气收到身体里面以后，最深处是藏在脏里面，其次是藏在腑里。

梁冬：阳气怎么收到身里面去呢？

徐文兵：你摸一下身体的温度，就知道有没有阳气了。

梁冬：我以前觉得冰棍应该夏天吃，现在明白了，应该冬天吃。有一次李可老师跟我讲，冬吃萝卜夏吃姜。

徐文兵：为什么说冬天要吃冰棍儿？从自然哲学的道理来讲，就是自然界有什么，你就吃什么。夏天没有冰，你为什么要吃冰？

咱们小时候都吃过雪，打雪仗的时候，渴了抓一把雪，那会儿空气污染不是很厉害，雪也挺干净。

北京人讲话，冬天吃冻柿子、冻梨、冻海棠果。为什么吃进去不闹肚子呢？人体那会儿的最热的阳气在肠胃里，吃进去以后能消掉化掉，不会落（lào）病。夏天人的阳气往外走，往四肢奔。"若有爱在外"，全部发散在外面，这时人体的内脏或者脏腑的温度偏低，再吃冰棍儿就容易吃坏肚子。

在夏天异常炎热的时候应该喝热茶，喝红茶不要喝绿茶。

"麻痹是什么意思"

徐文兵：那么，"冬善病痹厥"，痹是什么意思？

梁冬：痹，广东话叫"骨痹"，就是"麻痹"旳意思。

徐文兵：是"麻"，还是"痹"？

> ◀ 从自然哲学的道理来讲，就是自然界有什么，你就吃什么。夏天没有冰，你为什么要吃冰？

> ◀ 在夏天异常炎热的时候应该喝热茶，喝红茶不要喝绿茶。

梁冬：麻是麻麻的，痹是没有感觉。

徐文兵：痹是麻木不仁中不仁的状态，就是没有感觉。冬天容易出现四肢没感觉的症状，痹住了。厥是什么意思？我们经常说"四肢厥逆"，就是气血倒流的意思。

中医还有一句话，"热深厥亦深"②意思是说，很多小孩发高烧，烧到四十多度都快抽了，你摸他的手却是冰凉的，这叫厥。因为气血不往四肢走，倒流了。

痹和厥容易在冬天发生。就是说，当人阳气收敛的时候，可能要舍车保帅，人的肢体会出现一些痹和厥的问题，一摸手感觉很凉。如果冬天手脚冰凉，是正常的。很多人在夏天的大热天里，却双手冰凉，这样的话问题就大了，容易痹厥。

梁冬：冬天如果手过于冰凉的话也不好。

徐文兵：容易出现冻疮。长冻疮的原因是什么？阳气过不到那儿去。

梁冬：我记得小的时候冬天很冷，就把手伸到米缸里面，有没有道理？

徐文兵：有。我是1966年出生的，在我们那个年代，吃饭有粗粮细粮之分，细粮才有百分之三十。大部分时间是吃粗粮，我们那会儿吃的叫钢丝面，就是把玉米面儿压成面条，冷了以后，是发硬的。只能把它蒸熟以后，弄软了去吃，叫吃钢丝面。我们那会儿特别容易长冻疮，说明营养不够，阳气不足。现在营养好了以后，得冻疮的人也少了。但现在，有一些人不注意养生，暴露太多。

所以，冬天，要戴双棉手套，戴个棉耳朵，保护好容易

> 痹和厥容易在冬天发生。就是说，当人阳气收敛的时候，可能要舍车保帅，人的肢体会出现一些痹和厥的问题，一摸手感觉很凉。

---

② 《医学心悟》：所谓热深厥亦深，热微厥亦微。

出现痹和厥的地方，你就不会被冻伤。如果你非要去铲冰卧雪，冻伤了就是自找的。

酒是热的还是凉的

梁冬：有些人晚上在餐馆里吃饭喝酒，吃完后就站在马路边儿撒尿。会不会因为那样，寒气就进去了？

徐文兵：喝完酒最容易冻伤，你猜为什么？好多人问我：酒是热的还是凉的？我说刚喝完酒是热的，全身气血都往体表上散。这会儿人的胆气壮了，酒壮怂人胆，喝完酒打架，气血沸腾。但是过一阵儿就会全身发冷，因为酒把阳气透散了，你开始感觉冷了。酒不是制造能量的东西，它就像个火钩子，炉子里本来闷着火儿慢慢地烧，突然进去一火钩子捅开了，"哗"一下火便着了，着完了又会迅速冷却。

很多醉鬼都是喝完酒后全身发热，然后跑出去一头栽在路边，结果就冻死了，古代人叫"倒卧"。以前城里都有收尸队，冬天早晨起来把街上冻死的那些人敛到车上，拉出去埋了。

很多人用喝酒的方法来治疗阳痿，"以酒为浆，以妄为常"，喝完酒以后兴奋，觉得有性能力，勃起很快，但是长期以后，便不能勃起了。因为酒把他们那点儿潜在的能量催起来了，但是催起来后很快就没了。

> ◀ 酒不是制造能量的东西，它就像个火钩子，炉子里本来闷着火儿慢慢地烧，突然进去一火钩子捅开了，"哗"一下火便着了，着完了又会迅速冷却。

12. "故冬不按跷（qiāo），春不鼽衄。春不病颈项"

冬天应该少"动手动脚"

冬天和晚上都要少做按摩

梁冬："故冬不按跷"，这是什么意思呢？

徐文兵：就是说冬天如果出现了手脚冰凉、麻木不仁的症状，不一定非要捋胳膊、捋腿儿，让气血赶紧流过来。人如果阳气不够的话，他会舍去不重要的，先顾重要的。有些人一看，哎，胳膊怎么凉了？你这怎么没感觉了？然后上来就给人家捋，这其实是错的。应该先顾身，再顾体。

梁冬：从理论上说，冬天的晚上是不应该按摩的，但有很多人洗桑拿都是晚上去的，对不对？

徐文兵：现在人的很多病都是这么得的，很可怕！"冬不按跷"，什么叫"按"，什么叫"跷"？

梁冬：按是按摩，跷是敲打，对不对？

徐文兵：对，按是动手，跷是动脚。泰式按摩有踩背，中医也会踩背。按是动手给病人治疗，跷是动脚给别人治病。

古代有各种治疗的方法，《黄帝内经》里有一篇叫《异法方宜论》有详细的介绍。专门提到了处在中央的那些人"食杂而不劳"——吃东西挺杂，物产挺丰富，所以显得比较懒散，有点儿四体不勤。这些人最适合的治疗手段是导引按跷。

▶ 冬天如果出现了手脚冰凉、麻木不仁的症状，不一定非要捋胳膊、捋腿儿，让气血赶紧流过来。人如果阳气不够的话，他会舍去不重要的，先顾重要的。

就是说，处于中原地区的中国人，最好的养生的方法是导引。

梁冬：导气血。

徐文兵：就是导气引气。五禽戏、太极拳、形意拳，都可以把自己的气血导起来引起来，让他流动。华佗讲五禽戏的时候说"流水不腐，户枢不蠹"，水流起来它就不会长那些腐败的东西，门轴如果老转，它就不会被虫子蛀了。处于中央的这些人，老是那么懒散、不动的话就容易得病。那么，教你一套方法让你自己动起来，就叫导气引气。如果你实在太懒怎么办？

梁冬：偶尔放点血，是吧？

徐文兵：就雇个按摩师给你按跷，你如果自己不愿动，就让人家帮助你，使气血流通起来，这叫按跷。

梁冬：按跷的时间有没有什么说法？

徐文兵：冬不按跷。

梁冬：晚上也不应该按，是吧？

徐文兵：天黑了，身体在说我要收拾魂魄，要休息了，气血该收藏了。当人晚上睡觉的时候，气血也要往回收的。人的卫气原来是护在体表，甚至是出来到体外的。一看这人杀气腾腾、气势汹汹地进来了，那就是他放出来的气。到晚上，气就收回来了，人会觉得冷，需要盖上被子睡觉。

如果晚上按摩，或者做那种强力的按摩，就又把人的气血引到体表，或者引到手上、脚上。现在很多人在晚上蒸桑拿、做足底按摩，这都是逆其道而行之，是在跟身体作对！

梁冬：慢性自杀。

徐文兵：中医讲，肝藏血，平时气血流得特别足，"人卧则血归于肝"，晚上休息了，就不让气血流动了。所以说，"冬不按跷"！

如果晚上按摩，或者做那种强力的按摩，就又把人的气血引到体表，或者引到手上、脚上。现在很多人在晚上蒸桑拿，做足底按摩，这都是逆其道而行之，是在跟身体作对！

"肉肉相亲"是比较高明的治疗手段

徐文兵：我个人认为，在中医的各种治疗手段里面，最高、最好的就是按跷。这绝对是"朋"的那个级别。

梁冬：肉肉相亲，肉挨肉。

徐文兵：中医有很多方法，比如针刺，这是谁跟谁接触？

梁冬：人和物品，人和针。

徐文兵：那些大的、好的、练过功夫、有气感的中医，他可以通过针把气传到患者的身上。灸，用的是艾草，还有砭石、刮痧、所有的毒药、中药，这些都是借助于物跟人接触。就是说，我通过第三方来达到影响你的目的。真正最直接、最有效的调治是按跷，最好的大夫是按跷大夫。

梁冬：大医太少，这方面的高人太少。

徐文兵：不是大医太少，而是我们把这个行业给做"贱"了！现在有点儿恢复，我见到现在有几个大的集团做足底按摩，貌似又把这个职业做"贵"了。我说贵，不是收费贵，而是让人觉得……

梁冬：有尊严。

徐文兵：让做足底按摩的小姑娘们有尊严，让她们怀着一种敬业，或者自我肯定的心情做这个事儿，这样的话去做足底按摩的这些人也得到了优质的服务和享受，皆大欢喜。但是，现在老百姓一说按摩，一想小姐按摩，就觉得很色情，连大夫都觉得按摩科说起来不光彩。其实按摩是最高级别的大夫才能做的事。

我们试图去影响一个人，给他治病，通过什么方式呢？最高的级别叫"调神"。好的大夫除了后天的意识以外，他在用心，在用神，他有一种慈悲关爱之心：患者这么痛苦，我

真正最直接、最有效的调治是按跷，最好的大夫是按跷大夫。

我们试图去影响一个人，给他治病，通过什么方式呢？最高的级别叫"调神"。

怎么给他治好，怎么办？

如果大夫用心给你调治，那祝贺你，你中大奖了，你就可以气脉常通、肾气有余！

宋美龄活了106岁，因为她有一个特别好的按摩师——有气、有力、有心、有意，天天给她做按摩。人要是一辈子有这么一个朋友，而且每次给你按摩的时候都用心用意，真是有天福。可是现在有几个大夫能做到这点？要么是用蛮力，揉完了以后患者浑身青紫；要么有点气，心不在焉、神不在焉。

梁冬：如果一个按摩师真能做到用心、用神，那太宝贵了！

徐文兵：很多人说，我用心、用力、用气是不是在消耗自己？其实不消耗你什么气力，你在做的过程中也是在练功夫，是把散的气凝到一块儿，然后造福别人。

我们整天看病扎针，用不用心、用不用意？都用。

梁冬：接下来，"故冬不按跷，春不鼽（qiú）衄（nǜ）"。

冬天只要做好保暖就行了

徐文兵："故冬不按跷"，就是说当冬天阳气气血闭藏在身内，不向四体流的时候，你没必要跟老天作对，非要把气血往胳膊腿上引，只要做点保暖就行了。下面这些话有可能是一种衍文，就是重复说的话。如果"春不鼽衄"——春天如果你没出现鼻子流血，或是鼻塞、流鼻涕的话，就不会得颈项的病——"春不病颈项"。

宋美龄活了106岁，因为她有一个特别好的按摩师——有气、有力、有心、有意，天天给她做按摩。

13. "仲夏不病胸胁，长夏不病洞泄寒中，秋不病风疟，冬不病痹厥"

仲夏不伤到脏器，长夏就不会拉肚子，秋天就不被邪风感染，冬天不会四肢麻木、厥冷

徐文兵："仲夏不病胸胁"，仲夏不伤到自己重要的脏器，长夏就不会拉肚子，一泻千里，没完没了。秋天不被邪风感染、不打摆子，冬天你得这种四肢麻木不仁和四肢厥冷的病就会少。这是一个排比句，我们姑且这么理解它。

万事万物都可以倒推。

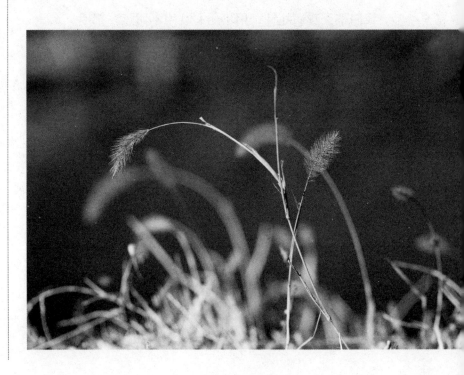

14. "飧泄而汗出也"

冬天让身体出汗是愚蠢的行为

徐文兵："飧泄而汗出也"，什么意思呢？这是冬天最忌讳出现的症状。冬天本应该"闭藏"，毛汗孔是严格关闭的、收紧的，在这个时候出汗是极蠢的。

梁冬：老年人在冬天汗如雨下是很可怕的。

徐文兵：人到快死的时候出现的症状叫做汗出如油，油是精嘛！很多人不知道我们的油就是精，还去做抽脂手术。

冬天要闭藏，忌讳拉肚子，而且是没完没了地拉肚子。我调治了几位这样的病人，拉肚子拉到肠黏膜都出来了，就那么厉害！

梁冬：肠黏膜拉出来是什么样子啊？

徐文兵：肠黏膜拉出来是白色的，看起来像鼻涕一样。现在很多人得溃疡性结肠炎或者慢性溃疡性结肠炎，大部分是冬天受寒所致；还有一个原因是家里装修，受了毒气以后伤到了肺。肺和大肠相表里，这样一来，肺的毒气又转到了大肠上，结果导致不停地拉肚子，短时间止不住。

遇到后一种患者，我劝他赶紧离开充满毒气的家，然后他的泻症就慢慢缓解了。

◀ 冬天本应该"闭藏"，毛汗孔是严格关闭的、收紧的，在这个时候出汗是极蠢的。

◀ 现在很多人得溃疡性结肠炎或者慢性溃疡性结肠炎，大部分是冬天受寒所致；还有一个原因是家里装修，受了毒气以后伤到了肺。

为什么描述头颅上面部位的字都带"页"

梁冬：我刚才留意到一个情况，"春不病颈项"，这个"颈"和"项"的右边都是"页"，为什么呢？

徐文兵："页"在这儿念"xié"，代表头颅的意思，它是个象形字。

梁冬：和顺的"顺"字也代表头颅吗？

徐文兵：眼泪鼻涕往下流的那个状态，叫"顺"。描述头颅上面的这些部位的字，都带"页"字旁，比如说颜面的"颜"。影视剧里常说"龙颜大悦""龙颜大怒""给你点颜色看看"。还有人说"岁月改变了你的容颜"，是改变了容还是颜，颜是哪儿？"颜"就是印堂，颜色，是指印堂那儿的颜色。

梁冬：如果印堂很亮呢？

徐文兵：印堂发亮就是督脉的气很旺，不管社会关系上的运怎么样，起码他的身体是好的。好多人走"背"字，倒霉的时候，印堂就是暗的。

我给人调理身体时发现，我是在改变他的"颜色"——他本来一脸晦气、一脸黑斑，脸上罩着一层黑气，经过我针灸、调治以后，第一个改变的是印堂，印堂开始变白。第二个变白的是眉棱骨，就是眉毛下边的一层皮肤的颜色开始变。然后颧骨变白。眉毛、眉棱骨这儿是足太阳膀胱经，颧骨是属于手太阳小肠经，整个脸全是六条阳的经络，所以这儿先变白。

梁冬：脸上发光的话，这人气色就不错，阳气会很足，是吧？

徐文兵：对，尤其是印堂，所以我们说"颜色"。

▶ 印堂发亮就是督脉的气很旺，不管社会关系上的运怎么样，起码他的身体是好的。

冬天早上做按摩最好

徐文兵：总结一下上面的话题，"冬不按跷"，意思就是夫妻互相做按跷的时候，光用蛮力不对，可以先摸摸对方的手热不热，要心怀爱心。但心有余而力不足也不行，建议不要在冬天或者晚上做按摩。

梁冬：应该在什么时候做呀？

徐文兵：阳气初升的时候，大早上起来，做做按摩。

梁冬：这很奢侈啊！

徐文兵：中医可以将就，简便廉验③；也可以讲究，真讲究起来绝对是贵族级的享受。阳气初升的时候，如果你请不起按摩师，就自己去做导引。

梁冬：做各种拉筋提股的动作。

徐文兵：做中医的那些传统动作——五禽戏、八段锦、太极拳等，导导自己的气，引引自己的气。

梁冬：在早上最应该导哪一根筋的气呢？

徐文兵：这个要因人而异。

梁冬：比如说，脾湿的人应该怎么办呢？

徐文兵：脾湿的人就要导脾胃的气。为什么要学五禽戏呢？因为这是动物本能，你在特别入静、入定的状态下，会做出一些姿势，让自己舒服，那个姿势其实就是五禽戏和太极拳里面的姿势，这都不需要你刻意去学，先天本能都有。

◀ 你在特别入静、入定的状态下，会做出一些姿势，让自己舒服，那个姿势其实就是五禽戏和太极拳里面的姿势，这都不需要你刻意去学，先天本能都有。

---

③诊断简单，治疗、用药方便，治疗有效，治疗费用廉价。

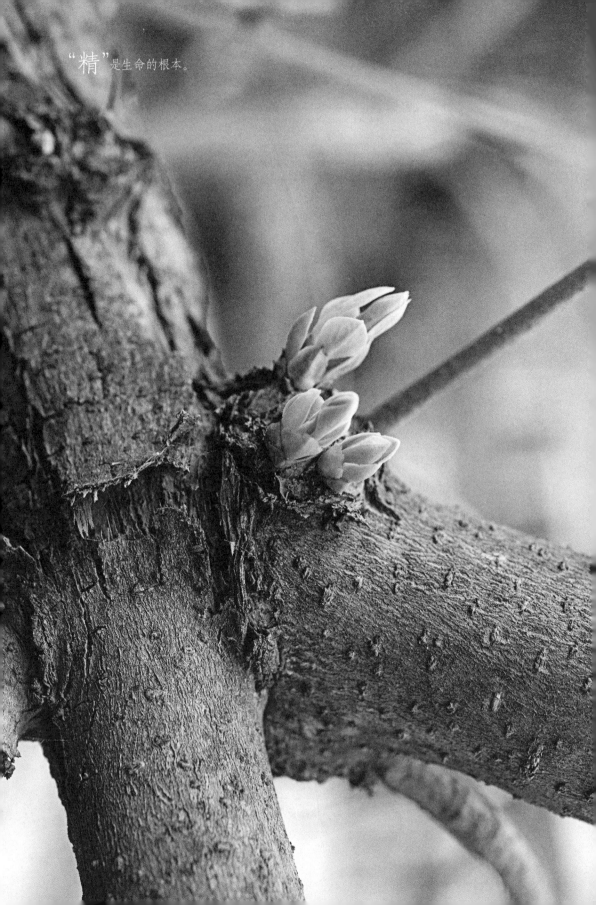

“精”是生命的根本。

第五章
养精才是养命

- "精"是生命的根本
- 把精养足，来年春天就不会生病
- 夏天汗出少了，秋天身体就要"中毒"
- 号脉可以提前探查病气

经文：

　　夫精者，身之本也。故藏于精者，春不病温。夏暑汗不出者，秋成风疟。此平人脉法也。

1. "夫精者，身之本也"

"精"是生命的根本

五谷是补充精的最好东西

梁冬：接下来开始讲"夫精者，身之本也"。

徐文兵：我曾说"顺"是"鼻涕眼泪往下流"，其实有点开玩笑。一个人是不是顺从你，是不是很温顺，你从哪儿能看出来？

梁冬：从态度，对吧？

徐文兵：可以从脸上看出来，一个人顺从或者温顺，脸上的表情、肌肉的走向是竖着的。一个人满脸横肉，龇牙咧嘴，让人一看就不顺，你得把他将顺了。"顺"指的是一种面部表情。

梁冬：肌肉群走势。

徐文兵：其实一想，每个汉字背后的智慧，我们真的是用而不知。

梁冬："夫精者，身之本也"。为什么"精"是"米"和"青"构成的呢？

徐文兵：那个"青"字还能拆成什么？

梁冬："青"下面是一个月，上面是什么呢？

徐文兵：上面等于两个"土"摞在一块儿，"月"是肉！"精"，一个是五谷之精，五谷是精之本，所以，想养精蓄锐

▶ 一个人顺从或者温顺，脸上的表情、肌肉的走向是竖着的。一个人满脸横肉，龇牙咧嘴，让人一看就不顺，你得把他将顺了。

就要吃什么？

梁冬：吃米。

徐文兵：吃五谷。为什么说五谷是补充精的最好东西？因为把五谷转化成精所消耗的能量是最少的。

梁冬：是最容易消化吸收的。

徐文兵：陈水扁停止绝食以后，报纸马上出了一条消息——陈水扁开始进食米汤，他怎么不吃肉呀？

梁冬：对呀，他为什么不吃肉呢？

徐文兵：很多人大病一场后，就想吃小米粥、咸菜。因为当你身体消耗得很厉害、元气不足，又想依赖于外界补充自己的精气神时，五谷是最容易转化的。我们想健康长寿就要节能减排，尽量减低自己转化异物时消耗的气血和能量，所以吃五谷是最经济的。

爱吃肉的人安祥不下来

梁冬：有些人不吃主食光吃肉，很危险吧？

徐文兵：其一，消耗你很多能量；其二，吃肉的人欲望强、攻击性强。

梁冬：动物也是如此，比如，老虎和羊就不一样，对不对？

徐文兵：安祥的"详"就是用"羊"来构字，怎么不用"老虎"呢？因为老吃肉的动物根本安详不下来。

古人说"食谷者慧"，想要开"慧"，就吃五谷。《曹刿论战》里说了这么一句话："肉食者鄙，未能远谋。"别看你混到了整天吃大鱼大肉的地步，其实你正在往纵欲那条路上走。真正要养生的话，应该吃素，或者吃五谷。

梁冬："精"字左边是一个米，右边是两个"土"，一个

▶ 为什么说五谷是补充精的最好东西？因为把五谷转化成精所消耗的能量是最少的。

"月"，这又和"精"有什么关系呢？

徐文兵：补充我们的精，需要注意以下方面：其一，"五谷为养"，吃五谷是最根本的；其二，"五畜为益"，"五畜"起锦上添花的作用，人要活得有情有义、有血有肉，就得吃些"五畜"。

出家人剃掉烦恼丝，跟自己的家人的关系都撇清了、断绝了，自己一个人静静地修习，只吃五谷就会比较恬淡。作为生活在正常社会中的人，有各种社会关系，就得显得有情有义、有血有肉，所以，在吃五谷的基础上，还得吃点儿肉。

梁冬："夫精者身之本也"，"精"在您的观念里面是指什么样的东西呢？

人体所有的体液都是"精"

徐文兵："精"是指我们的脑髓、脊髓、骨髓。我们经常说的一个词叫"精髓"，骨子里的东西都是"精"。"夫精者身之本也"，精是我们生命的基础。

梁冬：生小孩的那一口浓痰化不开，也是精吗？

徐文兵：那是生殖之精。我们的细胞里面有细胞液，细胞之间也流动着体液，淋巴管里也有血液，"地球上百分之七十是水，人百分之七十也是水"，但是这个水不是我们喝的那个水，而是我们的体液。所有的体液都属于我们的精，液体或者半固体的东西都是"精"，这是我们生命的根本。一个人老出汗、老拉肚子、老吐口水、老吐痰、老流浓鼻涕，或者流的白带特别多、老遗精，这都是在伤精、伤本。

梁冬：有"痰"的话，吐还是不吐啊？

徐文兵：有"痰"就吐，但是真正修行到高的境界就不

◀ 补充我们的精，需要注意以下方面：其一，"五谷为养"，吃五谷是最根本的；其二，"五畜为益"，"五畜"起锦上添花的作用，人要活得有情有义、有血有肉，就得吃些"五畜"。

◀ 所有的体液都属于我们的精，液体或者半固体的东西都是"精"，这是我们生命的根本。

会生"痰"。你可以把它顺利地转化成元气和神。炼精化气，化成你的元气；炼气化神，变成你的智慧，这是正路。

梁冬："夫精者身之本也"。此话怎解？

徐文兵：冬天要闭藏，不要让自己飧泄，出过多的汗。"飧泄"是完谷不化的意思，拉出来的东西中有没消化的东西，或者是呕吐、拉肚子，把自己的肠黏膜、黏液都拉完了。

梁冬：吃葡萄皮儿吐葡萄皮儿。

徐文兵：为什么说不让你冬天出汗，不让你冬天拉肚子？这其实都是在漏精。漏完精后，你的身体就要出大问题。

▶ 为什么说不让你冬天出汗，不让你冬天拉肚子？这其实都是在漏精。漏完精后，你的身体就要出大问题。

冬天要闭藏，不让自己开泄。

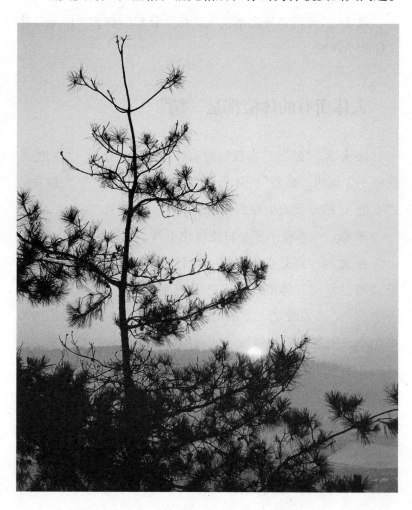

2. "故藏于精者，春不病温"

把精养足，来年春天就不会生病

女人排卵的时候正是妩媚万分

徐文兵："故藏于精者，春不病温"。意思是说如果你在冬天把自己的精养得很足、藏得很好，到了春天生发的时候，就不会得温病和热病。

梁冬：我们都知道，一天中的晚上就相当于冬天。既然说冬天是藏精的时候，那么年轻的夫妇应该晚上"合"还是早上"合"呢？

徐文兵：人是万物之灵，人情要远远比春夏秋冬和早晚时辰重要。夫妻两个人都动情的时候，就是最佳时期。

我的博客上有人留言：我们夫妻俩想生个好孩子，我们是不是应该预算一下受孕的日子？

这就有点刻意了，人算不如天算，情之所至、春情萌动的时候受孕是最好的。男人都受过女性来例假的时候那种恶劣脾气的伤害，但有阴就有阳，有恶劣脾气的时候就有好脾气的时候，女性温顺、柔媚、柔情似水的时候，你猜那是什么时候？

梁冬：什么时候？

徐文兵：排卵的时候。女人的身体也是一个春夏秋冬，有自己的一套循环系统。一般来讲，女性在排卵期的时候性

◀ 人是万物之灵，人情要远远比春夏秋冬和早晚时辰重要。夫妻两个人都动情的时候，就是最佳时期。

▶ 女性在排卵期的时候性格最好，容颜温顺、态度温柔，这时也是最动情的时候。

格最好，容颜温顺、态度温柔，这时也是最动情的时候。男人错过了这个时间段，没给女人伺候好，人家求子怀孕未遂，例假来了，脾气当然就不好。

火上头了叫烦

梁冬：接着讲"藏于精者，春不病温。"

徐文兵："肾主藏精"，肾的功能是致冷的，心的功能是致热的。往开扩展一下，肝往上走，也是致热的，肺是致冷的。

梁冬：脾是什么？调和，是吧？

徐文兵：脾在中间，它起一个平衡作用。到了夏天，人会觉得热，觉得特别躁。其实，肾精足的人，体液循环会好，好像空调里面的氟利昂加得足，致冷效果就好；氟利昂如果没有了，精漏完了，外面一热，就跟着热，这样的人就是肾精不太足的人。

有的人到了夏天，喝冷水，吃冷饮，吹空调，想把自己心火的温度降下来。古人讲："心静自然凉。"谁能让心火静下来，谁克火？水克火。这个水不是指冷饮，而是我们的精化成的体液，体液循环起来以后，自然能够让你平静下来。还有一个字也带"页"字，一个"火"加一个"页"，念什么？

梁冬："烦"！

徐文兵：什么叫烦？火上头叫烦。你的火苗儿往上蹿，火性炎上，该怎么调治？你的肾水足了以后，它自然就不烦了。肾水一虚，人就会表现为"别理我，烦着呢"！整天看着谁都不顺眼，因为心火太旺。

▶ 肾水一虚，人就会表现为"别理我，烦着呢"！整天看着谁都不顺眼，因为心火太旺。

梁冬：这就是从群龙无首到亢龙有悔。

徐文兵：能够潜下来，就是让人的肾精变得更足一点。

梁冬：火神派的郑钦安①在他的书里面讲到如何把心火那条龙引下来，我觉得他治病的所有策略都是这样，对不对？

徐文兵：对，但前提是肾精要足，如果你锅里没水的话，怎么引都引不下来的。

梁冬：也藏不住。

如果冬天精没藏好，开春很容易得温病

徐文兵："冬伤于精，春必病温"，很多人一到开春儿以后，突然就会高烧起来。

梁冬：对啊，感冒啊什么的。

徐文兵：这就是得了温病了。温病和伤寒的区别在哪儿？温病受的是热邪，热邪会使阳气萌动。外界阳气一生发，你的阳气就被鼓舞起来。热邪直接伤哪儿？

梁冬：应该是内脏吧？

徐文兵：直接伤我们内脏。

寒气是阴邪，它先伤的是阳，人体对伤寒的第一道防线叫足太阳膀胱。寒气是从下往上走，先伤足太阳膀胱经，再伤足阳明胃经，或者再伤足少阳胆经，它是从六腑这个阳伤起来的，所以它不可怕，六经传遍，慢慢儿往上走。

温病是火邪热邪，直接入脏，根本就不经过六腑，它第一个伤的是手太阴肺，所以《温病条辨》②第一句话叫"温邪上受"，它不是从足下起的，而是从口鼻进来的。"温邪上受，

▶ 温病受的是热邪，热邪会使阳气萌动。外界阳气一生发，你的阳气就被鼓舞起来。

---

①火神派是由清末四川名医郑钦安（1824—1911）创立的一个重要医学流派，以注重阳气，擅用附子而著称。

②温病学的重要代表著作，共六卷，系清·吴瑭撰。

首先犯肺"，犯的肺就是手太阴肺。

梁冬：当年那个 SARS 就是这个样子吧？

徐文兵：SARS 是一种温病，它"逆传心胞"，如果你的肺这道防线不太稳固的话，它直接就攻到了第二道防线，叫手厥阴心胞经。伤到肺的时候，人的表现是咳，然后皮肤开始出现红疹、瘙痒，或者是发高烧伴有咳。开始是干咳，如果你肺的阴液比较强，就会咳出一些痰，这些痰就把邪气带走，人就没事了。

如果肺阴液不足的话，邪气就会往里走，伤到心胞。伤到心胞，马上就会出现扁桃体炎，咽喉变得红肿。五臟在体表都有开窍，肝开窍于目，肾开窍于耳，脾胃开窍于口，心开窍于哪？

梁冬：舌。

徐文兵：窍就是个窟窿，舌不是窟窿吧？

梁冬：那心就只能开窍于喉咙，对不对？

▶ 心开窍于咽喉。

徐文兵：对，心开窍于咽喉。扁桃体一大、一红、一肿，这就说明热邪到心胞了，所以扁桃体如果化脓感染以后，很可能会引起心肌炎，开始往心上走了。邪气到心胞以后，人会出现抽搐。有的小孩子一高烧，烧得有点抽风了，爹妈能吓死。如果心胞这道防线再被突破，就到哪了？

梁冬：到心？

徐文兵：就到心了，这是最后一道防线，就是手少阴心经。到了这就相当于直捣老巢、直捣太和殿了，到心以后人就开始出现神智症状，就开始昏迷，说胡话。另外，心主血，皮下有出血点，其他地方也会出血——鼻子会出血，身体其他部位也会出现好多出血症状。

梁冬：七窍流血啊！

徐文兵：如果再不及时抢救，人就会死掉。温病伤人是很快的：先伤肺，再伤心胞，然后直指人心，伤到心神。如果冬不藏精，春天就会得这种温病。

从根儿上捯，如果你的"精"和体液充足的话，热邪就伤不着你，在肺的阶段就把它干掉了，不会点得灯枯油尽，然后往心胞和心上走。

我们中医学说有四大经典：《黄帝内经》《伤寒杂病论》、《金匮要略》，还有《温病条辨》③。《温病条辨》就是详细论述温邪与伤寒对人的不同伤害，辨证不同，所以用药完全也不一样。

▶ 温病伤人是很快的：先伤肺，再伤心胞，然后直指人心，伤到心神。如果冬不藏精，春天就会得这种温病。

富贵之人为什么爱得温病

梁冬：有一个学派叫温病派。

徐文兵：红叶老师师承的那一派就是温病学派，就是叶天士、吴鞠通他们那一派。我发现，经济越发达人们的生活越富裕，得温病的可能性越大。

梁冬：温病派应该在江南地区流传比较广吧？

徐文兵：富庶地区的达官贵人得温病的非常多，得伤寒病的基本都是穷苦老百姓。三国那会儿军阀混战，人民流离失所，曹操在诗中写道："白骨露于野，千里无鸡鸣。"张仲景写《伤寒论》时说："余宗族素多，自建安以来大概有十分之六七都死于伤寒。"

为什么呢？战乱以后，田地荒芜了，青壮年都被征去当兵，人们吃不上粮食，就容易得伤寒。中国现代社会你猜得

▶ 富庶地区的达官贵人得温病的非常多，得伤寒病的基本都是穷苦老百姓。

③另一种说法是《黄帝内经》、《难经》、《伤寒杂病论》、《神农本草经》。

什么病的人多？

梁冬：富贵病——温病。

徐文兵：对，温病。为什么得温病呢？《黄帝内经》说是因为冬天流失的精太多了。现在的人们"灯红酒绿不夜天"，整天熬着夜、喝着小酒，整天都在伤精。

梁冬：怪不得听红叶老师课的病人都是高端客户，个个都是有钱人呢！

徐文兵：全那样儿的！红叶老师的授课时间全都在工作日，所以，都是有钱有闲的人才去听课。

徐文兵：你不是请郭生白老师讲《伤寒论》嘛，其实有机会应该请一个老师来讲讲温病学派的理论，特别针对现在这种时弊。

现代社会大家富裕了，都有机会去吃喝玩乐，但是乐过头了以后，就会伤到自己的精。伤到精的一大表现就是开始得温病。

梁冬：那瘟疫算不算温病呢？

徐文兵：温病和瘟疫的区别在哪儿？这两种病受的邪气不太一样，比如，温病跟伤寒的症状有区别，温病患者也发烧但不恶寒，发着烧、扯着胸口、蹬着被子、要吃冰、要冷饮，是受了热邪；得伤寒的人虽然发着高烧，但很怕冷。一测他的体温有 38℃、39℃、40℃，但是盖多少层被子他都觉得冷。这就是发烧、恶寒，伤了寒了。

综上所述，冬天养精是很重要的。

▶ 现在的人们"灯红酒绿不夜天"，整天熬着夜、喝着小酒，整天都在伤精。

▶ 伤到精的一大表现就是开始得温病。

3. "夏暑汗不出者，秋成风疟"

夏天汗出少了，秋天身体就要"中毒"

夏季的恩物：六一散、藿香正气水、十滴水

徐文兵："暑"字挺有意思——上面一个"日"，下面还有一个"日"，中间是个"土"。中医讲六淫邪气：风、寒、暑、湿、燥、火，只有"暑"是复合邪气。为什么叫复合邪气？因为暑必夹湿。

暑和热区别在哪儿？

梁冬：就是湿，对吧？

徐文兵：夏天有个特点：温度高，湿度也高，如果一个人同时受了热邪和湿邪，就会中暑，他们的表现很有意思，体表热得跟火炭一样，但肚子却是冰凉的。

梁冬：为什么这样呢？

徐文兵：脾胃被湿气困住了。

梁冬：阳气上不来。

徐文兵：脾胃吸收了我们喝进去的水、饮料后，通常会出点儿汗。但中暑的人的脾胃功能被湿气阻滞住了，所以，他们外面烧得很厉害，里面的水供应不上。

暑病是矛盾的结合体，怎么调治呢？一个人发烧，你得给他用凉药，如果他的脾胃是寒的，就要先把他脾胃中的寒湿之气去掉，得用热药，但是他外面还高烧，这就很矛盾。

> 如果一个人同时受了热邪和湿邪，就会中暑，他们的表现很有意思，体表热得跟火炭一样，但肚子却是冰凉的。

中医取了个平法，用不太热的药、芳香醒脾的药。

梁冬：藿香。

徐文兵：对，用藿香、佩兰、紫苏这些有香味的药芳香醒脾，还要用到淡渗利湿的药。中医有个非常有名的调治中暑的方子，叫六一散，里面有两味药：滑石、甘草，都是利尿的。吃完这副药以后，会先把水湿去掉。

很多人说："我一肚子水，湿气为什么不能把我的热气给屏蔽掉？"试想，你在大海里航行时周围是不是都是水？你会不会被渴死？

梁冬：大海里都是咸水，不是一回事！

徐文兵：同理，水湿和正常体液也不是一回事儿。所以，想让自己的津液复生，就先得把邪气去掉。

"六一散"用滑石6克、生甘草1克配成散剂。为什么配成散剂呢？中医用丸、散、膏、丹、汤、液都有讲究。散剂就像土一样，它能把水湿吸收掉。用"六一散"先把湿气排掉，然后再用我们经常用的藿香正气水，把体内吸收进去的水湿化成我们的体液。还有个更厉害的药叫"十滴水"。

梁冬：这个东西我听说过。

徐文兵："十滴水"调治中暑特别有效，里边用的药很热，非常适合调治中了阴寒邪气后肚子绞疼的症状。

先将脾胃的湿气去掉，再用一些凉的药，这就是中医调治暑病的原则和思路。

夏天预防中暑切记：第一，虽说"无厌于日"，但别到太阳底下暴晒；第二，千万别把自己的脾胃闹凉了，脾胃一凉，便容易中暑。

梁冬：是不是晒着太阳喝冷饮，会比较容易中暑呢？

徐文兵：晒着太阳吃海鲜、喝冷饮绝对会中暑的。夏天

▶夏天预防中暑切记：第一，虽说"无厌于日"，但别到太阳底下暴晒；第二，千万别把自己的脾胃闹凉了，脾胃一凉，便容易中暑。

很多人中暑以后，会出现吐和泻，最好不要去制止。

梁冬：那是身体的自然反应，对不对？

徐文兵：这种反应其实是在去掉脾胃里面的湿气痰浊。如果夏天出现吐泻，可以补点儿糖和盐——有点糖，还有0.9%的盐水，用这个及时补充体液就行了，千万别去制止人体正常的排除毒素的反应。

梁冬：用郭生白老师的话来说，这叫做排异。

徐文兵：我经常嘱咐中暑的病人有"四大不能吃"：冷饮、水果、牛奶、绿茶。曾经有一个患者，原来是卖咖啡的，她经常喝点儿咖啡，结婚以后想要孩子，就停了咖啡改喝绿茶。结果喝得一肚子寒凉，脸上长了一层黑斑。

梁冬：我还以为长了一脸绿斑呢。

徐文兵：我告诉她，咖啡长在热带南美洲，属于热性的饮料，而绿茶适合南方人在炎热的天气喝，北方人喝不太适合。

◀ 曾经有一个患者，原来是卖咖啡的，她经常喝点儿咖啡，结婚以后想要孩子，就停了咖啡改喝绿茶。结果喝得一肚子寒凉，脸上长了一层黑斑。

夏天应该多出点汗，谈点恋爱

梁冬："夏暑汗不出者，秋成风疟"。夏天还是应该多出点汗的，对不对？

徐文兵：对，夏天的时候，人要比其他季节多出点汗，因为阳气往表走，可是现在很多人夏天不出汗，很可怕的一件事儿。第一，说明他们没有阳气；第二，说明他们没有体液；第三，说明他们经络闭塞。

有个朋友给我留言说："徐老师，自打我听了你和梁冬的节目以后，我不喝冷啤酒了，今年夏天我开始出汗了！"可见，他以前的汗全被冰镇、闭塞住了。

◀ 现在很多人夏天不出汗，很可怕的一件事儿。第一，说明他们没有阳气；第二，说明他们没有体液；第三，说明他们经络闭塞。

所以，夏天我们要适当出点儿汗，如果你非要吹空调，抑制出汗，身体会本能地感到不舒服。

> 夏天我们要适当出点儿汗，如果你非要吹空调，抑制出汗，身体会本能地感到不舒服。

梁冬：夏天出点汗，另外谈点恋爱，就叫作"若有爱在外"，对不对？

徐文兵：夏天如果你不让汗出来，到了秋天就要落病的。黄帝说了"秋成风疟"，如果夏天你没有把邪恶的东西排出去，秋天一闭藏，把这些东西收回到体内就成了伏邪。

老看勾心斗角的负面东西，人的命运会受影响

梁冬：有个电视剧叫《潜伏》吧？

徐文兵：这个电视剧挺有意思。演员的演技太棒了！我对电影、电视比较关注，我看人喜欢察言观色。如果有些东西简直惨不忍睹，我就不看。但是《潜伏》这部电视剧，从主角到配角都演得很出彩，会让你不由自主地跟着看，但我看了几集后，觉得心里特别不舒服。

梁冬："潜伏"了，呼应了，是吧？

徐文兵：因为老看这种阴寒负面，人与人之间勾心斗角、互相猜忌的内容，心情就会很不爽。有几位病人看完《潜伏》后犯了病。好的电视剧或者好的演员可以带动人的情绪和情感，居然把我都带进去了！

> 老看这种阴寒负面，人与人之间勾心斗角、互相猜忌的内容，心情就会很不爽。

梁冬：那些演员太入戏了，是吧？

徐文兵：演员一定要能入戏、能出戏，出不来你就要完蛋。

梁冬：当年那部电视剧《红楼梦》，演员们都十分投入地去演，后来很多人的命运都受到影响。

徐文兵：古代人演戏，为什么要戴个面具呢？戴个面

具，我是剧中人；卸了面具，我就是我自己。京剧演员虽然不戴面具，但涂脸谱，一卸妆，自我马上又回来了。

梁冬：对，有个角色认定的问题。

徐文兵：角色不由自主就会影响人的心神，好像封建迷信说的附体一样，你穿上那套行头，你所说的话，所流露的情感就不是你了。

现在很多演员，一入戏后便出不来，因此而得病。我看到几则报道，有的演员经过很长时间才把自己调整过来，有的演员甚至去世了。所以某些电视剧或者某些戏，有些人还真不适合看。

梁冬：如果控制力不好的话，我建议干脆做个本色演员算了。

徐文兵：我佩服那些大家，入戏后还真能出来！傅彪演大腕的时候就对着塑料人，说哭，立马就哭了……当时看了，我头皮就有点发麻。我给学生们讲课，没有教材、没有讲义，讲几个小时依然讲得很流利；到电视台录节目，我对着摄像机那一只水汪汪的大眼睛，大脑就会空白。

梁冬：因为你平常看到的都是两只眼睛，突然看到一只眼睛的，还是很可怕的，对不对？

徐文兵：但是那些气场强的老师，比如说于丹，她可以对着桌椅板凳讲几个小时课。像我就需要看着别人脸色，看别人眼神，要有反馈才行。人家瞪我一眼，我就觉得哪不对了；人家会心一笑，我马上心花怒放。让我对着桌椅板凳，能把我讲死。

我建议大家晚上睡觉前，要把电视这个"陌生人"请出卧室。

梁冬：对。

◀ 现在很多演员，一入戏后便出不来，因此而得病。所以某些电视剧或者某些戏，有些人还真不适合看。

◀ 我建议大家晚上睡觉前，要把电视这个"陌生人"请出卧室。

徐文兵：电视里面演的都是几十年前发生的事，你却看得涕泪交加，然后躺在床上心潮起伏，辗转反侧，夜不能寐，傻不傻呀？

有一次，我跟马未都一块儿做节目，他说了一句话："卧室就是卧室，请把电视请出卧室。"

很多人失眠就是因为家里有个异物，它老带着一些奇奇怪怪的信息，跟你八竿子打不着。如果说你为孩子高考，为单位的升迁，心烦意乱睡不着还情有可原，为了一件和你没关系的事纠结，真不值当。

刚才说到《潜伏》，那些做特工的人都是心理素质超常的人。那个活儿一般人真干不了。

梁冬：尤其是女特工，对不对？

徐文兵：我们还是做个普通老百姓吧！

夏天不爱出汗的可怕后果

梁冬："夏暑汗不出者，秋成风疟"，"风疟"又是怎么回事呢？

徐文兵：如果夏天你的汗没出完，到了秋天，汗毛孔的闭合收敛就不大利索，就好像你要关门，门上却卡了个缝儿。另外，"疟疾"是一种正邪交争的反应，你想推它出去，它就不出去。但调治"疟疾"与用麻黄桂枝汤发汗不一样，所以《伤寒论》里面专门有一章论"少阳病"，调治往来寒热用小柴胡汤。

梁冬：小柴胡汤有什么功效？

徐文兵：小柴胡汤的功效，第一是驱邪气，驱邪气的药有柴胡、半夏、黄芩；第二是可以鼓舞正气，用党参、生姜、

> ▶ 如果夏天你的汗没出完，到了秋天，汗毛孔的闭合收敛就不大利索，就好像你要关门，门上却卡了个缝儿。

甘草、大枣。这是两组药。因为疟疾是正邪交争，你得驱邪，还得扶正。小柴胡汤正好顺应了"驱邪又扶正"的顺序，所以中医调治风疟，叫"往来寒热，胸胁苦满，心烦喜呕"——老想吐却吐不出来，吐完了以后又挺舒服，身上一阵冷、一阵热，就是用这种方法去调治。

如果不想得风疟，夏天就要多出点儿汗。然而现在很多人，夏天干脆不出汗了，把寒气闭在身体里面，已经到了"寒入骨髓"的状态。

梁冬：伤筋？

徐文兵：伤筋就是我们说的"肌腱病"，还有伤骨，第三就是伤髓，就是更往里走。

梁冬：那白血病是怎么回事？

徐文兵：白血病，包括现在很多人得的再生性障碍贫血，其实就是伤髓导致的。因为血液是从骨髓里造出来的，伤了骨髓就无法顺利化生成血液。现在人说治白血病得做骨髓移植，其实是寒气入到了骨髓，把人的造血功能压制住了。如果往根上捯，就是四季养生、养长、养收、养藏不当造成的。如果表现在半表半里，打个摆子别人就知道你是病了，而且病在表面。而那种寒入骨髓的病，有潜伏期，不知道什么时候就发病了。

梁冬：这就很可怕了。

徐文兵：等到一定的时机，周围的人会惊疑，这人怎么突然得了这么一场大病。其实，敌人早就潜伏在他的中枢、中央、骨髓里面了。

◀ 如果不想得风疟，夏天就要多出点儿汗。然而现在很多人，夏天干脆不出汗了，把寒气闭在身体里面，已经到了"寒入骨髓"的状态。

4. "此平人脉法也"

号脉可以提前探查病气

现在人该有的没有，不该有的越来越多

梁冬：怎么才能够知道，病灶有没有潜伏下去呢？

徐文兵：号脉。红叶老师的脉法是我见过的最好的脉法。学中医跟师承有关系，我的老师教我一套切法，就是探查病气。

十二经络皆有动脉，我们用的是一个比较笨的方法，需要摸的地方很多。独取寸口，这种方法是扁鹊发明的，在扁鹊之前，普通大夫都要三部九候，上、中、下三部都摸一下遍，来确定是经弱、气弱，还是气虚。

扁鹊受到长桑君的教授，得了真传以后，他的望诊的功夫特别强。"望而知之谓之神"，他是位神医。另外，"切而知之谓之巧"，所以扁鹊切脉"独取寸口"。

梁冬：验证一下而已吧，他基本上也已经看的差不多了。

徐文兵：对。司马迁写《史记·扁鹊仓公列传》，记载扁鹊的故事，说"特以诊脉为名耳"，只是挂一幌子，如果不给你摸一摸吧，不像回事。但是在摸你之前，人家都看见了，扁鹊是可以独取寸口的——有一些超常感应能力的人可以光号寸口脉。寸口脉就是我们手腕上寸、关、尺，桡动脉搏动处。如果你没那个本事，还是踏踏实实去三部九候。

▶ 扁鹊是可以独取寸口的——有一些超常感应能力的人可以光号寸口脉。寸口脉就是我们手腕上寸、关、尺，桡动脉搏动处。

"十二经皆有动脉"，你摸摸太谿有没有脉跳动，太谿脉没有跳动，你说人肾虚；太谿脉跳得嘣嘣的，你还说人肾虚，这就不对。中医是有诊断的客观依据的，不是上来就说你这虚那虚，给我拿出证据来，是吧？

很多病人都问我："徐大夫，你给我看看病，你说我哪儿虚啊？"

我说你怎么不说你是实证啊，人们现在都承认自己虚，不承认自己实。

梁冬：怎么会实呢？

徐文兵：什么叫虚？该有的东西没有。什么叫实？

梁冬：不该有的却有了。

徐文兵：有慧根，能举一反三。该有的东西没有叫虚，有了不该有的东西叫实。现在的人都从虚、不足发展到了"有了不该有的东西"的状态。

梁冬：这是不是应该做减法呢？

徐文兵：为道日损，为学日益。到我这里治病，很多人问，为什么我这么虚，你还给我驱邪气？我说虚是你的本质，我不否认，但是现在你的身体上有了不该有的东西。这样的情况，如果还用滋补法，就是在"关门打狗"，公牛进了瓷器店。

梁冬：所以，人生还是应该做减法。

徐文兵：投鼠还忌器呢，所以怎么办？不能补，也不能益。为什么不能益？

梁冬：越加越多。

徐文兵：家里有了敌人，你再给敌人好处，敌人就更猖獗了。解放战争的时候，蒋介石那么多美械装备都是外来滋补的，最后都落到解放军手里了——没有枪，没有炮，敌人给我造。在这种情况下，你不能给他用滋补的东西，要先把

人们现在都承认自己虚，不承认自己实。

该有的东西没有叫虚，有了不该有的东西叫实。现在的人都从虚、不足发展到了"有了不该有的东西"的状态。

这些不该有的东西去掉，然后再给他补漏洞，加进益的东西。

所以说，号脉这件事儿，红叶老师他们这派传的都是比较好的，一号脉就知道病情。

中医绝不可能批量生产

梁冬：我觉得号脉这件事情说明，中医绝不可能批量生产。

徐文兵：不可能。

梁冬：这就和教钢琴一样，怎么能批量生产钢琴师呢？这都需要手把手地教。

徐文兵：对呀。怎么可能让一帮耳不聪、目不明的人去行医呢！你看好多人挤兑中医说："你们号脉能号出什么来？"我说乐队指挥负责几十个人演奏，你拉错了一个音符，人家就会说："梁冬你拉错了。"我们在底下傻呵呵听，谁错了？不知道，但乐队指挥就知道。这是一种培养出来的敏锐的感觉能力。

学中医，要看根器，有了根器，但是没人传授给你（没有师承），你也学不会。还有，给人号脉时得全心全意，如果还想着股票，那肯定号不准的。曾经有个大夫号脉时心不在焉，摸着人家的手表说："你这个心率还挺准！"

我给大家出个主意，判定一个人是不是称职的中医，号完脉后你问问他，我的心率是多少？

李时珍写的《濒湖脉学》里面有 27 种脉象，最简单的，我们管慢叫"迟"，管快叫"数（shuò）"，再快叫急，正常人叫"缓"。古代没有表，是怎么确定脉的频率的？一息四至，一息——一呼一吸之间跳四下。

▶ 判定一个人是不是称职的中医，号完脉后你问问他，我的心率是多少？

▶ 李时珍写的《濒湖脉学》里面有 27 种脉象，最简单的，我们管慢叫"迟"，管快叫"数（shuò）"，再快叫急，正常人叫"缓"。

梁冬：这个呼吸是医生的呼吸还是病人的呼吸？

徐文兵：是医生的呼吸。古人号脉之前先调自己的息，医生调息就跟练功一样，一呼一吸之间会感觉到，常人之脉跳三下，病人的脉跳四下。迟脉，要么就是阴寒内盛，要么就是阳气不足。脉动超过四下，五下、六下就是有热，这叫数脉，体内要么有虚火，要么有实火。这些起码的脉象，医生在号完脉以后应该告诉病人。现在有表可以计算，除了心跳还要看心律。心跳是有节奏的，健康的人心律是齐的，是匀速跑，不会出现停跳、间歇，否则就叫心律不齐了。

医生给你号完脉，你要看看大夫给你号脉时那个手指头是不是凉的。如果医生仨手指头是冰凉的，你就别让他看病了。人手凉的时候，气到不了手指的末端，什么都感觉不到的，他自个还麻痹着呢，能给你看病吗？你不从他身上招病就不错了。

以前有个笑话：有个中医大夫给人看病，怎么证明自己是中医呢？得号脉吧，但号脉又号不出个所以然来，只好装腔作势在那儿号。先号左手，心里默念"床前明月光，疑是地上霜。举头望明月，低头思故乡"。默念完了，再号右手，再默念"锄禾日当午"，念完了，脉滑数。

梁冬：全都是这样啊？

徐文兵：不是全都这样。这就是说，中医的精髓失传以后，大家都变成"愚者佩之"那个"佩"了。你不号脉，无法证明自己是中医；你号脉，什么都不知道，"指下了了，心中难明"。

梁冬：故"平人脉法也"，此话怎讲？

徐文兵：有人说，这是一句衍文。其实，在春夏秋冬四个季节中，人的脉是不一样的，你通过探查人的脉象，可以

◉ 在春夏秋冬四个季节中，人的脉是不一样的，你通过探查人的脉象，可以得知他到底是哪个季节得了什么病。

得知他到底是哪个季节得了什么病。春天应该浮，冬天应该沉，这是中医检查人号脉的理论依据。大家想学号脉，要先去修身，气脉通了以后，手会发热，手指的末梢就会有感觉，最简单的感觉——当你把手放到没生命的桌子上，能感觉到指尖有脉动在跳，这样你才有资格给人号脉。

梁冬：我感觉自己把手指按在桌子上的时候，还是有脉的跳动的。

▶《黄帝内经》有将近五分之一的章节都在讲号脉，这是一门非常深奥的学问。

徐文兵：《黄帝内经》有将近五分之一的章节都在讲号脉，这是一门非常深奥的学问。以后，我们慢慢学。

梁冬：我觉得真的非常了不起，您说号脉这个事情，怎么能够轻易讲得出来呢？所以，我们的古人是非常了不起的。

夏天睡觉时，最要防的是空调或风扇

徐文兵：《金匮真言论》的第一段我们讲完了，主要讲的是春夏秋冬容易刮什么风，容易导致什么病，然后怎么调治，俞在什么地方。

梁冬：说到此处呢，我插一个小问题：夏天晚上在家里睡觉的时候吹风扇，不同方向吹来的风有没有差别呢？

▶ 老百姓有个说法叫"最忌讳吹穿堂风"。为什么吹穿堂风不好呢？因为对流特别强。

徐文兵：古代没有风扇，就是自己摇大蒲扇。这是比较柔和的人造风，比较舒服。老百姓有个说法叫"最忌讳吹穿堂风"。为什么吹穿堂风不好呢？因为对流特别强。像我们现在买的住宅是南北通透的。

梁冬：板儿楼。

徐文兵：板儿楼是很时兴的样式，一开窗空气一对流，风就特别大，风的穿透力强，携带的能量或者信息也强。当人睡着以后，人的卫气——就是保卫自己的那个气会缩回到体内，人的气就比较弱，如果再吹着风，就特别容易得病。

人睡着了以后，吹的那种风就叫贼风。很多小孩子晚上睡觉会蹬被子，早上起来清鼻涕出来了，有的嗓子开始疼，有的还会发烧。还有些大人，睡着以后也会吹风着凉，有的人会出现身体局部麻痹，有的人会出现眼睛、眼皮跳，还有的人比较严重，会面瘫。

梁冬：这是很危险的。

徐文兵：很多人问我，怎么过夏天。

梁冬：不能吹风扇，又不能开空调。

徐文兵：我说心静自然凉。人有一套制热系统是心火，心火苗一撩就热了；还有一套制冷系统是肾水，你把这套系统打开以后，就好像身体里面有一个循环，它会平静。

我夏天看病的时候，如果我要给病人扎针，屋里绝对不能吹风也不能开空调。我自己一般都是打着领带，穿着白大褂。心里要平静，你不着急，它就不热。特别热的时候，我一般是把空调的除湿功能打开。这不是让它降温，而是让它除湿，因为我觉得湿气比热气对人的伤害更大。除湿以后，屋里会稍微干燥、凉爽一点儿，趁着这个劲儿，赶紧盖毛巾被一睡，等再热的时候你已经睡着了。

人睡着以后，各种代谢活动都会降低，人的体温也会降低，那会儿外边热你会不觉得热；相反，如果是那些身体不好的人、躁的人，他们手脚心发烫，往往睡不着，睡着了以后又容易醒，这就是肾水不太足的原因。

梁冬：我有个朋友说，他热得实在不行，就把隔壁房间的空调打开。

徐文兵：有的病人家房子大、房子多，他们就把隔壁房

当人睡着以后，人的卫气——就是保卫自己的那个气会缩回到体内，人的气就比较弱，如果再吹着风，就特别容易得病。

湿气比热气对人的伤害更大。

人睡着以后，各种代谢活动都会降低，人的体温也会降低，那会儿外边热你会不觉得热；相反，如果是那些身体不好的人、躁的人，他们手脚心发烫，往往睡不着，睡着了以后又容易醒，这就是肾水不太足的原因。

子的空调打开吹吹风，然后进来一些冷风。这样做也可以，但是就怕对流。

梁冬：还有一些朋友，洗完澡以后没擦干就睡了。

徐文兵：第二天肯定闹病。

梁冬：这是什么原因呢？

> 头发没擦干本身就是一种湿气，加上一种寒气。

徐文兵：头发没擦干本身就是一种湿气，加上一种寒气。古代讲，女人来了例假，不应该去洗浴、去沐浴，更不要去泡澡。现在女性来例假后感觉身上发黏、发热，然后就去冲头，结果例假马上就没了。

梁冬：热水洗头也不行吗？

徐文兵：热水洗完头，如果不很快拿干毛巾把头发擦干，或者不拿电吹风把头发吹干，湿着睡一晚上，第二天就容易闹病。

梁冬：为什么外国人晚上洗完头，开着空调，然后喝一杯冰镇牛奶再睡觉，一点事儿都没有呢？

徐文兵：你怎么知道一点事都没有？

梁冬：这倒也是啊！

痰病是人攒出来的

徐文兵：人受了风以后马上身上痒、打喷嚏或者发烧，这就是很快有反应了。就好像吃饭，同样一桌饭，这个饭有点不干净或者是有点过期了，如果大家食物中了毒，健康人是第一个反应的，还是最后一个反应的？

梁冬：应该是先反应的，对吧？

徐文兵：第一个反应出来的，他们会上吐下泻，证明身体对这个有知觉、有感觉。

梁冬：大觉者嘛。

徐文兵：中国人身体弱，一吹点儿风，第二天马上会咳嗽、流鼻涕、嗓子疼、流眼泪、发烧，这是健康人；不健康的人就是门户大开、长驱直入。

梁冬：还没事！

徐文兵：表现出来就是没事儿，但是这种寒气已经到了血液甚至骨髓里。若干年后，很有可能会突然长出一个阴寒凝滞的肿瘤，或者会得癌症。癌症从哪儿出来的呢？常言道，冰冻三尺非一日之寒，病是坚持不懈、长期积累、苦心孤诣攒出来的。

梁冬：总而言之，夏天最好的降温方法还是靠肾水自我冷却。

徐文兵：真的，心静自然凉。但是都市的喧闹把人的心火撩拨起来，就静不下来。所以，天热人躁，翻来覆去，睡不着觉。

梁冬：盖被子，是只盖肚子，还是要盖上脚呢？

徐文兵：要盖肚子，脚可盖可不盖。我们习惯讲"冬暖脊背夏暖肚"，冬天一定要盖住后腰，因为后腰容易着凉；夏天一定要盖着肚子，不然的话就会拉肚子。

梁冬：再次提醒大家，虽然夏天的晚上没有风，但电风扇和空调吹的也是风，所以也要注意防风。

◀ 中国人身体弱，一吹点儿风，第二天马上会咳嗽、流鼻涕、嗓子疼、流眼泪、发烧，这是健康人；不健康的人就是门户大开、长驱直入。

◀"为什么要冬暖脊背夏暖肚"？

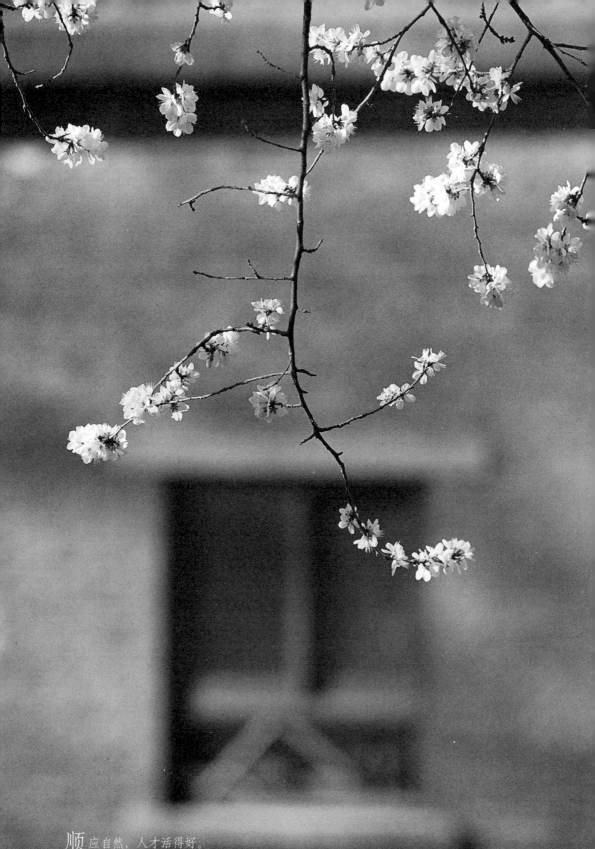

顺应自然，人才活得好。

第六章
不顺天，人就命运多舛

- 昼夜的变化也像四季一样，有阴有阳
- 日当正午的时候阳气是最旺的，平旦指凌晨太阳将出还没出的那个时间段
- 中午至黄昏，自然界的阳气是阳中之阴
- 从日落到半夜，自然界的阴气是阴中之阴
- 从半夜到清晨，自然界的阴气是阴中之阳
- 人的身体，外部为阳，内部为阴
- 人的背为阳，腹为阴
- 脏属阴，腑属阳
- 五脏是阴，六腑是阳
- 认识自然阴阳和人体阴阳以后你要干什么
- 冬天得病易伤肾，夏天得病易伤心
- 春天得病易伤肝，秋天得病易伤肺
- 有些病要用针石调理，有些病要用艾灸
- 背部为阳，阳中之阳是心，阳中之阴是肺
- 腹部为阴，阴中之阴是肾，阴中之阳是肝，阴中之至阴是脾
- 人体的阴阳、表里、内外、雌雄都是同气相求，同声相应的
- 生命如何才能叫天天灵，叫地地应

经文：

故曰：阴中有阴，阳中有阳。平旦至日中，天之阳，阳中之阳也；日中至黄昏，天之阳，阳中之阴也；合夜至鸡鸣，天之阴，阴中之阴也；鸡鸣至平旦，天之阴，阴中之阳也。故人亦应之。

夫言人之阴阳，则外为阳，内为阴。言人身之阴阳，则背为阳，腹为阴。言人身之臟腑中阴阳，则臟者为阴，腑者为阳。肝、心、脾、肺、肾五臟皆为阴。胆、胃、大肠、小肠、膀胱、三膲六腑皆为阳。所以欲知阴中之阴，阳中之阳者，何也？为冬病在阴，夏病在阳，春病在阴，秋病在阳，皆视其所在为施针石也。故背为阳，阳中之阳，心也。背为阳，阳中之阴，肺也。腹为阴，阴中之阴，肾也。腹为阴，阴中之阳，肝也。腹为阴，阴中之至阴，脾也。此皆阴阳表里，内外雌雄，相输应也。故以应天之阴阳也。

1. "故曰：阴中有阴，阳中有阳"

昼夜的变化也像四季一样，有阴有阳

梁冬："故曰：阴中有阴，阳中有阳"是什么意思？

徐文兵：《金匮真言》第一段讲四季变化，第二段开始讲昼夜变化。昼夜的变化也像四季一样，有阴有阳；再往细分，阴中又有阴，阳中又有阳。比如说，四季里面属阳的是哪个季节？

梁冬：应该是春夏两季属阳，对不对？

徐文兵：对，春夏逐渐变热，属阳，秋冬属阴。那么，属阳的春夏里面，阳中之阳是哪个？

梁冬：阳肯定就是火嘛，是夏天。

徐文兵：就是夏天，阳里面还有阳。同样一句话，阳里面也有阴。春天也属阳，但是跟夏天比，它又属阴，因为它没有夏天那么热。秋冬属阴，那么哪个更阴？

梁冬：冬天。

徐文兵：冬天更阴，天更冷。跟冬天比，秋天就算阳。这就是阴阳的辩证法，对立统一，无限可分。

梁冬：所以女人之中也有女汉子。

徐文兵：女人之中有阴中之阴，柔情似水、眼波流转、顾盼生辉，眼睛会说话。我们常说水汪汪的大眼睛，现在人都是伸出一只水汪汪的大舌头。

梁冬：脾湿严重是吧？

◀ 昼夜的变化也像四季一样，有阴有阳；再往细分，阴中又有阴，阳中又有阳。

◀ 女人之中有阴中之阴，柔情似水、眼波流转、顾盼生辉，眼睛会说话。

徐文兵：这说明湿气太重，没有肾水。就像人航行在大海里面，周围都是水，但都不能喝。

接着讲阴阳。"故曰"意思就是，有人这么说，或者是过去有人这么说，或者这么说是有原因的。"阴中有阴，阳中有阳"给我们认识昼夜的变化提供了一个方针。

简单地说，一般人把昼夜分成阴阳，白天属阳，晚上属阴。好比靠近赤道的那些国家，只有旱季雨季。可是我们生活在四季分明的地带，比如说中国的北京在古代是属于中原地区，也就是黄河流域这一带。那么，我们要把它再细分，按四季去分，把昼夜也分成四季。

四季变化有阴阳，昼夜也一样。白天属阳，晚上属阴。

2. "平旦至日中，天之阳，阳中之阳也"

日当正午的时候阳气是最旺的，平旦指凌晨太阳将出还没出的那个时间段

梁冬："平旦至日中，天之阳，阳中之阳也。"怎么分呢？

徐文兵：平旦是几点？

梁冬：平旦是太阳出来的时候吧，就是太阳与地平线平齐的时候，对不对？

徐文兵：那这时候太阳是出来还是没出来？

梁冬：这个还得问您，是出到一半？

徐文兵：这就是中庸之道，出一半，谁都不得罪。"旦"本身就是日头跃出地平线的样子，前面加个"平"，是还没出来的意思。

古人说话很精炼、很讲究，只要说"旦"，就是太阳出来了。我们以前搞了一个大的考古工程叫夏商周断代，把周朝公元前718年再往前推，推到了商朝，就是公元前1600年。其中有一个著名的依据，是根据史书上武王伐纣的那一天来推的，叫"天再旦"。

梁冬：什么叫"天再旦"呢？

徐文兵：太阳出了两回。有些人说，这是什么鬼话？太阳怎么能出两回呢？在1997年，太阳就出了两回。太阳刚出来，就是"旦"，突然那会儿发生了日全食，天一下子就黑了。

◀"旦"本身就是日头跃出地平线的样子，前面加个"平"，是还没出来的意思。

日全食过后，太阳又出来一遍，这就是"天再旦"。

梁冬：两个旦。

徐文兵：古人根据这个记载往前推，把武王伐纣那天的日子定下来了，多么奇妙啊！我们古代的天文学极其发达。我一直有个心愿，请一个天文学家讲讲中国古代的天文学。

梁冬：那就是天象。

徐文兵：对，讲讲二十八星宿，讲讲对星星的认识。古代人一说"臣夜观天象"，说什么客星入侵、紫微斗数，肯定今天晚上有刺客要进皇宫——把星星的变化和人间、特别是中原地区的变化连在一起。

梁冬：我碰见过一个姓张的老师，他说自己夜观天象二十多年，但是他不肯出来讲。

▶ 平旦就是指凌晨，天刚蒙蒙亮，太阳将出还没出的那个时间段。

徐文兵：平旦就是指凌晨，天刚蒙蒙亮，太阳将出还没出的那个时间段，相当于现在什么时间呢？

梁冬：凌晨 6 点啊。

徐文兵：春夏秋冬不太一样，大家可以参考天安门广场升旗的那个时间，就和太阳在地平线上出来那个时间点是一样的。

梁冬：很多北京的朋友都没有看过升旗，很遗憾，应该去看一下。"平旦至日中，天之阳，阳中之阳也"，这个很明白了。

日中就是午时

徐文兵：日中是几点？

梁冬：是 12 点吗？

徐文兵：为什么不是 12 点？

梁冬：你这么一问把我问毛了，你知道吗？很多时候，你的问题很可怕的。

徐文兵：有意思，我在美国考驾照，先考交规。有一道题问："红灯是什么意思？"是通行、停止、还是左右看？咱都知道是停止，但是出现在考卷上的时候，咱们会觉得这肯定有什么意思，你猜我选择了什么？

梁冬：左右看？

徐文兵：左右看，但是答错了。红灯就是停止嘛！美国社会就是这样，一帮阿甘统治者说了算，你就遵守程序，不要动脑子就行了。

梁冬：对呀！偏偏咱们一帮聪明伶俐的中国人，人家问红灯什么意思，马上就觉得考官特高明，里面定有蹊跷。所以日中就是午时。

这件事说明我们自己内心不够坚定。

徐文兵：聪明但不坚定。古代人认为，日当正午的时候阳气是最旺的，尽管那会儿天气不是最热，我们都知道是下午才最热。但那会儿用日晷，就是用一个杆子测日影，日中的时候是最短的，这个日中相当于二十四节气里面的什么？

梁冬：夏至。

徐文兵：所以，我们定二十四小时对应二十四节气很简单，先把哪个节气对应上？

梁冬：冬至或者夏至。

徐文兵：先定夏至，测日影不就完了嘛！

梁冬：对呀，最短的一天嘛。

为什么古代人处决囚犯都是在午时三刻

徐文兵：你立个棍儿放那儿，看看它的影子什么时候最

▶ 日当正午的时候阳气是最旺的。

短？那一刻就是正午 12 点。古人认为正午阳气最旺，影子最短，影子者阴也，阳者最长。所以古代人处决囚犯都是在午时三刻。

> ▶ 古人认为正午阳气最旺，影子最短，影子者阴也，阳者最长。所以古代人处决囚犯都是在午时三刻。

梁冬：午门候斩。

徐文兵：这时候阳气最旺，为什么选择这个时间段？要照顾活人，囚犯无所谓，反正他已经死了，试想一下，如果在半夜杀人，你什么感觉？

梁冬：那很吓人呢。

徐文兵：就把活人吓着了。所以，午时阳气最旺，就是说，人心里那会儿惊恐害怕的情绪最弱，不容易惊恐害怕。如果到了傍晚黄昏杀人，或者半夜杀人，那会儿就会把活人吓得半死。

> ▶ 午时阳气最旺，就是说，人心里那会儿惊恐害怕的情绪最弱，不容易惊恐害怕。如果到了傍晚黄昏杀人，或者半夜杀人，那会儿就会把活人吓得半死。

为什么说"推出午门问斩"

梁冬：故宫前面不是午门吗？常常说"推出午门问斩"嘛！我每次穿过午门的时候，看到那么多人都在午门上走来走去，是不是这个阴气早被这么多人冲掉了？

徐文兵："推出午门问斩"有这么一个讲究，故宫的门是朝南的，可以接引阳气，因为我们生活在北半球。如果在澳大利亚，午门肯定是冲北的。午门前面那个门叫什么？

梁冬：天安门。

徐文兵：在天安门和午门中间还有一个门。

梁冬：我办公室在那附近，我都不知道。

徐文兵：叫端门。端门午门合起来叫什么？

梁冬：端午。

徐文兵：就叫"端午"。什么叫端午节？很多人都不知道，就知道吃粽子。端是阳气开端，午是阳气升到最高点。端午节是阳气从开端到最高点那个中间，一般端午节都在夏至之前，立夏前后。端门、午门，是这个意思。

"推出午门问斩"，意思是说，犯人的阴魂别不散，这儿阳气这么旺，你赶紧滚蛋。古代杀囚犯是午时三刻问斩，后来中国人莫名其妙地把结婚弄到中午来了。

中午结婚还是晚上结婚好

梁冬：古代的时候是中午结婚还是晚上结婚呢？

徐文兵：在古代，通常利用正午阳气最旺的时候处决罪犯，避免犯人死了以后，那些所谓的阴邪负面的东西侵害活人。杀人是个白事儿，结婚是个红事儿、喜事儿。按道理讲，结婚应该什么时候结？

梁冬：如果这样推的话，应该是傍晚结婚，对不对？

徐文兵：你看结婚的婚怎么写？

梁冬：黄昏的"昏"加个"女"。

徐文兵：这不是说人头脑发昏才结婚，是黄昏时候办这个事儿，一拜天地，二拜高堂，夫妻对拜，然后呢？

梁冬：入洞房嘛。

徐文兵：睡觉去了，合欢去了。结婚应该是黄昏举行仪式然后送入洞房。现在不知道怎么莫名其妙改成了中午结婚，而且是 12 点以前一定要将新娘接到家，怎么闹得跟古代处决囚犯似的？

可是我到广州，发现广州人办喜宴还是在晚上。中国北方唯一保留古代喜宴传统的是天津，天津人结婚还是在晚上。北京现在还流行说，二婚在晚上。

◀ "推出午门问斩"，意思是说，犯人的阴魂别不散，这儿阳气这么旺，你赶紧滚蛋。古代杀囚犯是午时三刻问斩，后来中国人莫名其妙地把结婚弄到中午来了。

◀ 结婚应该是黄昏举行仪式然后送入洞房。现在不知道怎么莫名其妙改成了中午结婚，而且是 12 点以前一定要将新娘接到家，怎么闹得跟古代处决囚犯似的？

梁冬： 主要是现在大部分的新人都不需要入洞房，两三年前就已经把这个事办了。北京是首善之都，应该是保留传统文化比较多的地方吧？

徐文兵： 不，它特别容易受外来很多东西的影响。其实北京是个移民城市，你说它根儿有多稳、根儿有多深，还真不如南方江浙一带的根儿深，很多新的东西莫名其妙就流行起来了，结果流行一阵又没了。

谈到"婚"，我们就谈一下古代人对时辰的认识，中午阳气最旺，到了黄昏，阴气就开始起来了，就这么一个顺序。所以《黄帝内经》说"平旦至日中，天之阳，阳中之阳也"，这句话其实是有争议的。从6点到12点，这个相当于四季里面的哪个季节？

梁冬： 应该是春季。

徐文兵： 春和夏相比，夏天是阳，过了午后，下午最热，属于阳中之阳。可《黄帝内经》说的"阳中之阳"涉及到一个扯不清的问题——是看趋势还是看当时它那个状态？

有句话叫"欺老不欺小"——我宁可跟老家伙干一仗，但不欺负年轻人，因为你这"老棺材瓤子"没几天活头了，可谁知道年轻人将来有多大发展。韩信当年钻过别人的裤裆，可是若干年以后，统领千军万马，横扫天下。从这个角度来说，春天生发的时候，你就觉得它生机勃勃，是阳中之阳；到了下午，尽管它很热，可是它的趋势是太阳西下，是往下掉，从这个角度来讲，《黄帝内经》是对的。

梁冬： 但是这样就弄乱了，按道理说，上午是一天当中的春天，怎么又变成了阳中之阳？

徐文兵： 从温度来讲，上午是低的，下午是热的。但从趋势来讲，上午的太阳是往上走的，阳是往上的。常言说

▶ 有句话叫"欺老不欺小"——我宁可跟老家伙干一仗，但不欺负年轻人，因为你这"老棺材瓤子"没几天活头了，可谁知道年轻人将来有多大发展。

"物极必反"，一过正午，太阳就会往下走，尽管它还很热。

春天属于阳中之阳，夏天是阳中之阴

梁冬：如果从一年的角度来看，春天算阳中之阳，还是阳中之阴呢？

徐文兵：按《黄帝内经》的理论，按温度趋势来看，春天属于阳中之阳，一年之计在于春。

梁冬：那夏天是阳中之阴了？

徐文兵：夏天是阳中之阴，它还属阳，所以我们要"冬吃萝卜夏吃姜"，吃点热乎的。

夏至一阴生，过了正午，过了夏至，湿气就起来了。有一个挺著名的故事——"道家挤兑孔子"。很多北京人说"你挤兑我"。"挤兑"是什么意思？

梁冬：你别问了，直接说吧！

徐文兵：你应该知道，到银行提现叫挤兑，挤着去兑换，拿着储存凭据兑换成现金。银行一招挤兑就完蛋了，乘人之危或者是故意刁难人，北京人叫"挤兑"。

道家挤兑孔子的故事有很多，其中有一个故事叫《两小儿辩日》：话说孔子带着学生周游列国，路上碰见两个小孩，这两个小孩在争论一个话题——太阳什么时候离我们近？

梁冬：这是老庄他们编的故事吧？

徐文兵：不是，清朝从国外请了几个研究天文学的传教士，这些传教士到中国乡下去传道，突然发现那里大字不识的农民对星相都有研究，而且不比他们差。中国人的这种智慧传承有几千年的传统，不要小看。

梁冬：不立文字。

◀ 从温度来讲，上午是低的，下午是热的。但从趋势来讲，上午的太阳是往上走的，阳是往上的。常言说"物极必反"，一过正午，太阳就会往下走，尽管它还很热。

◀ 夏天是阳中之阴，它还属阳，所以我们要"冬吃萝卜夏吃姜"，吃点热乎的。

◀ 乘人之危或者是故意刁难人，北京人叫"挤兑"。

徐文兵：这两个小孩辩日，人家不是讨论分糖你多我少的问题，而是在讨论比国家大事还大的事。其中一个孩子说，早晨太阳离我们近，因为早晨太阳看着最大，当然离得近；中午太阳变小了，所以离得远。这是不是一种论据？

梁冬：对，如果从他的角度来看是这样。

徐文兵：这是从大小看太阳。另一个小孩说不对，早晨冷，中午热，太阳是一个大火炉，它离我们近的时候热，离我们远的时候冷，当然是中午离得近。俩人争论不下，去问孔子。孔子也不知道，只得掩面而逃。

这其实跟我们说的阴阳问题相关，早晨太阳是阳，还是中午太阳是阳？我们还得尊经，就是按《黄帝内经》所讲：早晨6点到12点，太阳趋势是往上升的，尽管温度不是很高，但是那叫阳中之阳。

梁冬：哦，有道理！

徐文兵：别把下午的热火朝天当成阳，因为趋势在下降。

▶早晨6点到12点，太阳趋势是往上升的，尽管温度不是很高，但是那叫阳中之阳。

▶别把下午的热火朝天当成阳，因为趋势在下降。

3. "日中至黄昏，天之阳，阳中之阴也"

中午至黄昏，自然界的阳气是阳中之阴

梁冬："日中至黄昏，天之阳，阳中之阴也"，什么意思？

徐文兵：这继承了"平旦至日中，天之阳，阳中之阳也"这句话，从中午12点到黄昏，"月上柳梢头，人约黄昏后"，黄昏大概是晚上6点以后。"月上柳梢头"，就是月出地平线，我们管它叫"阴旦"，太阳出来叫"阳旦"。

《汤液经法》里面有"小阳旦汤"，就是桂枝汤，还有"大阳旦汤"，即桂枝加桂汤。古代用的桂枝是肉桂。你别以为是小枝枝杈杈，桂枝要去皮的，如果用现在的小桂枝，把皮剥了就啥都没了。

有"阴旦"就有"阳旦"，有"小阴旦汤"，就有"大阴旦汤"。"小阴旦汤"是黄芩汤，"大阴旦汤"是"小柴胡汤"。还有青龙白虎汤、大小青龙汤、玄武汤、真武汤、朱雀汤，朱雀汤就是黄连阿胶鸡子黄汤。

梁冬："鸡子黄"是什么东西？

徐文兵："鸡子黄"就是鸡蛋黄。鸡蛋里面是分阴阳的，鸡子黄是阴。黄连阿胶鸡子黄汤用来调治心中烦、不得卧等少阴病。

梁冬：鸡蛋黄属阴，那蛋白就属阳了？

徐文兵：《伤寒论》里面写得很清楚，用黄连阿胶鸡子黄汤，取蛋黄，把蛋清撇掉，把蛋黄搅到"搅令相得"，就是说

◀ "月上柳梢头"，就是月出地平线，我们管它叫"阴旦"，太阳出来叫"阳旦"。

◀ "鸡子黄"就是鸡蛋黄。鸡蛋里面是分阴阳的，鸡子黄是阴。

把药煎好以后放到碗里，温度低于100℃。你不要煮它，煮了就没用了，然后把两个鸡子黄打进黄连、阿胶熬的汤里面，"搅令相得"，然后喝掉。

梁冬：怪不得我的朋友吃鸡蛋的时候不吃蛋黄，光吃蛋白。

徐文兵：那是阴中求阳。我们调治那些心的阴血虚到了极点的人——一伸出舌头血红而且没有舌苔，舌头上沟壑纵横，心碎了不知道多少遍，这叫镜面舌，需要滋补阴血，就用黄连阿胶鸡子黄汤。

梁冬：就用这个方法。

徐文兵：古代的方子都有青龙、白虎、朱雀、玄武，这是伊尹《汤液经法》中的方子，《伤寒论》保留了一部分。"人约黄昏后"就是从中午12点到晚上6点——天之阳，阳中之阴也。天气很热，但是这时候太阳是西下的，把它归到了"阳中之阴"，这就是《黄帝内经》的认识。

▶ 我们调治那些心的阴血虚到了极点的人——一伸出舌头血红而且没有舌苔，舌头上沟壑纵横，心碎了不知道多少遍，这叫镜面舌，需要滋补阴血，就用黄连阿胶鸡子黄汤。

4. "合夜至鸡鸣，天之阴，阴中之阴也"

从日落到半夜，自然界的阴气是阴中之阴

"三更灯火五更鸡，正是男儿立志时"

梁冬："合夜至鸡鸣，天之阴，阴中之阴也"。

徐文兵："合夜"是什么时候？

梁冬：应该是天黑吧？

徐文兵：这里面落了一句话，我们应该说"夜半"。"鸡鸣"是什么时候？

梁冬：早上两三点钟，三四点钟，要不是半夜？

徐文兵：你把不正常当正常，半夜鸡是不会叫的。古代有一句诗叫"三更灯火五更鸡，正是男儿立志时"。古代人学习，要到三更天——半夜三更（jīng）。学到子时12点还不睡，稍微睡一会儿就到了五更天，四五点钟又起来了——"闻鸡起舞"，风雨如晦，鸡鸣不已，这是古人治学的勤奋劲儿。

梁冬：越来越觉得那种"两耳不闻窗外事，一心只读圣贤书"的境界挺好。

徐文兵：挺好，你得心静。现在人是"风声雨声读书声，声声入耳；家事国事天下事，事事关心"，最后搞得一团糟。鸡鸣就是接近平旦的那个时间，而平旦是6点。

有一种神鸟叫朱雀，为什么叫朱雀？它有火热之性，是对应南方的，跟太阳是同步的。春天到了，候鸟来了；太阳

▶ 现在人是"风声雨声读书声，声声入耳；家事国事天下事，事事关心"，最后搞得一团糟。

往回缩了，冬天来了，候鸟走了。鸟儿每天起得最早，我们还没睡醒，就被鸟叫吵醒了——"春眠不觉晓，处处闻啼鸟"。鸡、鸟属于一类，叫得非常早，早晨太阳还没出来那会儿它们就开始叫了。我们姑且把鸡鸣和平旦放在一块儿。

晚上6点到半夜12点，是阴中之阴

徐文兵：合夜相当于什么时候？

梁冬：夜半子时。

徐文兵：就是说从晚上6点到半夜12点阴开始了，阴开始这一段《黄帝内经》落掉了。阴开始了就是什么？

梁冬：阴中之阳。

徐文兵：是阴中，《黄帝内经》后面说从合夜到鸡鸣，就是从半夜12点到天亮，这叫阴中之阳，然后是什么？

梁冬：鸡鸣至平旦。

徐文兵：那么，从晚上6点到半夜12点是阴中之阴。

梁冬：前面讲到"人约黄昏后"，这个"昏"可能就是黄昏，那个阳中之阴，就是天开始黑了。

徐文兵：阴气始生，然后到半夜12点，这是子时，正对午时的那一段。古代人都叫打更（jīng），打更就是"注意火烛、小心盗贼"，值更的人，我们叫更（gēng）夫。一般叫一更天、二更天。

梁冬：一更是什么时候开始啊？

徐文兵：把半夜三更一对就知道了。半夜三更对子时，11点到凌晨1点是三更天，它正对着的那个时间应该是12点，就是正时。往前推，9点到11点是二更天。一更天是7点到9点。

> ▶ 半夜三更对子时，11点到凌晨1点是三更天，它正对着的那个时间应该是12点，就是正时。往前推，9点到11点是二更天。一更天是7点到9点。

梁冬：我一直以为半夜三更是两三点钟的时候。

徐文兵：半夜就是三更天。四更天是人熟睡的时候，一点到3点，就是我们说的丑时。到五更天鸟叫了，人就该起床了，这是3点到5点。我们说"起五更睡半夜"，什么意思？半夜12点才睡，早晨4点来钟就起了，这说明人很辛苦。但现在我们一般都在二更天睡觉，五更天醒来。古代人大概是5点到7点就点卯上班了，多辛苦啊！

梁冬：据说古代那些朝廷官员一大早5、6点钟，天还黑着，就在宫门口等着点卯，古代做官也很不容易。

徐文兵："芙蓉帐暖度春宵，从此君王不早朝"，唐玄宗自打有了杨贵妃以后，起不来床了，累的。

梁冬：不容易。

徐文兵：《黄帝内经》把二十四小时大概分成四块：从平旦到日中、日中到黄昏、黄昏到合夜、合夜又到鸡鸣。我跟很多注家理解不太一样的是：他们把鸡鸣放在半夜三更。看过高玉宝的《我要读书》那个小说和连环画的都知道《半夜鸡叫》的故事。

说有个恶霸地主叫周扒皮，尖酸刻薄，为了逼着农民、长工到地里干活。他半夜起来到鸡窝那儿学鸡叫，然后鸡就开始叫起来了。古代人没有表，作息时间就是根据鸡叫。鸡叫头遍，大家该起床了；鸡叫二遍，洗漱完毕，然后吃点东西，鸡叫三遍就要下地干活了。

梁冬：那时候没有劳动合同法。

徐文兵：没有劳动保障法，所以他们把鸡鸣对到半夜。我认为这书上有错解，漏了一点东西，不能把半夜闹成鸡鸣。

梁冬：回到文章里面，说到"故人亦应之"。

徐文兵：就是说人体阳气的变化是跟着一天二十四小时

> ◎ 古代人大概是5点到7点就点卯上班了，多辛苦啊！

> ◎ "芙蓉帐暖度春宵，从此君王不早朝"，唐玄宗自打有了杨贵妃以后，起不来床了，累的。

> ◎ 人体阳气的变化是跟着一天二十四小时走的。

走的。从早晨6点到中午12点，人的阳气萌动很厉害，是上升趋势。我们经常说"一年之计在于春，一日之计在于晨"。《四气调神大论》里面讲，"春三月，此谓发陈，披发缓行，以使志生""广步于庭"，让自己早早起来，对一天的工作做一系列的筹划。

可是我们现在人，早晨阳气生发的时候还在昏睡。昏睡是什么？

梁冬：收敛阳气？

徐文兵：昏睡是阴，该阳的时候不阳，该阴的时候不阴。该到半夜睡觉，睡不着；该到阳气生发的时候，起不来。现在人就是完全跟自然节奏不同步，而且还是反其道而行之。

在某个时辰，你的心神在关注某个脏腑

徐文兵：关于分二十四小时对应二十四节气，有人发明了"子午流注学说"。现在一些搞中医普及的人，经常提到"子午流注"，它其实是跟这儿来的。

梁冬：关于这个"子午流注"的情况，可能很多朋友都很关心，其实还有一个"灵龟八法"。

徐文兵："灵龟八法"是扎针的方法。《黄帝内经》指出一个大概的方向，后面的医家根据这个观察，说一天"阳气"是那样变化的，它也有个节奏。那么，我们人体的阳气，人体对自己身体各个器官脏腑的关注程度也有重点。在某个时辰，你的心神大概在关注某个阳气、某个脏腑，我们总结出一个更细的——二十四小时对应十二脏腑的理论，简单地称之为"子午流注"。

子是子时，午是午时。简单概括这个时辰，我们有十二

▶ 二十四小时对应十二脏腑的理论，简单地称之为"子午流注"。

个时辰，从子时开始，然后到亥时结束。

每一个时辰都与一种动物有关

徐文兵：这个还对应了十二个动物，这个更有意思，它是观察物候——不同的时间段有不同的动物在活动，然后一一对应了一种动物。

比如说，子时对应的是哪个动物？

梁冬：老鼠。

徐文兵：老鼠是半夜出来活动的。人睡着了，突然"窸窸窣窣""叽叽喳喳"，老鼠在磨牙，这跟它的属性有关。现在很多搞科研的人，把给人吃的药喂给老鼠吃，你觉得这从哲学上合理吗？

梁冬：应该是有问题的，对吧？

徐文兵：是有大问题的，老鼠跟人的生活节奏、节律是完全相反的。

中药有个巴豆，大家都知道巴豆能让人泻肚子，泻得厉害还可能把人泻死；但是巴豆给老鼠吃了，老鼠拉不出屎来。巴豆另外的一个名字叫肥鼠丸，老鼠偷吃巴豆以后会越吃越胖。如果你拿巴豆喂老鼠，能让老鼠增胖，然后再用到人身上，就把人给拉死了。

梁冬：这个故事太经典了，说明拿老鼠做试验这个事情的荒谬性。

徐文兵：非常荒谬，我见过很多打着科学旗号发展中医的人，他们拿动物做实验。还有一个人做实验制造一种食积症，要体验中医能够消食化积。他给驴不停地吃，最后驴不想吃了，就打驴。我说，你这是在制造食积症还是在制造肝

◎ 中药有个巴豆，大家都知道巴豆能让人泻肚子，泻得厉害还可能把人泻死。但是巴豆给老鼠吃了，老鼠拉不出屎来。如果你拿巴豆喂老鼠，能让老鼠增胖，然后再用到人身上，就把人给拉死了。

郁？所以很多现代人都不尊重人的差异性。

梁冬： 我还听说，有的中医学院在老鼠身上针灸，扎个足三里什么的。

徐文兵： 没准还给老鼠治病呢！还有，可以制造相思病。

梁冬： 相思病是什么病？

徐文兵： 两只老鼠，或两只猴本来是一对配偶。在发情期就让它们隔着一块玻璃，互相看见，但是碰不见，说是要制造情欲不遂的动物模型，然后再用中药，证明中药能调治害了相思病并出现一系列症状的人。

> 这好比夫妻两地分居，给夫妻每人吃点药，就能治相思病，荒唐吗？太过分了。

梁冬： 这好比夫妻两地分居，给夫妻每人吃点药，就能治相思病，荒唐嘛！太过分了。所以，应之时就是子午流注，对不对？

徐文兵： 子时代表老鼠出来了。丑时是 1 点到 3 点，为什么那会儿对应的是牛呢？牛一般在丑时反刍——就是把胃里面吃进去的草料捯出来，然后放到嘴里去嚼。牛在反刍的时候，叫丑时。下一个呢？

梁冬： 寅。

徐文兵： 寅对应的是老虎。老虎是猫科动物，早起的鸟儿有虫子吃，老虎在这个时候已经出动了，起得非常早。然后是卯时，对应的是兔。

梁冬： 卯时，点卯。

徐文兵： 这个时候该上班了，兔子出来了，直奔虎口，一个食肉动物，一个食草动物。"辰"时呢？

梁冬： 辰龙。

徐文兵： 龙到底是什么东西呢？我个人研究，龙是古代跟鳄鱼有近亲关系的一种冷血动物，披鳞挂甲，它必须等太阳升到一定时候，才出来活动，所以叫辰龙。巳蛇呢，蛇是个冷血动物，足够暖的时候，它才出来活动。到了中午，是午马，辛苦奔波，一日千里的那个马。

梁冬：按道理说，阳气最盛的时候，马应该是更冷才行吧？

徐文兵：为什么更冷？它阳气足啊！

梁冬：龙，蛇，都是因为冷，所以要等到太阳出来。最热的时候，应该对应最冷的动物。

徐文兵：马有阴阳两面，它的奔跑能力、负载能力都挺强，但马的胆子最小。很多年前上演过一部电影叫《青松岭》，里面描写一个钱倌赶车，马路过一棵枯树，"呱"就惊了，古代的"惊"字是（驚），上面是一个尊敬的"敬"，底下是一个"马"，比如"惊骇"，"骇"字旁边也是个"马"。可见，马的胆子很小，它阴的一面很容易受到惊吓，因为通心。

中午这个时辰，12点是通心的。要养心的人，中午这会儿可以眯一会儿。

然后就是"未时"，未时对应的是羊。人们都说羊肉热，其实羊奶更热。

羊是对食物非常挑剔的一种动物，所以一般人工圈养成功率不是很高，只好放养。中国人的文化从很大程度上来说，是"羊"文化。我们的很多字都是和"羊"有关的。"美"，美不美？羊大为美；"吉祥"的"祥"，右边是一个"羊"；"善良"的"善"，上面是一个"羊"；义（義）字，上面也是一个"羊"……

梁冬：那"羊"之后呢？

徐文兵："羊"之后是"申"，对应的就是"猴"了。讲这个不是为了讲十二生肖，而是观察一下物候，各种动物在什么时候活动得比较厉害。时辰跟我们的身体是有关系的，下一步就对应到十二臟了。

▶ 中午这个时辰，12点是通心的。要养心的人，中午这会儿可以眯一会儿。

酉是鸡，为什么对应鸡呢？黄昏以后鸡就出现了一个问题——鸡醒得早，跟着太阳走；太阳一落山，鸡的眼睛就看不见了，这叫雀盲症。一到酉时，就是到了5点至7点这个时间段，好多鸟儿就赶紧回家了，或者栖息下来，不飞了。为什么不飞了？因为它们看不见了。其实这就是维生素A缺乏症。很多人也会出现这个问题，一到黄昏眼睛就看不见了，赶紧炖点儿猪肝、羊肝儿吃。

酉时后就是"戌狗"。戌时是狗，狗开始守夜。"亥时"是猪，它开始呼呼大睡了。这是观察动物如何随着十二时辰阳气的变化而变。

时辰跟人的脏腑也是对应的。我们先确立一个四季。确立四季，先立两个"至"，冬至和夏至。这俩日子一定，一年就一半儿、一半儿分开了，然后再立两个"分"，春分、秋分。冬至和春分之间，就是立春。

梁冬：所以立春应该是在12点到6点中间吧？

徐文兵：3点立春。古代的道家都是3点起来修炼、打坐、吐纳、呼吸。

梁冬：所以，很多朋友想追求出家人的生活，这是很不容易的。

徐文兵：那得7点睡。普通人7点还看新闻联播呢，8点还等着看电视连续剧呢！

梁冬：很不容易啊。

徐文兵：立春，针对二十四节气那个时辰，就是凌晨3点。立夏在6点到12点中间，就是上午9点。立秋是下午3点，立冬是下午6点。这个四季都区分好了：春生、夏长、秋收、冬藏！一日之计在于晨！立春那天可能还冷着，不建议早早起来，过了春分的时候你就该早早起来了。

▶ 立春，针对二十四节气那个时辰，就是凌晨3点。立夏在6点到12点中间，就是上午9点。立秋是下午3点，立冬是下午6点。这个四季都区分好了：春生、夏长、秋收、冬藏！一日之计在于晨！立春那天可能还冷着，不建议早早起来，过了春分的时候你就该早早起来了。

很多人把自己的身体当成机器了

徐文兵：很多人找我看病以后，改变了一个生活观念，他们原来都是东奔西走、不停地忙着；后来，他们想开了：你忙啥呢？这么忙、这么累，图啥呢？他们发现，原来先前是以妄为常！第一改变了"妄"，第二改变了生活习惯。

我们很多人是点灯熬油、置之死地而后快——把自己置于危险的境地以后，突然脑子里出现了灵感。有的人还抽着烟，不停地抽，满屋子烟雾缭绕，处于缺氧状态，这种状态导致人到特别危险的时候本能就会被激发，然后会有好多灵感，很亢奋，然后文思泉涌，"哗哗哗"就写。但这是一种不健康的方式，这叫"杀鸡取卵、竭泽而渔"，我建议他们慢慢改一下，试试改成早晨5、6点钟，鸟儿在叫、空气清新的时候，推开窗户换换气，在那会儿写点文章，也会有灵感。

梁冬：有一个技术问题，我看到有一则广告：有一群人深夜的时候很亢奋，上火了，然后来一杯凉茶。深夜很亢奋然后喝凉茶，这样好吗？

徐文兵：这就是雪上加霜、害上加害。夏天，外面很热，然后你灌一杯冰水，外面受热，肚子里边受凉，受两个夹攻，结果中暑了。中暑的表现是又有热又有湿。

我见到很多人心情特亢奋，或是性欲很亢奋的时候会冲个冷水澡。其实那一点儿用都没有。我们都知道，比如说普通的东西着火了，我们拿水给它浇灭了；如果化学试剂着火了，比如汽油着了、柴油着了，或者什么化学燃料、烯料着了，那会儿你越滋水，火越大。怎么办？就拿土埋，或者是拿那种专门灭化学燃料的泡沫，把它覆盖了，隔绝空气。

调治心火或者是性欲的火，应该用一种专门平衡它的热性的东西，而不是靠物理降温。所以，很多人是里面燃烧心火，外面又受着冰水的刺激，让两个邪气共同干掉自己。

梁冬：我觉得这个哲学就是"很多人把自己的身体当成机器了"。因为他把自己的身体当成机器，所以他自然而然就有了机器观念。

徐文兵：简单而粗暴。

很
多人是自己干掉自己而不自知。

5. "鸡鸣至平旦，天之阴，阴中之阳也。故人亦应之"

从半夜到清晨，自然界的阴气是阴中之阳

梁冬："鸡鸣至平旦，天之阴，阴中之阳也。故人亦应之"，是什么意思？

徐文兵：我读的这本《素问》有一个脱漏，在正常的《素问》里边，它把鸡鸣规定成半夜子时，半夜鸡就开始叫了；把合夜对应成黄昏，所以从合夜至鸡鸣，天黑了是阴，这段时间是逐渐走向特别黑暗的阶段，属于阴中之阴。

半夜子时是最黑暗的，但黑暗之中孕育着阳光。冬至一阳生，到半夜之时尽管最黑暗，但阳气也开始生发了，所以黄帝把从半夜到平旦——就是天亮那个阶段——也是黑夜叫作"阴中之阳也"。这是古人对一天二十四小时的一个分类方法。

◀ 半夜子时是最黑暗的，但黑暗之中孕育着阳光。叫作"阴中之阳"。

我们趋炎，古人附势：对阴阳的看法

徐文兵：古人跟我们一般人的认识是不一样的，我们一般用"天热不热或者冷不冷"来评论阴阳。而古人看趋势，看你将来发展的势头。

尽管不是很热，但你的势头很旺，我就跟着你走。有个成语叫趋炎附势，我们判断是趋炎：下午热，应该是阳中之阳；上午冷应该是阳中之阴，这其实不对。

◀ 我们一般用"天热不热或者冷不冷"来评论阴阳。而古人看趋势，看你将来发展的势头。

243

古人是附势，看发展的势头，别看上午不是很热，但太阳一直是往上走的，这个是发展势头，属于阳中之阳；虽然下午很热，但是太阳逐渐在往下沉，这就属阳中之阴。

这就好比炒股，炒股票是在大家都入市火爆的时候，有的人就看出要走下坡路了，人家马上就抛了，我们还追着往上赶，接着就被套进去了。借你一双慧眼，你就能看出一个事物的发展势头来，这需要人用心去体会。

梁冬：你觉得中国的股市是阳中之阳，还是阳中之阴呢？

徐文兵：作为医生来讲，我觉得应该恪守职业道德，就是看病时心情一定要平静。如果你去炒股，你的心情跟股市一样起伏跌宕的话，我觉得就不可能有一种平静、安详、平和的心去体会病人的脉搏。

梁冬：很多人都认为炒股是生活职业之外的事情，算是业余爱好，其实，当你真正投身股市之后，就没有那么从容了。

▶ 作为医生来讲，我觉得应该恪守职业道德，就是看病时心情一定要平静。

6. "夫言人之阴阳，则外为阳，内为阴"

人的身体，外部为阳，内部为阴

什么叫和谐

梁冬：接下来，我们讲"夫言人之阴阳，则外为阳，内为阴"。

徐文兵：《金匮真言论》第二部分的第一段讲的是怎么划分昼夜的阴阳，我们前面也讲了"子午流注"，就是说从子时一直到午时，然后再到亥时。依据这段话，后世发展出了"子午流注"理论，它把各个时辰对应的臟腑，都按经络——我们后天之气流注的顺序，全部给贯穿起来。比如说，从3点到5点是属于肺，5点到7点又属于大肠，7点到9点属于胃，这就是我们的经络理论对《黄帝内经》的进一步发明。

接下来，我们讲第二部分的第二段，开始划分人的阴阳。

知道四季的阴阳和昼夜的阴阳的目的，是让你用自己的臟腑经络气血去应和天地的节奏和变化，就两个字：一个是要"和"，另一个要"谐"。

"谐"就是一样，共振频率是一样的。天亮了你出来，日出而作；天黑了你休息，这叫"谐"。

什么叫"和"呢？就是天气太冷的时候，你要去穿棉衣、睡火炕，不要冻坏了；夏天太热了，你稍微在树荫底下坐会儿，扇扇扇子，不要让自己热得中暑，这叫"和"。"和"是

> 知道四季的阴阳和昼夜的阴阳的目的，是让你用自己的臟腑经络气血去应和天地的节奏和变化，就两个字：一个是要"和"，另一个要"谐"。

245

不同，"谐"是同。

快到崩溃的时候一定要"和"，往极点走的时候一定要"谐"

梁冬：什么时候应该"和"，什么时候应该"谐"呢？

徐文兵：要掌握那个"度"，所以中医不好学，原因就在这儿呢。很多人问路说：你告我从哪儿走吧，我应该往哪个方向走？那我就问了，你是采取什么方式？开车来、还是坐地铁来，或者坐直升飞机来？另外，你什么时间来？赶上高峰，你走的路线和平常的路线就不一样。

所以我们经常说："道可道，非常道"，意思是说，你不给我具体条件，我就没法给你指一个方向。但是还是有一个规律可循，你先知道天地的阴阳、昼夜的阴阳，然后知道你的阴阳，知道你的限度，这样你就知道什么时候去"和"，什么时候去"谐"。

梁冬：可不可以这样理解呢？在限度比较低的方面就先"谐"，"谐"不了就"和"。

徐文兵：快到崩溃的时候一定要"和"，在往极点走的时候一定要"谐"。好比夫妻打架打到快离婚的时候，肯定一个人得服软，你如果还是"谐"的话，两个人都那么硬，你硬我也硬，那就只能崩盘了。你硬的时候我软一下，我回头再收拾你，敌进我退，敌疲我扰，这叫"和"。

梁冬：这就是敌人是弹簧，你弱他就强。

徐文兵：这个度的把握，就是为人处事的聪明和智慧，包括养生保健。如果你想维持身体健康，也是维持一个系统，要让它发挥到极致，这是往那个极点走，这会儿一定要

▶ 你先知道天地的阴阳、昼夜的阴阳，然后知道你的阴阳，知道你的限度，这样你就知道什么时候去"和"，什么时候去"谐"。

"谐"。冬练三九、夏练三伏，这是年轻的时候干的事儿，快到极点、快崩溃的时候，一定要"和"了。知道退让、知道妥协，人就活出来了。

什么叫辅佐

徐文兵：我们经常说一句话叫"辅佐"，你说过：辅佐中国文化发扬光大。这个"辅佐"用得很好。中国文化有好的一面，我就顺着他走，这叫辅一把；对于糟粕的一面，压抑人性、为统治者服务的一面，我就要提出批判，要抛弃它或者批判它，这叫佐。

佐就是不同，我们经常说意见相佐，炖肉的时候加点儿佐料。什么叫佐料？肉是寒性的，我就加点热性的，这叫佐料。我们现在不说文言文，都说白话文。一说白话文，就把古代文言文那种反义词也连在一块儿，变成一个同义词了。我们经常说，你怎么这么不舍得？本来舍和得是反义词，现在变成了一个词叫"舍"。

梁冬：中国文化的文字很有意思，辅佐，舍得，全都是相反的意思。

徐文兵：我们经常说：你辅佐一下他，你是辅他一下，还是佐他一下？古代人讲：这个人有王佐之才。什么叫王佐之才？敢揭龙鳞、敢触怒龙颜，敢给皇帝提反对意见的那个人叫有"王佐之才"。只会拍马屁，阿谀奉承，皇上说往东就往东，皇上说往西就往西，那叫光辅没佐。我们说和谐社会，和谐社会难道就是和吗？或者难道都是谐吗？该和的时候要和、该谐的时候要谐。

梁冬：这个辅和佐、和与谐、舍与得都是不一样的。所

◀ 冬练三九、夏练三伏，这是年轻的时候干的事儿，快到极点、快崩溃的时候，一定要"和"了。知道退让、知道妥协，人就活出来了。

◀ 中国文化有好的一面，我就顺着他走，这叫辅一把。对于糟粕的一面，压抑人性、为统治者服务的一面，我就要提出批判，要抛弃它或者批判它，这叫佐。

◀ 佐就是不同，我们经常说意见相佐，炖肉的时候加点儿佐料。什么叫佐料？肉是寒性的，我就加点热性的，这叫佐料。

◀ 和谐社会难道就是和吗？或者难道都是谐吗？该和的时候要和，该谐的时候要谐。

以，在这样的一个过程当中，我们就发现了中国文字是怎样被改造成为这样一种情形的。你觉得它后面的原因是什么呢？

徐文兵：把繁体字简化成现在的简化字是为了扫盲。扫盲倒是让大家都认得字了，可是大家都离开繁体字原来那个样，大家都不识字了。这没办法。

我觉得，把基础打实了，大家先扫了盲，然后认了字，再一步步发展。这样可能地基打牢了，以后还能发展。但是中国文化有一个特点，它是早熟而且有特别超人的智慧。我们不能把这些优秀的金字塔尖的东西砍掉，为了寻求那种地基的平衡。

▶ 中国文化有一个特点，它是早熟而且特别有超人的智慧。

阴阳学就是关系

梁冬：继续往下讲，"夫言人之阴阳，则外为阳，内为阴。"

徐文兵：这开始触及到中医最核心的一个理论——阴阳理论。记得我们上中医学院的时候，学中医基础就会讲阴阳理论。

▶ 为什么要学阴阳理论？阴阳和矛盾是什么关系？

当时，我问一个老师，为什么要学阴阳理论？另外，我还问了一个问题，阴阳和矛盾是什么关系？我们学过毛主席的《矛盾论》和《实践论》。这个阴阳和矛盾有什么区别？包括古代人学中医也会讲阴阳。但是总有一个问题就是，老师不告诉你为什么要讲阴阳。

梁冬：是不是老师也不知道呢？

徐文兵：老师可能知道，但你没下好功夫，没到点拨你的时候，人家就不告诉你，姑且这么理解。

如果没有交换，关系就不成立

徐文兵：我们讲《上古天真论》和《四气调神论》，其实讲的是人和天地的关系。把天地去掉，我们是在讲一种关系，就是你来到这个世界上，你活在这个世界上，跟你生存的环境肯定有关系。什么叫关系？

梁冬：relationship！

徐文兵：我觉得关系姑且这么理解：就是一种物质、能量和信息的交换。如果没有这个交换，关系就不成立。

比如说，拉关系、走后门得拎两瓶酒、拎条烟，这叫"我拿物质去交换"；

我穷得没有烟、没有酒，但是我还想拉点关系，怎么办？我上你们家，给你们家扫院子、换煤气罐。好多人靠这种热忱的服务，也获得了领导的青睐，最后也得到了他想要的东西。这叫"奉献能量"，我给你干活——把你家院子扫干净、把你的皮鞋擦得倍儿亮。

拍马屁是信息交换。我要说好话"你怎么长这么帅呀""你这个事怎么干得这么漂亮啊"，这叫信息的交换。

所以，人和人想发生关系，离开这三个，则不成立。

我们想研究错综复杂的关系，就像研究数字一样，要把它想象得简单一点儿，把所有的关系归结成最简单的一种模型——我想用一种抽象的东西概括所有的关系，怎么办？你得找一个东西，那么最基本的关系是什么？男女关系。

归根到底就是说，不管和自然界也好，人和人之间也好，想发生这种物质能量和信息的交换，最起码要具备两个元素，我们就把它称阴、阳。

中国也用阴阳代指男、女关系或者性行为。用一个抽象

◀ 我们讲《上古天真论》和《四气调神论》，其实讲的是人和天地的关系。

◀ 不管和自然界也好，人和人之间也好，想发生这种物质能量和信息的交换，最起码要具备两个元素，我们就把它称阴、阳。

的东西，概括了很多具体形象的东西。比如我们说 1，你给我拿出个 1 来。你伸出一个指头，我说那不是 1，那是一个指头。到底 1 是什么？1 就是给人灌输的一个抽象概念，它虽然不代表具体的东西，但是它涵盖了你可以代指的任何东西——一个苹果、一个梨……

其实，阴阳是我们中国人的智慧符号，代表了人和自然界、人与人、身体内部各个脏器之间存在的错综复杂的关系。

我想把复杂的东西简单化，怎么办？我创立了一个关系学，这个最基本的关系学叫做阴阳，就是一个男一个女，一个向阳面的，一个向阴面的，一个空的一个实的。

五行是一种极端抽象的，但是无所不包容的东西

徐文兵：那么，我想为更复杂一点儿的东西做解释，就是解释人和自然、人与人之间的更多关系的时候，我又发展出来一个五行。五行学说说的也是关系。金、木、水、火、土相生相克，但它们绝不代表具体的事或者物。

我们经常说，木就是树，金就是铁，其实不是。五行是一种极端抽象的，但是无所不包容的东西，可以解决更为复杂的关系。当这五个还不够的时候，那就有了《易经》的八卦，导出六十四卦推广无穷。

道家的文化是研究关系的文化。阴阳学说就是把所有的复杂的东西简单化。所以，一个好的老师是把复杂的问题讲简单了。当一件简单的事别人越讲你觉得越复杂的时候，你就得想想，这个人是不是在"以其昏昏，想使人昭昭"。

中医学、阴阳学，都是关系学。现在医学研究生命，研

▶ 阴阳是我们中国人的智慧符号，代表了人和自然界、人与人、身体内部各个脏器之间存在的错综复杂的关系。

▶ 五行学说说的也是关系。金、木、水、火、土相生相克，但它们绝不代表具体的事或者物。

▶ 中医学、阴阳学，都是关系学。

究到细胞、基因、核糖核酸RNA、脱氧核糖核酸DNA，十分细微。但是能不能高屋建瓴，有一种把握大局的方向，概括人到底怎么了。这个人病了，能不能简单地告诉我原因？可以，答案就是：阴阳不协调。

梁冬：深刻。但是会不会有人说这个东西太笼统？

徐文兵：现在需要的就是笼统。因为现在很多东西走到了死胡同，"只见树木不见森林"，只讲技术不讲方向。而中医学千百年来一直是高屋建瓴，站在一种宏观的高度，指示人们正确的方向。

领袖是把复杂的事情简单化的人

梁冬：记得，有一次我在EMBA课堂上，有位老师讲的一句话非常好，他说：管理者是把简单的事情复杂化的人，领袖是把复杂的事情简单化的人。

徐文兵：为什么叫领袖？有的人是可以做宰相、做皇上的，有的人只能去做师爷，做刀笔吏，这就是他们着眼的角度不一样。古人有句话叫"刀笔吏不可以做公卿"，还有句话叫"宰相肚里能撑船"。宰相是把握宏观大局的人，可以容下一些是是非非的小事。可是刀笔吏是拘泥于细节，抠着字眼不放的人，做不成大事。但是具体事情让他去办，你放心。

人得找对自己的位置。如果你作为医生，却只有刀笔吏的眼光，患者说我胃疼，你就给人家看胃。那很多心脏病患者的早期症状都是以胃疼来表现的。然后，你给患者开点颠茄、三九胃泰、胃乃安，让他回去吃，当晚患者就会心脏病发作。

如果是一个高屋建瓴的大夫就能从患者胃疼的局部探察

> 管理者是把简单的事情复杂化的人，领袖是把复杂的事情简单化的人。

> 宰相是把握宏观大局的人，可以容下一些是是非非的小事。可是刀笔吏是拘泥于细节，抠着字眼不放的人，做不成大事。但是具体事情让他去办，你放心。人得找对自己的位置。

全身，发现患者有胸痹（中医叫胸痹）——心脏病早期的症状。如果患者有这种心气、心阳不足的问题，又赶上了冬至的节气，心的阳气更受压抑，这个病有可能在阴中之阴，半夜子时之前发作。所以，患者千万不能子时上厕所，不能在厕所那个最阴的地方。

可见，中医大夫是一个宏观的战略家。以前说"不为良相，则为良医"，相就是宰相，有宏观战略眼光的人，绝对不是具体的技术工人。

人不是零件组成的

徐文兵：补充个例子，"只见树木，不见森林"，看病容易出现一个问题——把患部当成零件，忘记了这个零件跟人的全身有密切的关系。

我看过一个病人，是个中年妇女，乳腺癌手术后她就用一种药抑制，防止乳腺癌复发。但是这个药的副作用会让子宫粘膜充血，后来她的子宫粘膜里面长了很多子宫肌瘤。她吃完这个药，医院开药大夫做回访，对她说，我们只管乳腺。这是一个大夫义正辞严说出来的话。而且这个病人还告诉我，给她吃这个药是一个大夫，当年给她做手术的是另外一个大夫。

四年后，医院有一个癌症的存活期的回访。回访时大夫说："你现在怎么样？"她说："我现在还活着呢，但是我的子宫上长了很多肌瘤，包括宫颈外面都长出来了囊肿。"大夫说："你不要跟我说这个，我只问你乳腺。"这都是实实在在的例子。

如果一个医生给人看病，只看局部，那么作为整体的人，她的感受、她的生存质量，谁考虑过？

以前有句话叫党指挥枪。为什么叫党指挥枪？党在政治

▶ 如果一个医生给人看病，只看局部，那么作为整体的人，她的感受、她的生存质量，谁考虑过？

的高度上决定这些军事家们，就是职业军人们的枪往哪个方向打，什么时候该打，什么时候不该打。军阀就没有这个战略眼光，没有代表全人民利益的高度。他们只不过是看哪有钱、哪有地盘就冲上去。

所以，我认为医生一定要有哲学素养，医生一定要学哲学，一定要学中医。因为中医就是在战略高度上，把患者当人，而不是把患者当作机器——可以分拆、分解。中医不会把患者当动物，不会离开天地这个系统把人孤立出来去研究。

梁冬：很多人以为人和天没有联系，没有一根绳子联系，就是没有联系的。手机还没天线呢，不是一样可以联系！

徐文兵：这就叫关系。有人只看见物质，你给我来点什么烟和酒，没有看到能量有交换、没有看到信息有交换、没有看到一个眼神都代表着一种交换。

梁冬：你说到这个地方的时候，我想起不少人以为自己是一个科学分子，其实他是站在牛顿物理学的基础上来看待科学的。牛顿的这个假设，是事物可以被拆分成若干部分的。这其实是经典牛顿物理学的一个观念。这种观念是科学的——我们称之为最初层次。

男人身体有个地方应该凉，女人身体有个地方应该热

梁冬：接着往下讲，"夫言人之阴阳，则外为阳，内为阴。"

徐文兵：这就开始划分人的阴阳了。我们首先看到的人是一个肉身，就是所谓的"形而下者谓之器"。大家都能看见、摸得到的，我们先分它。

◀ 我认为医生一定要有哲学素养，医生一定要学哲学，一定要学中医。

◀ 很多人以为人和天没有联系，没有一根绳子联系，就是没有联系的。手机还没天线呢，不是一样可以联系。

◀ 有人只看见物质，你给我来点什么烟和酒，没有看到能量有交换，没有看到信息有交换，没有看到一个眼神都代表着一种交换。

▶ 肉身暴露在外的部分我们称为"阳"，藏在里边的就是"阴"。

肉身暴露在外的部分我们称为"阳"，藏在里边的就是"阴"。

梁冬：像舌头这种可伸出来又可放进去的，是"阳"还是"阴"呢？

徐文兵："阴中之阳"！实际上，阴阳无限可分。比如阴阳图，一边是黑，一边是白。但白的里面又有黑的，黑的里面又有白的。

男人属阳，应该是热的，但是男人身上有一个地方特凉，而且千万不能热了，热了就会坏事儿，这就叫阳中有阴；

女人属阴，应该是寒的，但女人身上有个地方特别热。那个地方一凉，例假不来了，胎儿存不住，就要流产。

学会了阴阳，人可能就会活得更轻松一点儿

▶ 学会了阴阳，就学会了辩证法，就学会了不钻牛角尖的思维，学会了变通，人可能就会活得更轻松一点儿。这就是我们讲的"人之阴阳"。

徐文兵：所以，学会了阴阳，就学会了辩证法，就学会了不钻牛角尖的思维，学会了变通，人可能就会活得更轻松一点儿。这就是我们讲的"人之阴阳"。

这个阴阳，简单来分就是说，朝着太阳的一面，能让太阳照着就是"阳"，太阳照不着的阴面就是"阴"。

7. "言人身之阴阳，则背为阳，腹为阴"

人的背为阳，腹为阴

人的抱负是从哪里来的

梁冬：下面接着讲"言人身之阴阳，则背为阳，腹为阴。"

徐文兵：身是什么？

梁冬："身"和"体"不一样吧？

徐文兵："身"是身躯，身躯就是我们的腔子。身躯的阴阳怎么分呢？书上说了"背为阳，腹为阴"。

为什么呢？当你四肢着地的时候，后背是冲着太阳的，腹部是背着太阳的。而且从抗击打能力来讲，背上的抗击打能力强，胸腹的抗击打能力差。还有，老子有一句话：万物负阴抱阳，冲气以为和。

梁冬：这种话很深刻，什么意思啊？

徐文兵："负"是什么意思？我们经常说"抱负"——这人很有抱负！从哪儿来的？从负阴抱阳来的。这人气魄有多大，简直就是头顶蓝天，脚踩大地。那种感觉叫"抱负"，这是从《道德经》来的。

"负阴抱阳"是什么意思

徐文兵：负，是背负的意思，就是你的后背好像背着一

◀ 我们经常说"抱负"——这人很有抱负！从哪儿来的？从负阴抱阳来的。这人气魄有多大，简直就是头顶蓝天，脚踩大地。那种感觉叫"抱负"，这是从《道德经》来的。

袋东西，背的是阴，怀抱着阳。这人是什么姿势？面南背北。

我们在北半球，太阳是在南面，这个人站桩的时候是什么姿势？

梁冬：面南背北。

徐文兵：皇帝都是面南背北——背负着北面，面朝着南面，这个姿势是养生的最佳姿势。这简直就像电池放电，阴极阳极一对。你的背是阳，接的是阴；你的胸腹是阴，接的是阳，所以这是一个站立、站桩的姿势——负阴抱阳。

在这种状态下，浩然正气就会动起来。

梁冬：这叫做"冲气以为和"。

徐文兵：如果是面朝着北背着南，就叫不和——阴对着阴。

▶ 皇帝都是面南背北——背负着北面，面朝着南面，这个姿势是养生的最佳姿势。

8. "言人身之臟腑中阴阳，则臟者为阴，腑者为阳"

臟属阴，腑属阳

内臟也分阴阳

梁冬：讲到人身体的阴和阳。一般人都知道外面是阳里面是阴，舌头属于阴中之阳，也知道"背上是阳，腹部是阴"。但很多人并不知道肚子里的臟腑也分阴阳。所以，"言人身之臟腑中阴阳，则臟者为阴，腑者为阳"。

徐文兵：或者念成"臟"（cáng）者为阴，腑者为阳。"臟"是个多音字。封藏在里面，我们念作臟（cáng），单独把它当成一个名词来念，我们管它叫臟（zàng），五臟——肝、心、脾、肺、肾，全不能拿出来玩，你摸不着。

很多人自个儿吃的不合适想吐，一抠嗓子眼儿，"哗"，吐出来了。证明有些臟器你是能摸得着的，包括现在做内窥镜检查，做胃镜，伸根管子进去能看见胃，现在还做些内窥镜的手术。

你能看得见，说明它还有阳的一面。这种器官我们称之为"腑"。什么叫腑呢？就是盖一座房子，里面能放东西，开开门能进去，这叫"腑"；藏在深宅大院里面，没门可走，也进不去的那个叫"臟"。中医把五臟六腑也分成两组，能摸得着、看得见的，跟外边相通的叫腑。腑一共有六个。

◀ 盖一座房子，里面能放东西，开开门能进去，这叫"腑"。藏在深宅大院里面，没门可走，也进不去的那个叫"臟"。

9. "肝、心、脾、肺、肾五脏皆为阴。胆、胃、大肠、小肠、膀胱、三膲六腑皆为阳。"

五脏是阴，六腑是阳

什么叫三膲

徐文兵：我们先说脏。肝、心、脾、肺、肾五脏皆为阴。"心"指的是心胞，肉心，就是我们现在解剖学上说的那个心，它是一个有形的器。

其实，古代人说的"心"泛指人的心理活动，包括心神、情志、情绪、情感、思想。

这叫"五脏为阴"。下边儿是胆、胃、大肠、小肠、膀胱、三膲。

梁冬："三膲"是什么东西？三膲就是胆、胃、大肠、小肠、膀胱吗？按中医观点，三膲六腑皆为阳，阴中之阳嘛。

徐文兵：我师从的门派有一位大的医家，也是位大的道家，叫周潜川。他是集道家和中医，还有一些其他方面学问之大成的一个人。他把《内经》的很多理论验证并且发展了。他认为三膲就是我们的胰腺。《黄帝内经》里面就缺少两个器官，胰腺没有，男人的阳中之阴也没有。但是肯定有代指它们的东西，胰腺就是三膲。

▶ 古代人说的"心"泛指人的心理活动，包括心神、情志、情绪、情感、思想。

258

梁冬：那男人的阳中之阴是用哪个代指？

徐文兵：我们也有考证，《黄帝内经》里有一句话叫"凡十一臟皆取决于胆"。很多人奇怪，五臟六腑的六腑里有个胆。中医还有一个"奇恒之腑"。

奇恒之腑里面包括脑、髓、骨、脉、胆、女子胞（子宫、卵巢），也有一个胆，怎么回事儿？其实这个"胆"不是那个胆，按陕西话说就是"蛋"（睾丸）。学生记错了，记成了"胆"，这是题外话。按照周潜川老师的理论，三膲就是指人的胰腺。胰腺既是一个内分泌器官，又是一个外分泌器官。

什么叫内分泌，什么叫外分泌

梁冬：到底什么叫内分泌，什么叫外分泌？

徐文兵：内分泌就是说，把激素直接释放到血液里，也就是臟里，不往外排。

比如说肾上腺素，肾上腺或者脑垂体、甲状腺，它直接分泌到血里面。分泌到血里面的就是胰岛素，是降血糖的。但是胰腺又是个外分泌器官，它把分泌出来的酶，直接释放到我们的腑里面——消化道里面、十二指肠里面、小肠里面。它分泌胰腺淀粉酶、胰腺脂肪酶，或者是蛋白酶去消化食物，所以，胰腺像一个门轴儿一样，可以往里开，也可以往外开，我们称它为少阳，少阳处于半表半里。

◀ 胰腺像一个门轴儿一样，可以往里开，也可以往外开，我们称它为少阳，少阳处于半表半里。

有糖尿病，是三膲出问题了

梁冬：糖尿病，跟胰腺是有关的吧？

徐文兵：有糖尿病是三膲出问题了。我们管糖尿病叫

"三消"——上、中、下三消。上消表现出来是消渴，就是说能吃能喝，食欲亢盛；中消呢，就是吃了就化，特别容易饥，消谷善饥。刚吃了一顿饭，但很快又饿了；下消就是兜不住尿，吃了就拉，人会变得特别消瘦。

现代医学说糖尿病是胰岛素的问题，中医说，是三膲——上、中、下三膲出问题了，这其实是对得上号儿的。

梁冬：通常调治三膲的病有什么样的心法和手法呢？

徐文兵：三膲我讲过了，就是当你胰腺的消化脂肪的这些酶出问题的时候，你就要从外面去补充。

我们以前洗手用的叫胰子，其实就是动物的胰脏，它能够化油腻，所以胰腺出了问题，要有意识地去以脏补脏，用一些动物的脏器去调治。还有一点，三膲对应的时辰是猪的时辰，9点到11点。所以，胰腺不好、得糖尿病的人最好在9点以前睡觉。

梁冬：看完《新闻联播》，充其量再看一下《焦点访谈》，就差不多该睡了。我们讲到胆、胃、大肠、小肠、膀胱、三膲，六腑皆为阳。那么。阴阳图中空心的部分是什么？

徐文兵：空心的部分是腑，是阳。我们叫六腑是"传化物而不藏"，就是吃进去东西，如果留在那里就变成实心了，本来是阳却变成阴了。六腑像一个传送带，是对外开放的，先接纳进来然后排出去，有营养的留下来，没用的或者是没营养的排出去，这是六腑的功能，我们叫更虚更实。比如说，胃实的时候，小肠是空的，等胃把这个实物磨成乳糜传到小肠以后，胃就空了，小肠便实了。胃总是保持这种虚位以待，然后传送下去的状态，我们管这种状态叫运化！

梁冬：所以说，虚怀若谷是阳气很足的表现？

徐文兵：虚怀若谷是谈到心理的一种层次了，就是说你能

▶ 所以，胰腺不好、得糖尿病的人最好在9点以前睡觉。

▶ 看完《新闻联播》，充其量再看一下《焦点访谈》，就差不多该睡了。

接纳不同的意见，能接受更新的信息，不是我满了，就抗拒一切。很多人是带着很重的偏见去学中医的，这就像茶杯里面倒满了水，你想再往里倒，就不可能了，除非你先倒出一部分。

我们管六腑的运化功能叫阳。运其实就是指食物从吃进来到排出去的过程。如果一个人体内阳气足，就会运得很好，但是现在很多人吃进去的东西不运。不运的原因，一个是阴太过，吃得太多；另外一个原因就是阳气不足，六腑的肌肉收缩弹性太弱了。

很多人是带着很重的偏见去学中医的，这就像茶杯里面倒满了水，你想再往里倒，就不可能了，除非你先倒出一部分。

太极拳的本意是恢复我们的本能

梁冬：有一个朋友曾经跟我说，太极拳的本质其实就是通过身体的晃动，让自己的内脏产生摩擦。

徐文兵：太极拳的本意是忘我，忘掉后天赋予你的畸形、刻意、强迫的我，恢复到你的本能，本能会让你动。

梁冬：为什么太极拳是这个样子的呢？

徐文兵：太极拳、形意拳，包括八卦掌，很多内家拳在打拳之前，第一件事叫练功。听说过一句话没有？练武不练功，到老一场空。

什么叫练功？练功实际上就是把气搞顺了。练功就是先蓄气，先把气蓄起来，有了本钱，然后再把气运到它该去的地方。现在人都是花拳绣腿、有形无气、打架子，打着打着就断气了。所有的道家的内家拳或者中医，都要练气的。

太极拳的本意是忘我，忘掉后天赋予你的畸形、刻意、强迫的我，恢复到你的本能，本能会让你动。

练功就是先蓄气，先把气蓄起来，有了本钱，然后再把气运到它该去的地方。

脏腑也要各安天命，各守本分

梁冬：肝、心、脾、肺、肾，五脏皆为阴。

徐文兵： 阴有一个说法，也是《黄帝内经》说的：臟者，藏精气而不泻也。腑者，传化物而不藏也。这就是说，各归其位。

我经常给学生讲，别走错了厕所。男人进男厕所，女人进女厕所。你是臟，就要做符合臟的本性的事；你是腑，就去做符合腑的本性的事。这叫各安天命、各守本分。如果是臟在运、在化，在传化物而不藏，这个人就是在漏精、在失血。本来应该是藏精气而不泻。所以，人流血、流汗、遗精，都是将本来应该藏的精气给泻掉了。

有网友问我，徐大夫，你对献血怎么看？我说，献血救人一命，胜造七级浮屠。但是，很多打着某某专家幌子的人，说献血没有害处，而且还能促进造血细胞的分泌——越献血、血越多。这就是灭绝人性，睁着眼睛说瞎话了。那献血的人就成犯贱了，血多得没地方放了，每个月抽它200、400毫升的。

要知道，血都是肾精所化，本来在血管里流动，外界强行粗暴地插进来一个针头管子把血抽走，这其实就是在抽走献血者的精气。

梁冬： 女性一辈子比男性献血献的多，不管是有意无意的，但为什么女性的平均年龄要比男性高？

徐文兵： 女性出血的那地方正好是阴中之阳，是孕育胎儿的地方，是最热的。要知道，女性子宫一受寒，她的月经就不来，或者就闭经了，或者就会痛经，那儿就寒住了。

这就是各安其位、各司其职，它从该出血的地方出血，那是正常的。

▶ 人流血、流汗、遗精，都是将本来应该藏的精气给泻掉了。

▶ 献血救人一命，胜造七级浮屠。但是，很多打着某某专家幌子的人，说献血没有害处，而且还能促进造血细胞的分泌——越献血，血越多。这就是灭绝人性，睁着眼睛说瞎话了。

该藏精的地方，不要让它漏；该传化物，要让它漏

徐文兵：我碰到过一个中医大夫，他有个脊髓漏的毛病。什么是脊髓漏？我们身体后面有个脊柱，而他天生出来个漏管。这种人只要是身体一弱，或是出现一种病痛，就从那儿开始流脓。这个大夫说，你们都有六腑，我有七腑，我还有漏管，其实他是在漏精。

这是我小时候听他说的，等我长大以后，就觉得好像不对——您漏的是精，那是不该漏的地方！后来这个人很短命，死的时候体重就剩下四五十斤。

所以，该藏精的地方，你不要让它漏；该传化物，要让它漏。

很多人便秘，拉不出屎、尿不出尿，这都是六腑没有阳性了，没有传化之性了；很多人漏精，该藏精气却漏掉了，比如女人变成男人了，太张狂、太张扬。女人变成男人不好，男人变成女人也不好。

◀ 该藏精的地方，你不要让它漏；该传化物，要让它漏。

◀ 很多人便秘，拉不出屎、尿不出尿，这都是六腑没有阳性了，没有传化之性了。

心胞经比较弱的人对生死之事特别敏感

梁冬：咱们这个社会多元化，大家都可以朝着自己认可的方向发展。

徐文兵：各从其欲，皆得所愿。

梁冬：就像电影《入殓师》里面的一个镜头，主角表面是个女孩子，其实是个男孩子，但他想做个女孩子，所以各随其愿。

徐文兵：那个电影我看了，因为我从小对生死之事特别

敏感，属于心胞经比较弱的人。小时候，我爸骑车带我路过花圈店，我都不敢睁眼，就那么敏感，所以谈不上生而神灵，是生而敏感。后来在大学一年级时上解剖课，我摸着泡在福尔马林里面那些尸体，把自己那种"见了死人或者死尸就害怕"的心理纠正过来了。

看《入殓师》的时候，又唤醒我当年上解剖课的感觉。影片中有个情节是主角装殓了一个腐败的尸体，回家后，他老婆正好把鸡切好了，肉剁好了，准备涮火锅，他看后一下就吐了。其实那部电影非常好，揭示了人性。孔子说："未知生，焉知死"。其实这部电影是拿死人来说活人的事。任何国家都有大师，能拍出这样电影的人，绝对不是拍感官刺激的，让人看完以后没想法。反正看完这部电影以后，能让你想到很多。

肝、心、脾、肺、肾之间是相生的关系

梁冬：五脏皆为阴，它们有顺序吗？为什么是肝、心、脾、肺、肾呢？

徐文兵：对应木、火、土、金、水，它们是相生的关系。记得小时候跟我妈学中医，我妈告诉我，谈五脏中一定要把肝放在第一位，因为它代表春天、春生；而一般人都把心放在第一位。

梁冬：再次说明微言大义。古代的人，在任何一个地方，说话都有讲究。

徐文兵：孙悟空的老师敲孙悟空脑袋三下，孙悟空就知道：半夜三更子时师傅要传我道，就去了。我们被人敲三下，只知道疼得不行。

▶ 记得小时候跟我妈学中医，我妈告诉我，五脏中一定要把肝放在第一位，因为它代表春天、春生。

264

梁冬：就像钱超尘老先生讲的项背强（jiāng）几几，很多人叫强 shū shū。

徐文兵：我们上学的时候是念强 shū shū 的。

梁冬：前段时间请他来做《伤寒论》这个版本，他说，这个字不念 jī，也不念 shū，而是念 jǐn，他把几十个版本的《伤寒论》对照之后得出结论，认为这才能解释项和背紧张的那种感觉。

徐文兵：真正研究中医的人，研究的范围包括古医文、汉字，在这方面，钱老是一个大家。

◀ 真正研究中医的人，研究的范围包括医古文、汉字。

膀胱经是全身最重要的一条"排毒经"

梁冬：我们讲到，肝、心、脾、肺、肾是为阴，胆、胃、大肠、小肠、膀胱、三膲、六腑皆为阳。六个腑就是胆、胃、大肠、小肠、膀胱三膲。我们背上的膀胱经，据说是全身最重要的一个排毒经。

◀ 我们背上的膀胱经，据说是全身最重要的一个排毒经。

徐文兵："排毒"就是把中医通俗化了。没办法，为了普及中医，借用一些概念也是可以的。膀胱经属于足太阳，是我们的十二正经。十二正经是六臓六腑代表的经络，它和奇经八脉不一样。十二正经里面行走路线最长、穴位最多的经络就是足太阳膀胱经，一共有 67 个穴位。另外，它是足太阳，它走在哪？我们说背为阳，腑为阴，说一下它的经络名字，就大概知道它走在什么位置，这就是我们学阴阳的好处。

◀ 十二正经里面行走路线最长，穴位最多的经络就是足太阳膀胱经，一共有 67 个穴位。

"善诊者，察色按脉，先别阴阳。"先把队站对了，站错了就会出问题。足太阳膀胱经覆盖在我们的头顶、后背、腰，然后还有我们腿后面，最后走到小脚趾，它的行走路线特别长。更为重要的是，五臓六腑的腧（shū）穴，六臓六腑的腧穴，都在膀胱经上，所以你很难分清楚，你到底是在刺激膀胱经，还是在刺激六脏六腑在后背的代表穴。因此，它非常重要。

梁冬：所以，推背是很重要的了。

徐文兵：推背很重要，保护自己的腰背也很重要，而且我们得病的最早表现，伤的就是足太阳。

梁冬：我们以前谈到背背佳的事情，是吧？

徐文兵：戴背背佳就是干阴不阴、阳不阳的事。背为阳，应该是凸起来的；胸腹为阴，应该是凹下去的，所以应该是虚其心。

梁冬：有一点点驼背是好的吧？

徐文兵：不是驼背，而是把肩胛骨撑起来覆盖我们的背，把胸含进去，这是人的健康姿势。

现在强迫人们要"挺身而出"，这没错。在应急状态下，敌人冲上来，我们应该挺身而出，这是需要奉献自己的时候。但现在是和平时期，养生的时候你为什么要老挺着胸啊？挺胸的结果就是让女人变成男人，挺胸的同时就会凹背，让男人变成女人。

经典岂能鸟瞰

徐文兵：我们现在时常背一些儒家的经典，其实在古代，学中医都要背《黄帝内经》的。

梁冬：以前的中医是不是都会背《黄帝内经》？

徐文兵：中医学院的任应秋不仅会背《黄帝内经》，而且《十三经》都能背。这是从小培养出来的。我们上大学一年级的时候，当时是1984年，任应秋老先生去世。学校把老先生的遗体拉到八宝山火化，我们参加遗体告别，那会儿我

（侧注）▶ 推背很重要，保护自己的腰背也很重要，而且我们得病的最早表现，伤的就是足太阳。

▶ 现在是和平时期，养生的时候你为什么要老挺着胸啊？挺胸的结果就是让女人变成男人，挺胸的同时就会凹背，让男人变成女人。

266

还不知道任应秋是谁。后来，慢慢地我才知道《黄帝内经》很多的注释、训诂都有任老的功劳。可是现在，中国古代教育那种背经的童子功都不提了，怎么学习经典呢？在理解的基础上学习。说这话的人其实很狂，他把自己放在了很高的高度来俯瞰《黄帝内经》，可是《黄帝内经》最宝贵的东西恰恰是一般人难以理解的东西。

以前，我看一些战争类的电影，上级下了命令，下级理解要执行，不理解也要执行，而且要在执行中去理解。这才是打仗，才是尊重上级的一种表现。现在很多人现在是在批判地接受中医学，批判地接受《黄帝内经》，你算老几？

所以我觉得应该端正态度，先背再学。背会了以后，其实就是把古人的思想灌输在你的血液中、影响到你的灵魂，最后到你的行为、你说出的话、开的方子，不由自主地突然接通天地线了——拿根草棍能当箭、捏把香灰就能当药。

很多人说，这神了！其实不神，因为你的气势在那儿。所以还是要尊重古人，黄帝的老师给他传道的时候，都是要沐浴更衣焚香的，在那种虔诚状态下学出来的知识与带着一种疑惑、鄙视的心理学出来的知识，完全不一样。

◀ 黄帝的老师给他传道的时候，都是要沐浴更衣焚香的，在那种虔诚状态下学出来的知识与带着一种疑惑、鄙视的心理学出来的知识，完全不一样。

认识、了解一件事物的目的，是为了知道接下来该怎么做。

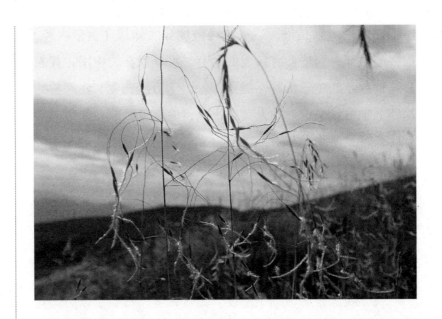

10. "所以欲知阴中之阴，阳中之阳者，何也？"

认识自然阴阳和人体阴阳以后你要干什么

梁冬： 前面我们讲了一个人的身体有阴有阳，有阳中之阳、阴中之阳、阴中之阴、阳中之阴，肝、心、脾、肺、肾五脏皆为阴，胆、胃、大肠、小肠、膀胱、三膲六腑皆为阳。接下来讲"所以欲知阴中之阴，阳中之阳者，何也？……"

徐文兵： 这就讲到了认识自然阴阳和人体阴阳以后你要干什么？第一诊断、第二治疗。目的在这儿，我们现在很多学科诊断很先进，诊断完了怎么治？"目前尚未发现有效的治疗方法。"与其这样，我还诊断干嘛呢？所以，认识自然阴阳、认识自身阴阳的目的是施针石，是为了治疗。

▶ 认识自然阴阳、认识自身阴阳的目的是施针石，是为了治疗。

11. "为冬病在阴，夏病在阳"

冬天得病易伤肾，夏天得病易伤心

徐文兵："为冬病在阴，夏病在阳"这句话不大好理解——冬天得的病，容易伤得比较深，容易伤到肾。肾本来是阴，它又在下边，是阴中之阴，所以冬天生病容易伤到肾。

冬天一定要闭藏，一定要养精蓄锐，不要轻易地漏精，不要去出汗，不要去冬泳。因为冬病容易伤到你的阴。夏病在阳，说的是夏天主心，心是阴中之阳。夏天容易热，容易出汗，容易伤到自己的心，所以有些人觉得胸闷喘不上来气。

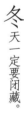 冬天一定要闭藏，一定要养精蓄锐，不要轻易地漏精，不要去出汗，不要去冬泳。

冬天一定要闭藏。

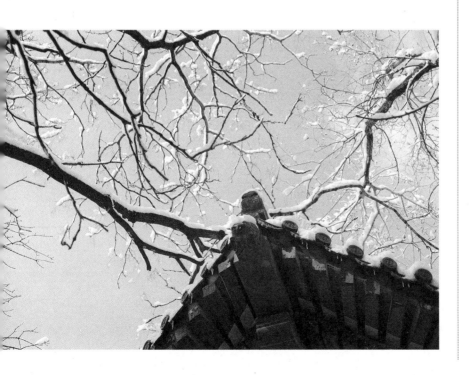

12. "春病在阴，秋病在阳"

春天淂病易伤肝，秋天淂病易伤肺

梁冬："春病在阴，秋病在阳"是什么意思？

徐文兵：春病在阴。这个阴就是指肝，肝是阴中之阳。所以，春天容易伤到肝；秋病在阳。肺是华盖，属于阴，但是它在身体的上面。所以，秋病容易伤到肺。

冬夏秋春分别会伤到肾、伤到心、伤到肺、伤到肝。怎么调治呢？每个脏对应着它的腑，每个脏又有它的经络。这时候，我的针扎不到你的心上、肝上，但是我可以刺激你的经络，通过调整经络取得一种阴阳的平衡。

脏和腑是一一对应的，但是腑有六个，脏有五个。心有两个意思：心胞和心。

梁冬：所以，所谓的五脏其实是六个。

徐文兵：六脏六腑。最高级别的脏是无形的存在，藏的是神。

什么叫"针砭时弊"

徐文兵：施针石是什么意思呢？

梁冬：针，是指针灸、针刺，灸是艾灸吧？

徐文兵：艾灸。

梁冬：石指的是砭石吧？

▶ 冬夏秋春分别会伤到肾，伤到心，伤到肺，伤到肝。怎么调治呢？我的针扎不到你的心上、肝上，但是我可以刺激你的经络，通过调整经络取得一种阴阳的平衡。

徐文兵：没错。有句话叫针砭时弊。砭是什么东西？《异法方宜论》里面讲东、南、西、北的水土不同，人们的饮食不同，生活习惯不同，感受的天地之气不同，所以得的病也不一样，治疗方法也不一样。砭石是治东边的人得的病。东边大概就是现在的山东、渤海一带。他们常吃海产品，鱼生火、肉生痰，所以容易身上长疮、疖子、臃肿、化脓。脓熟了以后，就需要将脓包挑破，排脓。这需要一个锋利的切割器。在原始社会，原始人把石器打磨得特别锋利，拿那个东西做手术刀，用以排脓放血。所以，"故砭石者，亦从东方来"。砭石是中国东部地区发展起来的。

砭石是很锋利的石刀。电影情节里有"打架"的场面——"哐"一下把啤酒瓶底子一敲，留出来那种极端锋利的东西——砭石！以前，有的农村人被毒蛇咬了，需要切疮排脓、放血，他们就把那瓷碗，"哐"掰碎，瓷碗那个茬儿露出来了，极端锋利，用它割破肉，一放血，便可以杀菌消毒，这都是砭石。为什么叫"针砭时弊"，就是时弊需要"拿砭石最锋利的地方刺一刀"，用这种痛苦的方法去解决。

◀ 为什么叫"针砭时弊"，就是时弊需要"拿砭石最锋利的地方刺一刀"，用这种痛苦的方法去解决。

13. "皆视其所在为施针石也"

有些病要用针石调理，有些病要用艾灸

梁冬：下面接着讲"皆视其所在为施针石也"。

徐文兵：举个例子，比如说，冬病在阴，当寒气深入到人的体内，伤了人的肾气，经常有两种表现：一个是冻疮，一个是静脉曲张。

我调治过几个老人，他们在冬天去趟那种结冰碴儿的水，被冰水一激，体内的气血人为地、本能地收缩。结果，他们的下肢静脉曲张得特别厉害，鼓了起来，就像一条条特别粗的小蛇一样。这就是冬天的寒气伤到了人的阴血的表现。

梁冬：通常出现这种情况，该怎么办呢？

徐文兵："视其所在，为施针石也。"要调治这种严重的静脉曲张，中医古代的方法是放血，先看患者疮口大小，然后顺着经络的方向放血。现在这种放血疗法基本上失传了，但还有一种技术叫小针刀，也是古代这种砭石切割方法。

伏羲制过九针。以前的针不是我们现在用的这种细的针，有的像把小刀一样锋利，就是形状不一样。比如说，我们的肌肉有粘连，有条索纤维化，就需要把那个粘连部分切开，是一种先创伤再修复的过程。所以，出现严重的静脉曲张这种冬病就用放血疗法，把恶血、黑血放出去以后，把寒气泄掉，局部就能恢复到正常。

夏病在阳——出现了心病以后，"诸痛痒疮皆属于心"——

当寒气深入到人的体内，伤了人的肾气，经常有两种表现：一个是冻疮，一个是静脉曲张。

272

身上会出现红肿热疼的病，现在叫蜂窝组织炎，或者叫葡萄球菌感染，就是人的身上出现疔、疮、疖、肿的症状。

梁冬：红斑狼疮算不算？

徐文兵：红斑狼疮是另外一种病，属于免疫系统疾病，是自身分泌一种细胞来杀自己。痈、肿、疔、疮是体内一种热毒，通过皮肤外泄出来，医者要因势利导，等脓快熟的时候，切开、排脓、引流，然后伤口自然就愈合了，这也是"视其所在，为施针石"。

现在针砭的方法逐渐被西方的手术取代了，但是中医认识得比较深刻，知道有些东西在没成熟之前是不能切的，不是不分青红皂白都要切，包括体内一些癌症或者细胞。

我们老百姓都知道，有些疔疮如果在没成熟之前就去碰它，会把它惹恼，惹恼以后它就会变成淋巴管炎或者是局部的丹毒，所以我们要观察它成熟的情况。

有些癌症患者没做手术之前好好的，做完手术以后，癌细胞就全身转移了，跟惹恼了一样。中医的外科技术"匪夷所思"，不是一般人的智力所能理解的，可惜就是逐渐被淹没、失传了。

> 有些东西在没成熟之前是不能切的，不是不分青红皂白都要切，包括体内一些癌症或者细胞。

阳气不足、神不守舍的人去西藏后回来都有各种各样的问题

梁冬：广州有个很著名的杂志主编给我打电话说，上个月他跑到西藏去晒太阳，回到广州后，突然发生了许多很奇怪、很不顺的事情——先是身上长带状疱疹，消下去之后又长出了疝气。我认为这两个事情肯定是一种原因引起的。

徐文兵：带状疱疹和疝气都属于肝经的病。带状疱疹，

> 带状疱疹和疝气都属于肝经的病。

273

老百姓叫"缠腰龙"，我调治过好几例。表面上看，它是一种火热的、剧烈的疼痛，其中有个病人带状疱疹长在眼睛里——肝开窍于目嘛，它是沿着神经纤维的走向分布的，一般都是跟中医的肝、胆经相对的。另外，带状疱疹如果发在脸上，不及时调治还会引起面瘫。

梁冬：那个朋友去西藏是不是伤到了肝呢？

徐文兵：那就很难说了。现在人有点失魂落魄，不知道到处在寻找什么，可能在寻找自己失落的什么东西，很多人都千里迢迢跑到西藏。一般人就会遇到两个问题：一个是高原反应，再一个就是强烈的紫外线辐射。

梁冬：我听说，有些自身阳气不足、神不守舍的人去西藏，回来之后都有各种各样的问题。

徐文兵：因为西藏的水土、饮食等很多因素跟他不适应，四处乱跑，最后闹出一身病来。调治带状疱疹，其一，要解肝经的热毒，用一句话来讲叫"火欲发之"。因为肝属于木，肝经就好像一个干柴火堆，慢慢就着了。而柴火堆着了火，有两个办法，一个是拿水给它浇灭。可是这些人，肾水本身不足，浇不灭它。与其那样，不如"火欲发之"。

举个例子，森林着火以后，森林警察怎么灭火？先打隔离墙，然后每人拿一台鼓风机把火吹灭。强烈的空气流动一下带走了火的热量，让火苗低于燃点，自然就灭了。身体里面的火也是这样，要用一些辛凉解表的药，把肝经里面淤结的毒火散出去。这样做带状疱疹就发出来了。

小肠疝气是怎么回事？中医讲的疝气都是肝所主筋的附着、固定肌肉的力量弱了，于是一截小肠就从腹皮中蹦出来了，所以古代的中医治疗疝气，很多是不用手术的，除非出现了嵌顿、坏死。中医用调肝的药来治疗疝气，因为病根儿

▶ 现在人有点失魂落魄，不知道到处在寻找什么，可能在寻找自己失落的什么东西，很多人都千里迢迢跑到西藏。一般人就会遇到两个问题：一个是高原反应，再一个就是强烈的紫外线辐射。

▶ 有些自身阳气不足、神不守舍的人去西藏，回来之后都有各种各样的问题。

▶ 身体里面的火也是这样，要用一些辛凉解表的药，把肝经里面淤结的毒火散出去。

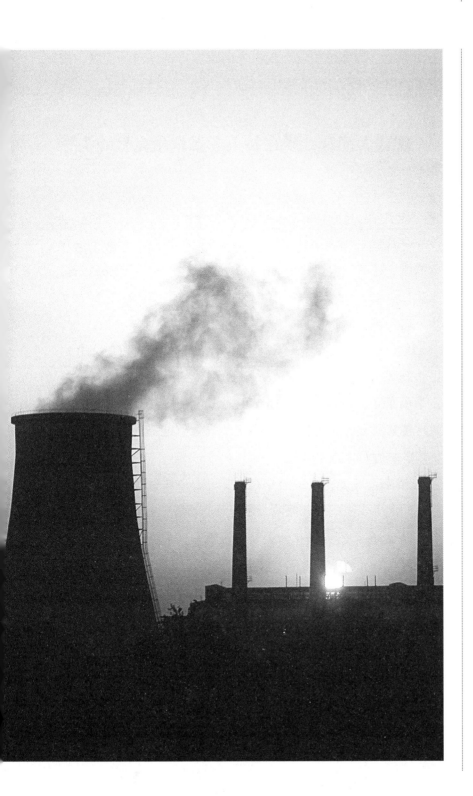

现代人活着累，其实是犯了根本性错误，一股脑往前冲，却没注意到大方向是错的。

还在肝上。你那位朋友表现出来的很多奇奇怪怪的症状，按中医的理论分析，都是跟肝有关的。

现代人都在"拼命挤上了泰坦尼克号的头等舱……"

徐文兵：什么叫"治病求本"？比如用三棱针放血。小孩一高烧就会出现那种39℃、40℃，高热惊厥，有的小孩开始抽风，还有的会出现神智昏迷。这时候，你摸摸他的胳膊，冰凉！怎么办呢？这就是我们讲的要"和"了。热的地方太热，这叫同。

他的手脚冰凉不热，我们可以让他热一下。该怎么办？捋胳膊。沿着这个手少阴——就是手臂的内侧，往下捋，捋到手温乎了，手指头有点血色了，再拿三棱针一点，这可以叫"视其所在，为施针石"，那个热马上就能退下来，包括扁桃体的脓肿都能退下来。

梁冬：我觉得应该给年轻的父母上一些这样的课，要不然他们大半夜去妇幼儿医院，多着急呀。

徐文兵：古人讲"为人父母者不知医为不慈，为人儿女者不知医为不孝"。现在一说孝敬父母，买两盒这金、那金，回去给爹妈了；一说关心孩子，就缺这缺那，其实家长是缺心眼。学医，不见得让你变成医生，你要学的不一定是医术，而是医道。知道大方向，你就不会犯那种愚蠢、根本性的错误，不会开着奔驰往沟里跑。现在都知道这个术的层面，大方向老闹错。

梁冬：用伯凡的话来说，就是"拼命挤上了泰坦尼克号的头等舱……"。

▶ 古人讲"为人父母者不知医为不慈，为人儿女者不知医为不孝"。

▶ 学医，不见得让你变成医生，你要学的不一定是医术，而是医道。知道大方向，你就不会犯那种愚蠢、根本性的错误，不会开着奔驰往沟里跑。

徐文兵：拼命挤，还打破头。

世上没有一招能够包治百病

梁冬：前面讲到了"皆视其所在，为施针石也"。石，是指砭石，可以切割，现在已经失传了。

徐文兵：现在，我看有些中医，遗失的一些传统的技术和文化，又开始有所恢复。比如说刮痧，刮痧其实也是砭石的一种。它是用一种比较软一点、比较圆润的石头刮。

梁冬：砭石不仅是指锋利的石头是吧？

徐文兵：锋利的石头是切割用的，你要刮痧就要用软一点的东西。记得小时候姥姥给我刮痧，用五分的那个钢崩儿刮——沾点水或沾点油，便开始刮。

这个刮痧，大家不要乱用。人家一说，艾灸好，所有人都去艾灸，其实阴虚火旺的人是不适合做艾灸的。一说，所有人刮痧可治百病，其实，那种没有热毒，没有特别强烈的瘀血在里面的人，不适合刮痧。

现在每个人都强调自己，我一招鲜，能吃遍天，包治百病。中医是讲"异法方宜"的，不同的病、不同的症，用不同的方法调治。东方人得病用砭石调治；西方的人得病用药调治，就是我们口服的汤药；南方人得病用针灸；北方人得病用艾灸。中原人"食杂而不劳"，可以做导引按跷——活动、宣达、畅通自己的肢体，让自己吃那么多的好东西消化掉。

所以，中医讲求"异法方宜"——不同的人、不同的病、不同的地域，要用不同的方法调治。刮痧，一定要因势利导，那种毒火或者热毒快出来的时候，你引它一下，让它出来得更利索。

◀ 阴虚火旺的人是不适合做艾灸的。没有热毒，没有特别强烈的瘀血在里面的人，不适合刮痧。

◀ 中医讲求"异法方宜"——不同的人、不同的病、不同的地域，要用不同的方法调治。

拿市场经济去发展医疗产业和教育产业，最后会把人害了

徐文兵：一次，我们去杭州天目山采药。采药的时候，我们的一个队员嗓子疼。他自认为受了热邪，就吃了点那种清热解毒的凉药，而且，他觉得热就吹了空调，然后嗓子疼起来了，但这是一种假热、不是那种真热。

结果，吃完这点儿清热解毒的药后嗓子越疼，然后就开始坐在那儿发呆、不想吃东西，有点烧起来了，还没等我动手给这位队员治病，他发痧了！当地人管中暑叫"发痧"，原因就是外面受了热，里面又受了寒，这种矛盾统一了起来。

发痧了怎么去治？这时，我们住的那个旅馆的老板说，我们这儿调治发痧很简单，就是揪痧，揪大椎。这个人真是热心肠，还没等我拿针，人家就上去，两个指头一对，就在大椎穴上"啪"一下，揪过去，那种紫的血印就出来了。我一看，对了，然后连揪了 10 下，我们那个队员马上神清气爽。

梁冬：西方有位管理学大师叫彼得·德鲁克，他说，教育和医疗是两个最重要的，不能用市场逻辑来推导的部分。

徐文兵：我跟他有同感，我说过，中国有两个职业是凭良心去做的，你拿再细的管理，定再细的法律，也管不了——一个是医生，另一个是老师。正如德鲁克所说，这是市场覆盖不了的。如果拿市场经济去发展这种医疗产业和教育产业，最后就把人害了。

大椎穴，去热毒功德无量

梁冬："背为阳，阳中之阳，心也；背为阴，阳中之阴，

> ▶ 调治发痧很简单，就是揪痧，揪大椎。

> ▶ 教育和医疗是两个最重要的，不能用市场逻辑来推导的部分。

> ▶ 中国有两个职业是凭良心去做的，你拿再细的管理，定再细的法律，也管不了它——一个是医生，另一个是老师。

肺也。"

　　徐文兵：前边讲的那个队员，就是被人揪这个大椎穴揪好的，而我们用针刺，清热解毒泄火的能力也特别强。

　　大椎穴在我们第七颈椎的棘突的下方，当你一弯脖子，后面顶起一个高高的骨头的下方，就是大椎穴。它是手上的三阳经——手阳明大肠、手少阳三焦、手太阳小肠经和督派汇聚的地方，它们的阳气都聚在那儿。

　　你想去掉身体里面多余的阳气，就在大椎那儿扎针或者刮痧，去泄气，然后去放血，泄掉血中那种热毒。你看那个店主的手法很快——两个指头一并，"呱呱"一揪，热毒就一下出来了。热毒出来，就不影响你的心、不往里面走了。这就叫"火郁发之"，给他散出来。

　　梁冬：是不是满脸青春痘、暗疮的人揪一揪，也有助于排出毒来呢？

　　徐文兵：满脸青春痘、暗疮的人不是真正的阳火，而是阴火，就是那个龙雷之火——性激素的火被挑起来了。不能用这种方法。

◀ 你想去掉身体里面多余的阳气，就在大椎那儿扎针或者刮痧，去泄气，然后去放血，泄掉血中那种热毒。

◀ 满脸青春痘、暗疮的人不是真正的阳火，而是阴火，就是那个龙雷之火——性激素的火被挑起来了。

14. "故背为阳，阳中之阳，心也。背为阳，阳中之阴，肺也"

背部为阳，阳中之阳是心，阳中之阴是肺

梁冬：前面讲到"阳中之阳和阳中之阴"。"阳中之阳"指的是心，"阳中之阴"指的是肺。

徐文兵：五臟里面居于胸腔的三个臟，是阴中之阳。对比肝肾来讲，位于胸腔里面的三个臟器还能分。

徐文兵：背的上半部是阳，背的下半部是阴。而背的上半部里面有三个臟器：心、心胞和肺。那么，这三者之中谁是阴，谁是阳？"阳中之阳，心也"，心叫"手少阴"，肺叫手太阴。究竟谁阴？

梁冬：那肯定是太阴。

徐文兵：对，太阴，肺。就是说，肺跟心相比就属阴。这都是相对的阴阳。分阴阳的时候，你一定要知道在跟谁比，参照物是谁。

▶ 分阴阳的时候，你一定要知道在跟谁比，参照物是谁。

15. "腹为阴，阴中之阴，肾也。腹为阴，阴中之阳，肝也。腹为阴，阴中之至阴，脾也"

腹部为阴，阴中之阴是肾，阴中之阳是肝，阴中之至阴是脾

徐文兵：下面说腹为阴，在腹腔里面也有臟器，肾臟、肝臟、脾臟。在这三者中，谁阴谁阳？阴阳是个关系，离开了关系，就别说阴阳。

梁冬：先前，很多人习惯性地认为，阴好像是某个物质。腹为阴，但阴中还得细分，腹腔里面有肝、脾，还有肾，刚才还讲到脾是"阴中之至阴"。

徐文兵：脾属土。

梁冬：脾是属于中和的吗？是阳和阴之间的皇天后土。

徐文兵：有人说，中医就是诡辩，其实不是诡辩，中医讲任何话都有上下文，有参照物。腹部有三个臟器，一个是肾，叫足少阴肾，它是藏精的；肝是藏血的，还是定期的，比如女性定期要来例假，它藏血还要往出放的。男人的肾藏精，也会定期放点儿。所以，肝是阴也有阳，但是肝在五行里面属于木，有生发之性，跟肾相比，肝就是阴中之阳。

肾主水，水曰润下，它往下流，是阴中之阴。

脾属于收，就是把六腑消化转化的营养统统纳入囊中，包括那些半消化、没消化的东西。好多人血脂高、血糖高、

▶ 肝是藏血的，还是定期的，比如女性定期要来例假，它藏血还要往出放的。

好多人血脂高、血糖高、痛风、尿酸高，其实就是六腑不好好干活，没把东西化好，没把活干好。结果，一些藏污纳垢的事都让脾吸收进去了。吸收到体内不是精，而是浊，搞得人就发病了。

痛风、尿酸高，其实就是六腑不好好干活，没把东西化好，没把活干好。结果，一些藏污纳垢的事都让脾吸收进去了。吸收到体内不是精，而是浊，搞得人就发病了。所以，我们给脾起个名字，叫"阴中之至阴"。

有时候你以为自己吸收的是精，其实是浊。

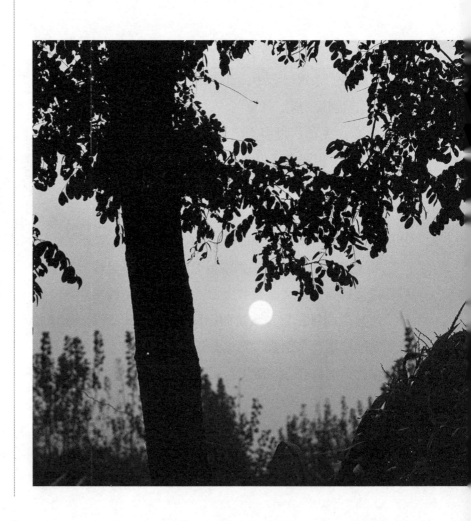

16. "此皆阴阳表里，内外雌雄，相输应也"

人体的阴阳、表里、内外、雌雄都是同气相求，同声相应的

徐文兵：这段话之前，黄帝的老师把我们身体里面的五脏六腑归了类，之后有一句话说：此皆阴阳表里，内外雌雄，相输应也。其实，他讲的都是阴阳。阴对着里、对着内、对着雌，阳对着表，对着外，对着雄。它们是相输应的。

"输"是什么意思？我们讲腧穴的时候说过，腧穴就是脏腑体内的气输送到体表。阴阳表里有一个互相的感应——同气相求，同声相应，所以"输"跟我们讲的腧穴的"腧"是同义词。"应"的繁体字"應"带一个"心"字底，意为呼应、对应。

"阴阳表里，内外雌雄，相输应也"就是说，当阳气出来的时候，所有跟它同一属性的东西都会跟着动，这是不以人的意志为转移的。所以，天亮以后，健康人在早晨5点到7点间先去大便，因为5点到7点是对应大肠的时间。然后，7点到9点肚子会饿。这其实就是人的阳气跟外面的气呼应了。

可是阴阳颠倒的人早晨起来要么不上厕所，要么就是五更泻，有一个表现尤其特殊：早晨7点到9点这些人肚子不饿。为什么？昨天吃了没消化——一个原因是昨天吃得太多了，另一个就是昨天虽然没吃多，但是胃肠不蠕动。他们的

◀"阴阳表里，内外雌雄，相输应也"就是说，当阳气出来的时候，所有跟它同一属性的东西都会跟着动，这是不以人的意志为转移的。

阳气变成阴的了，跟自然的阳气就不输应、不共振、不共鸣。

但是早晨胃里面还没排空，还存有一肚子东西，贤惠的媳妇和热心的老妈又把牛奶鸡蛋端上来了。"你得吃早饭。""我不想吃。""不吃早饭容易得什么什么病……"有些人从来不问问这个人饥不饥、饿不饿。所以，这种输应是天地之气呼应的。

我们每次到山上采药，一到九、十点钟，就困得不得了，而且在天上能看见星星。而在大城市这种灯红酒绿的环境里，越到晚上十来点钟，越兴奋，莫名的兴奋——我要去泡吧，要给朋友打电话吃夜宵，这是被一种邪气煽动起来了。所以，我们认识到，先把天地归类，再把自然、人体归类，然后去一一对应。对应了以后就和谐了，这样的话，人才活得舒服。一旦不和、不谐，人就要得病。

梁冬：这就好比拿一块磁铁石隔着一张纸去挥舞，可以看见上边有些东西在跳动，你所看到的那个景象，其实就是阴阳之间的互动互应。其实它是个"应"，但是那种磁铁、磁场的传达场或者力，你看不见。

比如说，当一个盘子里放着铁屑，你如何将它们排成有序的？底下放个磁铁，它本身有场我们管它叫"神"。只要轻轻触动一下那个盘子，给它一个震动，所有的铁屑就会按磁力线排好。

徐文兵：这是人在聪明地利用天然的力量。其实我们身体里面也有这样一个场。医生的作用就是在恰当的地方给一个恰当的力，其实就像一只小蝴蝶扇一下翅膀，然后它再恢复到这个状态。当你在足三里扎了一针，就相当于南美的蝴蝶振动了一下翅膀，你知道会引起反应了，会引起你整个胃的蠕动。昨天吃的东西又开始消化了，觉得饿了。中医认识

▶ 我们认识到，先把天地归类，再把自然、人体归类，然后去一一对应。对应了以后就和谐了，这样的话，人活得舒服，自然也舒服。一旦不和、不谐，人就要得病。

到这种关系，而且知道怎么利用。这就是人的聪明才智建立在自然的基础上。

现在有些人则是把自身的磁场屏蔽掉，然后再去排铁屑，真的是费力不讨好。

梁冬：这个例子太精辟了。很多人看不到有形的连接，就认为人的身体和外界没关系，其实显然是有的。

徐文兵：人体的表面好像没有关系，但无时不刻都存在着一种关系。

◀ 很多人看不到有形的连接，就认为人的身体和外界没关系，其实显然是有的。

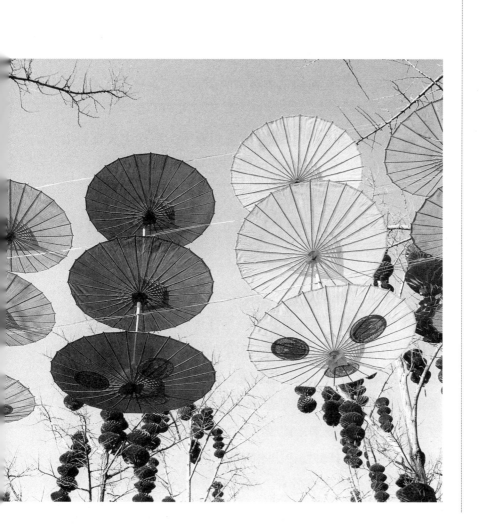

很多东西表面看着不觉得，其实它们互相关联。

如果人知道什么叫匪夷所思，就会变得谦卑一点儿

梁冬：如果你相信一见钟情，就了解了在茫茫人海中，有一些人你第一次见就觉得特别顺眼，而另一些人你就会觉得特别讨厌，这绝对是有一种超越物质的东西连接的。

徐文兵：超过你的意识。如果你知道匪夷所思，就会变得谦卑一点儿。很多东西不是你能想象到的，不是你的智力水平能达到的，哪怕使劲想，也想不通。这得开慧，得去修身养性。开慧以后，你突然会觉得原来匪夷所思的东西，猛然明白了。

梁冬：这个东西你不需要想明白，它本来就在那儿，只是你收不到。

徐文兵：后天强迫的意识太刻意了，把你先天那种共振——与自然共振的本能的频率破坏了。

我们为什么现在天黑了不睡、天亮了不想起……

徐文兵：有的人不了解什么叫共振，就会闹笑话。古代有一个故事：在一座庙里，有一个挂钟总是在半夜莫名其妙地响，没人敲它自己就会响。庙里的住持特别害怕，认为在闹鬼，结果来了一个人说能捉鬼，住持就摆下酒宴好好招待了他。其实，这个人就是拿个小挫刀在那挂钟上挫了几下，改变了那挂钟的频率，接收不到无形的空气中传来的波和振动了，半夜里这挂钟便再也不响了。

我们现在做的很多事，就相当于拿个小挫刀在挫自己，

▶ 如果你相信一见钟情，就了解了。在茫茫人海中，有一些人你第一次见就觉得特别顺眼，而另一些人你就会觉得特别讨厌，这绝对是有一种超越物质的东西连接的。

▶ 我们现在做的很多事，就相当于拿个小挫刀在挫自己，破坏了我们与生俱来的，与天地共振的频率。

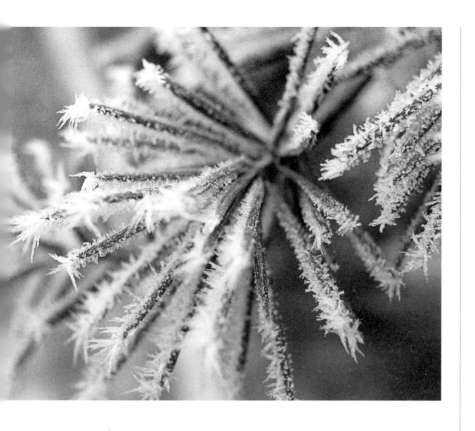

我们现在做的很多事，是自己在伤害自己。

破坏了我们与生俱来的、与天地共振的频率。小孩子玩个什么东西，哪怕撒泡尿、和点泥也特别高兴，因为他跟天地同步，是纯阳之体。一到晚上，八、九点钟困了，人就睡了。

　　现在，我们把自己那个频率破坏了，结果闹成天黑了不睡、天亮了不起，春天没有斗志，冬天反而想与天斗、与地斗，最后"唯求速死，生不如死"。

　　◀ 现在，我们把自己那个频率破坏了，结果闹成天黑了不睡、天亮了不起，春天没有斗志，冬天反而想与天斗、与地斗，最后"唯求速死，生不如死"。

17. "故以应天之阴阳也"

生命如何才能叫天天灵，叫地地应

梁冬：说到"故以应天之阴阳也"，我觉得这句话特别精辟。关于这句话还有什么补充吗？

徐文兵："应"这个词用得特别好。什么叫"不应"？叫天天不灵，叫地地不应。我理解的"应"是一种"回应"——你到山谷里叫一声："啊！我来啦！"那山谷里就会回应："啊啊啊，我来啦！"

有个回声。这叫回应，这个"应"就是当你跟上天地变化的点以后，出现的一种状况，叫"应"了。我们经常说，叫你的时候"答应"一声，吩咐个事"应"一声。不应的话，你心里就会没着落的。有时候想一件事、做一件事的时候，突然觉得这个事如你所愿，它就"应"了。

> 有时候想一件事、做一件事的时候，突然觉得这个事如你所愿，它就"应"了。

现在人最可怕的就是"不应"和"逆"

徐文兵：《黄帝内经》里有一个重要的篇章叫《阴阳应象大论》。比如，"天亮了"是阳，你就去"应"那个象，该起床了；天黑了，是阴，你去应它的象，去睡觉。"春生、夏长、秋收、冬藏"，这就叫"应"。

现在很多人都是：第一"不应"，天亮了我不起；第二是"逆"，这是最可怕的。越到晚上越折腾，越到阴中之阴的时

> 现在很多人都是：第一"不应"。天亮了我不起；第二是"逆"，这是最可怕的。

候越折腾。

认识了身体的这种阴阳表里、内外雌雄的变化以后，就要去做跟它一样的事情。比如说"雌雄"的问题，"雄兔脚扑朔，雌兔眼迷离"。怎么分辨兔子的公和母？那好办，我拎起来看呗——一看这人就没品位。

真正的哲学是举一反三，通过一个表象，然后归到一个类别里面就知道了其中的道理。就是说，"见一落叶而知秋""尝一脔肉而知一镬之味、一鼎之调"，这都是通哲学的人，有"慧"的人。

"雄兔脚扑朔，雌兔眼迷离"就是说，当两个兔子在安静的时候，雄和雌的表现不一样。雄兔子就在那里"扑棱扑棱"老乱动，雌兔子静若处子——眼睛迷迷离离的，又像睡又像没睡，就在那儿待着。这种情况下就能分出它是雄还是雌。"双兔傍地走，安能辨我是雄雌？"当兔子一块儿跑起来的时候，都处于阳的状态的时候，就不知道哪个是公的，哪个是母的了。这其实是"花木兰"自圆其说的词，就是说，当不打仗的时候，我穿着女装，荆钗布裙，在家里做饭织布；男人在田里耕地干活。而打起仗来的时候，我巾帼不让须眉，比你们男人还勇猛，"关山度若飞"。

这就是类比。

现在人活得是越来越浅薄、越来越直白了

徐文兵：古人说话特别储蓄，他的意思就是让读书的人去想，在读书的同时，让人同时发展了智力和慧力。现在人活得是越来越浅薄、越来越直白了，恨不能就是"你直接告诉我得了"。

◀ 认识了身体的这种阴阳表里、内外雌雄的变化以后，就要去做跟它一样的事情。

◀ 真正的哲学是举一反三，通过一个表象，然后归到一个类别里面就知道了其中的道理。就是说，"见一落叶而知秋""尝一脔肉而知一镬之味、一鼎之调"，这都是通哲学的人，有"慧"的人。

◀ 现在人活得是越来越浅薄、越来越直白了，恨不能就是"你直接告诉我得了"。

比如说学习《黄帝内经》，好多人说："你直接给我翻译成白话文不就可以嘛，让我一看。"我说，翻译成白话文可以，但是你那种思想境界提高了吗？你没有任何改变。好比那个电脑软件，即使你输入了一些数据，也不能提高软件的级别。古代人教书是既要输入数据，又要提高你的软件级别。

古人有几句诗：天下文章属浙江，浙江文章属我乡，我乡文章属我弟，我给我弟改文章。什么意思？我是天下文章第一高手。现在人想表达这个意思，写出来就是"老子天下第一"！那四句诗通篇没有一句话是说"我天下第一"，但是连在一块儿看就会让读书人得出个结论：哦，这个人天下文章第一！谁得到了升华？谁得到了锻炼？想提高自己的慧力、智力的话，还是去读文言文，还是去读《黄帝内经》的原版。这样，你不但明白了文中的意思，同时自身素质也得到了提高——它给你留下了足够的想象空间，而这种想象的自由是一个人精神上最大的愉悦。

现在都是浅薄的人攻击深奥的人——以前人说看电影，你看那道具多逼真，但它再逼真也是假的呀，与其是假还不如来一个真假。比如，京剧里面挥个马鞭子就代表"我骑了一匹马"，留给观众的是无限想象的空间，你可以想象这匹马什么样儿。但如果等想象落实到实处以后，就会觉得特没劲。所以，中国的文化艺术都是高度抽象的艺术，是给一些有智力、有慧力的人看的。

▶ 中国的文化艺术都是高度抽象的艺术，是给一些有智力、有慧力的人看的。

梁冬：所以，西方照相术发明之后才发展出了印象派。

徐文兵：先发展到一定阶段，突然觉得没劲了。

梁冬：实际上，中国的写意派早已经达到这个境界了。

徐文兵：直接通神。所以，我们一定要学会应天地之阴阳表现的象。

人再牛，也牛不过自然

梁冬：这个天人相应之阴阳，以前人都一直批评中医说"一来就搞天人相应、天地人和"，但其实这个东西好像又说不清楚。

徐文兵：讲中医基础理论课的时候，会讲中医哲学。而中医哲学里面有一部分内容专门讲"天人相应"。

什么是"天人相应"？古代人认为人和所处的自然界有千丝万缕的联系，而且这种联系匪夷所思。所以，古代有一个"天人相应派"。他们把天上星象的变化，包括地势的变化，比如洪水、地震等变化和人间的事情联系起来。比如1976年，天上掉陨石，地下大地震，有一些名人就在之后的

古代有一个"天人相应派"。他们把天上星象的变化，包括地势的变化，比如洪水、地震等变化和人间的事情联系起来。

不要想着和自然斗，太傻了。

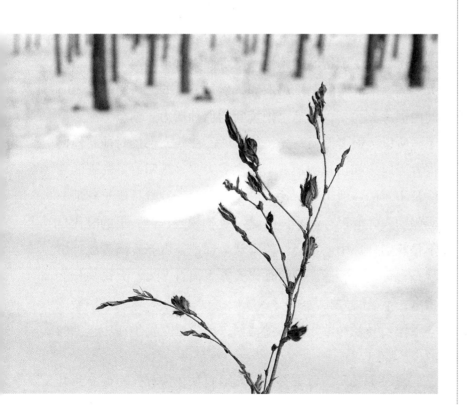

回忆录中感慨地说：古代的天人相应派早就知道天上往下掉星星或者是地上出现地震，其实都是跟人间的变化有联系的。

现在有些人认为这不过叫"劫难"，说，你要认为它跟什么人间的变化有联系的话，你拿出证据来，证明到底有什么联系。其实，从科学的态度来研究它、理解它的话，我们只能说存疑待考。总有一天会发现它们之间有一些联系，只不过我们现在的智力或者是慧力联想不到。起码当这些事情发生以后会对人有一种警示，就是说，你人再牛，也牛不过自然！当自然出现了一些异常的变化以后，我们是不是就可以借这个力量反思一下我们的所作所为，我们的系统、组织或者社会是不是出了些什么问题，需要赶紧调整一下。这实际上是一种尊重自然学派的态度。

另外一种学派就是与天斗、与地斗、与人斗，其乐无穷。他不认为这有什么关系，他也不认为这些东西对他有什么警示。比如，在宋朝的时候，王安石变法就是加速宋朝衰亡的大手笔，他其实就是杀鸡取卵，通过临时的变法，好像短时间内国库充盈了，但是也把民间的那种活力、创造力扼杀掉了。所以，很多像司马光、苏东坡的一些人都反对他。他们借着当时宋朝出现的地震、洪水等天灾来证明，王安石的变法是不对的。但王安石这个人是死硬分子，就是属于脖项非常僵的人。他很有辩才，他说："你们说尧、舜、禹的时代是不是我们理想中的社会？儒家从来都把上古尧舜禹看成理想状态，可是尧、舜、禹的时代天灾人祸有多少？大禹为什么治水？不是因为发大水吗？难道发大水，就说大禹无德吗？"一下把司马光和苏东坡的嘴堵回去了。这是发生在历史上的故事。

我个人认为，尊重自然，顺应自然比较好。我反对转基

▶人再牛，也牛不过自然。当自然出现了一些异常的变化以后，我们是不是就可以借这个力量反思一下我们的所作所为，我们的系统、组织或者社会是不是出了些什么问题，需要赶紧调整一下。

因食品。转基因食品的害处要远远大于那些化肥农药，这是典型的胆大妄为。我又听说英国科学家已经人造出精子了。中医和道家认为：人老想做超越自然、超越他自己的事情，最后做的结果就是把自己干掉。

现在国家规定的政策就是你出产什么豆类豆油，是不是转基因，要写清楚。而西方很多团体和组织都在促进立法，不让商人销售转基因食品的，可是这些人把东西卖到中国来了，中国人不知道。外国拿拉丁文、英文标注是转基因食品，中国人怎么知道？好在目前很多豆油都标注了，说明是不是转基因的。

转基因的东西都是在改变自然，然后没准就把人改变了。所以，这个天人相应派，从根上捯，出在《金匮真言论》的这一句话，人一定要"以应天之阴阳也"。

天之阴阳表现在四季和昼夜，比如日食。日食都出现在阴历初一。初一是看不见月亮的，它在太阳那儿，所以日食发生的可能性就是在初一，而月食发生的可能性在十五。

中国的古人对日食、月食都有明确记载。所以，现在考古往前推时间，说是公元哪年哪年发生什么事情，都靠日食的记载。殷墟出的那些甲骨文，记载的主要内容都是祭祀、天文、星象，只不过我们缺乏古代人那种对星象敏锐的感觉能力。

人们都说，古埃及、古希腊建筑起来的天文台，一到冬至那天，太阳光就会从某个特定角度射进来。中国也有，在山西运城一带，尧的遗址，有古天文台观象台，而巫山就是古代的巫观测星象的观星台。

我将来有个心愿，就是好好地把天文学研究一下，然后"以应天之阴阳也"。

◁ 人老想做超越自然、超越他自己的事情，最后做的结果就是把自己干掉。

◁ 转基因的东西都是在改变自然，然后没准就把人改变了。

图书在版编目（CIP）数据

黄帝内经·金匮真言：全2册 / 徐文兵，梁冬著
. -- 南昌：江西科学技术出版社，2014.5（2022.6 重印）

ISBN 978-7-5390-5091-1

Ⅰ.①黄… Ⅱ.①徐…②梁… Ⅲ.①《内经》–研
究 Ⅳ.① R221

中国版本图书馆 CIP 数据核字 (2014) 第 085632 号

国际互联网（Internet）地址：http://www.jxkjcbs.com

选题序号：ZK2014097　　图书代码：D14078-120

丛书主编 / 黄利　　监制 / 万夏
项目策划 / 设计制作 / 紫图图书 ZITO®
责任编辑 / 魏栋伟
特约编辑 / 马松
营销支持 / 曹莉丽

黄帝内经·金匮真言 上　　　　　　　徐文兵 梁冬 / 著

出版发行　江西科学技术出版社

社　　址　南昌市蓼洲街 2 号附 1 号　　邮编 330009
　　　　　　电话：（0791）86623491　86639342（传真）

印　　刷　天津中印联印务有限公司

经　　销　各地新华书店

开　　本　787 毫米 ×1092 毫米　1/16

印　　张　34

印　　数　194001-200000 册

字　　数　400 千字

版　　次　2014 年 7 月第 1 版 2022 年 6 月第 20 次印刷

书　　号　ISBN 978-7-5390-5091-1

定　　价　99.00 元（全二册）

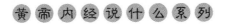

黄帝内经说什么系列

徐文兵 梁冬对话

黄帝内经 金匮真言（下）

气顺 人生才顺

徐文兵 梁冬 | 著

江西科学技术出版社

2017年·南昌

目录

第九章
人的脾是与中央、黄色和谐共振的 / 79

黄色的东西能调动脾的消化吸收功能
皇帝为什么选黄色的衣服
中医里非常好的健脾药都是黄色的
真正的人参味道是苦的
元气快漏的时候去补漏，叫"大补元气"

第十章
人的肺是与西方、白色和谐共振的 / 129

人跟鸭子不一样，不要天天洗头
喝酒、洗澡、房事后，人的气会往外散

常吃臭豆腐可以补肾

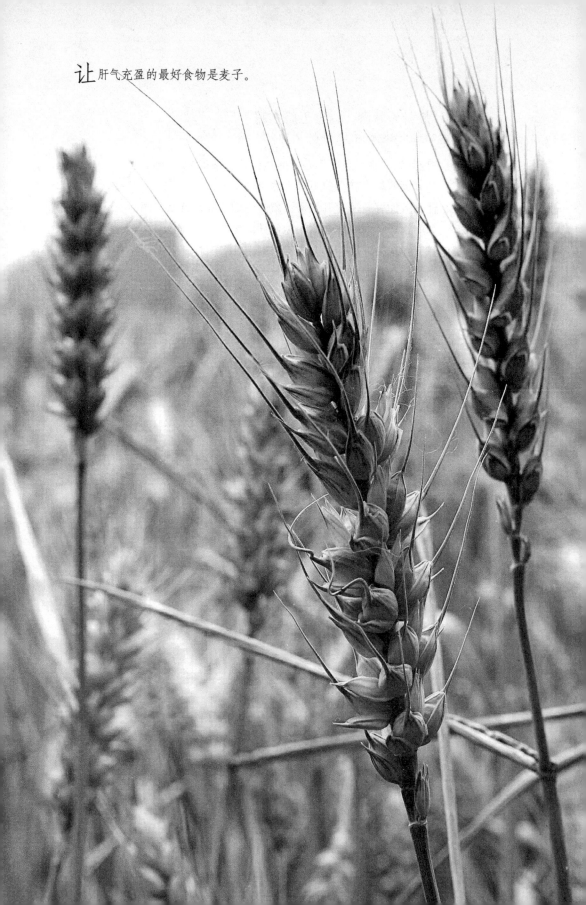

让肝气充盈的最好食物是麦子。

第七章
人的肝是与东方、青色和谐共振的

经文：

帝曰：五臟应四时，各有收受乎？

岐伯曰：有。东方青色，入通于肝，开窍于目，藏精于肝。其病发惊骇。其味酸，其类草木。其畜鸡。其谷（gǔ）麦。其应四时，上为岁星。是以春气在头也。其音角。其数八。是以知病之在筋也。其臭臊。

1. "五脏应四时，各有收受乎？"

人的内脏，跟四季的变化有哪些对应关系

梁冬：前面，我们讲到阴阳、表里、内外、雌雄等，这些都与天之阴阳相应。接着往下讲"五脏应四时，各有收受乎"。

徐文兵：下面这段要讲人的内脏器官再细分，跟四季的变化有怎样的对应关系。"五脏应四时，各有收受乎？"什么叫"应"？应是要动心的。我们讲过和谐的"谐"，就是共振、共鸣的意思。中医有句话叫"同声相应，同气相求"，意思是说，两个人踩到同一个步点、频率上的时候，一个人动，另一个人也会跟着动；一个人发声，另一个人也跟着发声，这叫"应"。当四季出现了变化以后，人的内在的脏腑也会跟着变化。人身是个小天地，人们都说"天人合一"，那么人和天是怎么合的这个拍子、合的这个步点呢？黄帝问了：有种说法说，五脏随着四季的变化（四季的气的变动），也在跟着变化。重点落在下一句话："各有收受乎？"什么叫"收"？什么叫"受"？古人讲：男女授受不亲——一个是接受的"受"。"授"和"受"发音虽一样，但意思却不同：一个是给予，另一个是接受。两个陌生男女之间互相传递东西，给的那个人叫"授"，接的那个人叫"受"——他们是不直接发生这种授受关系，而是通过第三方，这叫授受不亲。

"各有收受乎"中一个字是"收"，收割的收；另一个字

> 当四季出现了变化以后，人的内在的脏腑也会跟着变化。

> 两个陌生男女之间互相传递东西，给的那个人叫"授"，接的那个人叫"受"——他们是不直接发生这种授受关系，而是通过第三方，这叫授受不亲。

是"受"，接受的受。那么，收和受区别在哪儿呢？我经常给大家提议，当你研究汉字搞不清楚的时候，碰到"疼者痛也，痛者疼也"等分辨不清的问题时，把它翻译成英文，就能够"他山之石可以攻玉"。这样一来，你马上便会跳出汉语思维的圈子，有一种新的理解。比如说，把"收"翻译成英文，"收到了"我们可以翻译成 receive。I receive a letter。"受"可以翻译成 accept。Receive the gift doesn't mean I accept it. 我收到你寄来的一封求爱信，这叫"收"；我是否接受你的求爱，这叫"受"。当春天到来的时候，各个臟腑都要 receive——收到了春天的信息，但谁跟它和谐共振、跳起舞来了？是肝。这就是说，"五臟皆收，唯肝受之"。

梁冬：别说西方人没文化，人家是分得出"收"和"受"的。

徐文兵：黄帝问得也很深刻："各有收受乎？"下面那话更有意思，岐伯曰：有。这就应了。

▶ 当春天到来的时候，各个臟腑都要receive——收到了春天的信息，但谁跟它和谐共振、跳起舞来了？是肝。

2. "东方青色，入通于肝"

东方青色，和肝相对应

梁冬： "东方青色，入通于肝"，怎么解释？

徐文兵： 岐伯开始细讲我们的五脏是怎么跟着季节的变化去"受"、去"应"的。首先讲的是——"东方色青"，这就涉及到"五脏"和"五行"了。前面，我们讲的是"阴阳"。在讲"阴阳"之前，我做了一个铺垫说：中医是门关系学，研究"人和天地之间的关系"、研究"人与人的关系"，然后研究人的内部"五脏六腑的关系"。为什么要研究关系呢？因为发现很多人身体出了问题，是把关系搞错了，或者把关系搞乱了。只要把种种关系调和了，人就健康了。讲个"田忌赛马"的故事。

春秋的时候，齐国有个大将名叫田忌，这个人跟齐王一样，喜欢赛马。赛马的规矩是各选三匹马，最快的、中等的和次等的，最快的和最快的比，中等的和中等的比，次等的和次等的比，如果赢了两组就算赢了。结果，田忌老输。后来，他请到孙膑，孙膑说："我保证你赢。"田忌说："齐王有好马，我没钱买。"孙膑说："我不需要你换马。"他出了个主意——以弱配强，以强胜中，以中胜次。最后，田忌胜出。原因是什么？孙膑改变了马与马的关系。

中医的智慧在于：我没给你换心，也没给你换肺，我只不过发现你五脏之间哪些关系出了问题，我把关系理顺了，

> ◀ 很多人身体出了问题，是把关系搞错了，或者把关系搞乱了。只要把种种关系调和了，人就健康了。

> ◀ 中医的智慧在于：我没给你换心，也没给你换肺，我只不过发现你五脏之间哪些关系出了问题，我把关系理顺了，你自然就健康了。

你自然就健康了。中医的"五行"理论第一条：归类。有一句话叫"取类比象"，"象"是什么？象者心生。这个"象"不是单立人的"像"，肉眼看不见的叫"象"。凭什么把东西归类？普通人归类的时候，靠的是肉眼看到的"形"——形状、形态、形体；肉眼看到的色——颜色。我们经常说"形形色色"，归类要靠"形"、"色"。但是，光靠肉眼归类不大准确，因为肉眼看到的往往不是真相，真相都是掩饰在有形的实体背后的东西。这个东西，在"形"和"象"中间。比如说，人要怎么分类？

梁冬：分成男人和女人。

徐文兵：怎么区分男人和女人呢？原来都是根据"形"来分类。我们都有第一性征——男人有男性生殖器，女人有女性生殖器。还有第二性征——比如说，女性的骨盆比较宽，乳房比较充盈饱满，男人有喉结。但是，发现问题了，有一届奥运会上，一个人参加女性比赛项目，按性征来看是女的，成绩却比其他女选手高得出奇。最后，通过查DNA查出来他是男人，结果组委会把他的奖牌取消了。这说明一个问题——肉眼看到的"形"，有时候会欺骗我们，代表不了它的本质。所以，看一个人是男人，长着男人样，有男人的性征，但是他的言谈举止过于妩媚、娘娘腔，这是阳中之阴。可见，在形的后面有个气，这种气决定了一个人的行为举止和谈吐。

在气背后呢？这就讲到了"神"。我们讲"精、气、神"——有形物质的背后，是它的气，气后面是神！比如说，有的人长得一副男人身体，却有一副女人的灵魂，就想通过变性把自己变成女人，这就是肉体和神没匹配对。那么说，一个人最本质的不是肉身。普通的人能观察到他人的举止行

▶ 肉眼看到的"形"，有时候会欺骗我们，代表不了它的本质。

为，能看到他人的气，而那些有着高智慧的古代中医，看到的都是他人的神。相由心生，这个心就是神，古代的中医们通过用心去体会肉眼看到的物质——动物、植物、草木、金石，最后得出了相，然后告诉肉眼凡胎的人，这些东西的气是应的，是能够共振、共鸣的，或者说它们背后的神是一样的，这就有了"五行归类"。我们要学的就是古代这些大智慧家给我们留下的、他们用心体会到的东西：有形的物质是一荣俱荣、一损俱损，是应的。

梁冬：哪个"应"？

徐文兵：应酬的"应"，呼应的"应"。就是说，气要是一动，和它有关的物质是全动的，如果气被某一个东西生，和它有关的物质会全生；气被某个东西克，和它有关的物质全被克，这是一类。研究关系学，第一要归类、分类，中国人把这些东西分成五行，就是五大类。五行理论的另一个核心就是研究这五类东西之间的关系，谁生谁、谁克谁。

梁冬：在西方的统计学里面，有所谓的统计回归，透过现象去统计，找到事物之间的呼应关系。但是，我认为有意思的是中国古代的人们，他们不仅仅看到了事物之间的共同性，还找到共同性背后的根。

◀ 有形的物质是一荣俱荣、一损俱损，是应的。

◀ 气要是一动，和它有关的物质是全动的，如果气被某一个东西生，和它有关的物质会全生；气被某个东西克，和它有关的物质全被克，这是一类。

3. "开窍于目"

东方的气能影响人的肝胆功能，让人的眼睛明亮

徐文兵： 我们经常讲"木、火、土、金、水"，那么，岐伯说的第一类同声相应、同气相求的东西，是出于东方，指的是以中原地区为中心的东方，就是现在山东这个方向。再往北点，辽东、东北这一带都属于东方！

▶ "东方色青"包罗万象——颜色、植物、动物、声音、韵律、数字等。

"东方色青"包罗万象——颜色、植物、动物、声音、韵律、数字等。首先它讲的是我们肉眼能看到的色。山青青，水碧碧，青山绿水，青出于蓝而胜于蓝！青色，就是深绿以后趋于蓝的那种颜色。我教英文课的时候，直接就把它说成 blue and green，蓝绿的混合色。其实形容这一颜色的文字有很多，青、绿、碧，碧绿的"碧"，还有翡翠——什么叫翡？什么叫翠？

梁冬： 翡和翠有什么区别？

徐文兵： 翡是偏黄的颜色，翠是偏绿的色彩。翠、绿、青、碧是一类的，都跟东方有关系。以前学校的黑板都是黑色的，现在都变成墨绿色的，后一种颜色看起来更舒服。因为青色入通于肝，开窍于目，这叫应。它一动你也跟着动，叫应，就省劲儿了。大家都知道大雁一飞都排成了人字型，为什么？头雁一扇翅膀带的波，会替后面的大雁省点儿劲。

▶ 大家都知道大雁一飞都排成了人字型，为什么？头雁一扇翅膀带的波，会替后面的大雁省点儿劲。

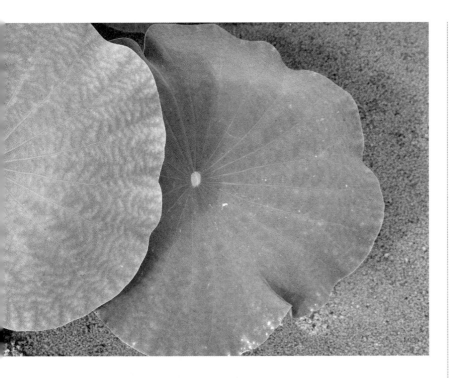

那也叫应，踩到点儿上了。中国人把东方归到一色——"青"，然后发现，东方的气起来以后，能影响到人的肝胆功能，进而能让人的眼睛更加明亮。

4. "藏精于肝"

肝藏精还是藏污，都取决于你的身体状况

梁冬：什么叫"藏精于肝"呢？

徐文兵：支撑五行东方这套系统的，有物质基础，有气，也有神。物质基础在哪里？就是我们的肝。大家都吃过鲜红的、柔嫩的、里面藏着很多血的猪肝。藏精的时候，肝是生动活泼的；如果肝藏污纳垢，就变成脂肪肝、肝硬化、肝癌。所以，肝是藏精还是藏污，都取决于你的身体状况。

梁冬：所谓"人老珠黄"就是肝血不足，眼珠都变黄了。

徐文兵："人老珠黄"有两种解释：一个是指眼珠，另一个是指珍珠。

梁冬，为什么是珍珠呢？

徐文兵：珍珠放时间长了就会失去光泽。

> ▶ 支撑五行东方这套系统的，有物质基础，有气，也有神。物质基础在哪里？就是我们的肝。

> ▶ 所谓"人老珠黄"就是肝血不足，眼珠都变黄了。

有些东西会因为时间而失去其本来面目。

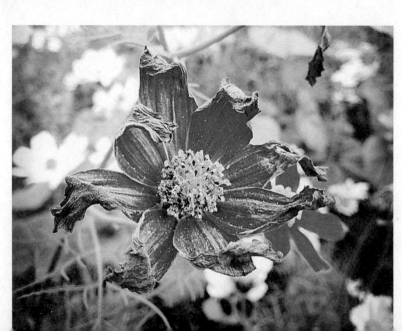

5. "其病发惊骇"

对肝触动太大，人就容易受惊吓

梁冬："藏精于肝，其病发惊骇，其味酸"是什么意思？

徐文兵：如果对肝触动太大的话，就容易产生一个症状，什么症状？

梁冬："其病发惊骇"——就是一惊一乍，很容易被吓到。

徐文兵：惊和骇的繁体字都是"马"字旁。马的眼睛大，但是眼睛大接受的信息能量也多，所以容易受到惊吓。"惊"是容易接受信息的意思。东方的肝胆的系统会影响到人的神经系统。神经系统受到刺激以后，容易让人产生一种震颤，容易影响到内心，出现惊骇。惊是往起窜的意思，马若受惊，前蹄子会往起一抬，后两条腿着地，这表示受惊了；骇是一种心头被阴云遮蔽的感觉，是一种特别沉重的、压迫的感觉，类似于一着急，心里一紧的那种状态。

梁冬：所以，当你出现惊骇的时候，哪怕再害怕，也应该冷静地看看——我现在是惊了呢？还是骇了呢？当你这么思考后就没那么惊骇了。

徐文兵：不同的五臟应不同的四时、应不同的五行。"东方色青，入通于肝，开窍于目，藏精于肝，其病发惊骇"。"骇"就是那种心中乌云蔽日的感觉。

梁冬：胸闷的感觉。

◀ "惊"是容易接受信息的意思；骇是一种心头被阴云遮蔽的感觉，是一种特别沉重的、压迫的感觉，类似于一着急，心里一紧的那种状态。

6. "其味酸"

人病发惊骇，吃点酸的东西，能帮他收一下气

梁冬："其味酸"，这是什么意思呢？

徐文兵：《黄帝内经》中有很多五味（酸苦甘辛咸）跟五脏的对应关系，后世对这个理论又有进一步的发展——我们现在一般说有"十味"，对应酸的，还有涩。咱们都吃过柿子，觉得很涩，其实它是酸的极致；苦味对应的是焦，你把面包馒头烤焦了，或者成为锅巴了，那个饭焦的味是特别苦的；还有甘，我们经常说甜，或者说淡，我们喝的水叫淡水，它其实不甜，但是淡和甘归到一类；辛，对应的味道是辣，还有麻。

梁冬：辛和辣有什么区别呢？

徐文兵：辛是发散的，辣是热的。辣，就是一种火烧火燎的感觉。辛有两种可能，有辛热，有辛凉。感觉辣只想喝冰水，但是辛有辛凉的味道，比如，吃薄荷那种味道，就是辛——那是往出散的感觉，但它是凉的。

咸对应的是"鲜"。比如菜里放味精，人会感觉鲜。海鲜咸，但很鲜。十个味在后世的伊尹写的《汤液经法》里面总结了一下。钱老说的《辅行诀脏腑用药法要》——被陶弘景保留下来的这本书里面，也把五味做了一个完整的归类。

伊尹是真人、厨子，什么味道入哪个经、归哪个脏？有

▶ 苦味对应的是焦，辛，对应的味道是辣，还有麻。

▶ 辛是发散的，辣是热的。辣，就是一种火烧火燎的感觉。辛有两种可能，有辛热，有辛凉。咸对应的是"鲜"。

什么作用？是补还是泄？都清清楚楚。人家他直接调的是神，通过调气来调神。所以，我们用经方，会发现它经常起到奇效，匪夷所思，为什么？这是古代通神的大医们总结出来的，他们看到了事物背后的联系。比如，现在中医开方子，病人一说头疼，给他加点川芎；病人一说消化不好，给他弄点焦三仙……

"其味酸"，就是讲怎么去对应肝气。入肝的药有两种作用，一是让肝更加强，另外就是让它稍微平衡一下。春天的味道对于肝来讲，是让肝稍微收敛一下。我们经常说，涩酸主收敛。当人有病发惊骇的时候，其实是肝气发散太过了。一惊一吓，人就容易哆嗦、抽筋，这时候吃点酸的东西，能够帮他收一下气。比如，给他吃点李子，喝口醋，能平静一下。

◀ "其味酸"，就是讲怎么去对应肝气。一惊一吓，人就容易哆嗦、抽筋，这时候吃点酸的东西，能够帮他收一下气。

7. "其类草木。其畜鸡"

肝在植物中属木，吃鸡肉可以补肝血

梁冬："其类草木"作何解释？

徐文兵：我们把自然界的植物简单分类，草、木对应肝。

梁冬：除了草木还有什么？

徐文兵：还有蕨类、真菌、苔藓，还有孢子植物、蘑菇、灵芝。

梁冬："其畜鸡"是什么意思？

徐文兵：草木是指植物，对应的动物就是五畜。我们说"五畜为益，五谷为养"。东方是日出的地方，呼应日出最早的动物是鸡，鸡叫得最早。吃鸡肉入肝经，补肝血。女人产后，通常会炖一只鸡吃。因为女人在顺产的时候，也会出很多血，这些血都是肝血，怎么让她的肝气肝血补得旺一点儿？可以炖只鸡。

但是鸡肉吃多了也不好，现代人老吃鸡，不分自己的身体寒热虚实，不管自己的肝气是虚还是实，结果导致营养过盛。而且鸡肉吃多了容易引起小孩子多动症，发病惊骇，整天不是挤眉、就是弄眼儿，抠抠这个、动动那个。我给一个多动症的小朋友做过调治，调理他的脾胃和肝胆功能。过了一段时间，他来复诊，他的奶奶高兴地跟我说：徐大夫，这孩子的指甲长了十一年，终于长出了一毫米。为什么？多动症的孩子喜欢咬指甲，没事儿就咬自己的指甲。他把十个指

▶ 因为女人在顺产的时候，也会出很多血，这些血都是肝血，怎么让她的肝气肝血补得旺一点儿？可以炖只鸡。

▶ 鸡肉吃多了容易引起小孩子多动症，发病惊骇，整天不是挤眉、就是弄眼儿，抠抠这个、动动那个。

头的指甲，咬得齐齐整整的，永远不让它长出来，把它扼杀在萌芽状态。东方主生发，但是他把这个"咔"掉了。这个多动症的小孩，经过我的调治后，老师也表扬了他，说这孩子上课注意力集中了，学习成绩也好了。

肝火旺、好动，有抽搐病的人，要少吃鸡肉

徐文兵：很多小孩子白天吃鸡肉，晚上就睡觉不安稳，有的家长说：孩子睡觉时在床上打把式。

打把式是什么？用北京话说练武的人叫打把式。孩子睡着以后打把式，在床上翻来滚去，是一种梦中多动。这就是营养过盛，肝气、肝血太旺的表现。这种情况，就要少给孩子吃鸡肉了。

红叶老师曾调治好许多小孩子病，也调治过很多妇科病。他发现，好多女性不是不来例假，而是例假经常提前，甚至一个月来两次例假。这都是肝气肝血太旺了，如果这样的人还天天吃老母鸡、吃烤鸡，再加上麻辣鸡丁、宫保鸡丁，就是无知无觉。

梁冬：我觉得偶尔有点倦怠的人吃点鸡还是好的，可以兴奋一下。

徐文兵：现在流行一种失眠病，不是睡不着，而是睡到半夜两三点钟以后，睁开眼睛，满脑子破事儿，然后怎么也睡不着。这种人不能吃鸡肉。因为所有的动物中，鸡醒得最早。有些人半夜两三点后总是醒来，就是因为鸡肉吃多了，余毒未清，所以早早就睁开一双迷茫的大眼睛。

梁冬：除了鸡以外，其他的各种雀类，斑鸠、鸥鸪，算不算鸡类呢？

> 好多女性不是不来例假，而是例假经常提前，甚至一个月来两次例假。这都是肝气肝血太旺了，如果这样的人还天天吃老母鸡、吃烤鸡，再加上麻辣鸡丁、宫保鸡丁，就是无知无觉。

> 有些人半夜两三点后总是醒来，就是因为鸡肉吃多了，余毒未清，所以早早就睁开一双迷茫的大眼睛。

▶ 所有的飞禽中，不沾水的都算鸡类。

徐文兵：所有的飞禽中，不沾水的都算鸡类。比如说，古代人用麻雀来壮阳的，鼓舞的就是肝气。

梁冬：有一次，我去广西桂林看到有人吃烧烤，一个烤串上有8只麻雀，还撒上辣椒面，真生猛啊！

徐文兵：猛到流鼻血。

梁冬：为什么越小的东西越猛呢？

徐文兵：麻雀虽小，五脏俱全。中医看东西不看个头，认为浓缩的都是精华。一个傻大个儿，但一肚子草包，没用。五谷里最有营养价值的是小米——很小的一个东西，包含那么多信息和能量。

▶ 五谷里最有营养价值的是小米——很小的一个东西，包含那么多信息和能量。

梁冬：前面讲到，禽类分成两种，沾水的和不沾水的，不沾水的是比较亢奋的，沾水的鸭子就偏寒了。

徐文兵：对，鸭肉偏寒。

梁冬：所以，炖鸭和炖鸡效果就不一样。

徐文兵：炖鸭汤是滋阴的，炖鸡汤是补肝血的，有点壮阳气的作用。鹌鹑、麻雀、鸽子、鸡都属于飞禽类，都能鼓舞肝气。过分补肝气造成的火归到心。所以，我调治一些抑郁症病人的时候，就让他们去南方待一阵子。抑郁症的人怕去北方，冬天凉了他就不舒服了，到了南方好一点儿。另外，多吃这些血肉有情之品。炖点儿鸡，或者是炖点儿麻雀、鸽子、鹌鹑。抑郁症患者原来觉着生活没意思，吃完这些先补肝血、再补心血，他们就会觉得天又蓝了、水又绿了、女孩又漂亮了，早晨又听见鸟叫了——其实鸟天天都在叫，只是他们听不见！

▶ 抑郁症的人怕去北方，冬天凉了他就不舒服了，到了南方好一点儿。另外，多吃这些血肉有情之品。

8. "其穀麦"

让你的肝气充盈，最应该吃麦子

梁冬："其穀麦"。现在很多年轻朋友五谷不分，到底五谷指的是什么？

徐文兵：我们先讲"谷"，所谓"谷"是指植物的种子。我们都知道，神农氏尝百草，首先是尝出了可供我们经常食用的五谷。所以，《黄帝内经》的理论叫"五谷为养"。先说毒药攻邪，有邪气才用药，没有邪气不要用。五谷为养，五谷又对应五脏。如果你五脏的功能有不同的缺损或者病害的时候，应该选择与其相应的谷去吃——想让你的肝气充盈旺盛，眼睛明亮的话，最应该吃的五谷就是麦子。麦子磨成粉，就叫面粉。

为什么补肝气需要吃麦子呢？麦子是五谷里面返青最早的。麦子是冬天播种，春天第一个返青，一般地到夏天就要收割。中国南北不一样，山西大同那儿，一般到阳历八月份才收割。从南到北，从安徽到河南，好多人都开着收割机沿着南往北走，一路收割下来。

麦是夏天熟，返青最早，东方色青，入于肝。另外，麦还有一个特点，我们经常讲"针尖对麦芒"——这个麦芒特别尖锐，生发力量特别强的植物，一般都带点刺儿。中药里面用的皂角刺、玫瑰花，也是疏通肝血的，都带刺儿。麦芒也带刺儿，肝气虚、肝血弱的人，要吃白面。换句话说，如

◀ 想让你的肝气充盈旺盛，眼睛明亮的话，最应该吃的五谷就是麦子。

◀ 生发力量特别强的植物，一般都带点刺儿。

▶ 如果你肝气肝血都挺足的，甚至有点肝火旺，这时候再吃白面，就是相当于吃毒药。

▶ 把一个好麦子肢解成几部分，就留下胚乳、胚芽，号称是把最有营养的那部分给人吃，其实是把最毒的那部分给人吃。

果你肝气肝血都挺足的，甚至有点肝火旺，这时候再吃白面，就是相当于吃毒药。我调治过一位肝硬化腹水的病人，她的孩子很孝敬，整天给她做最好的白面馒头吃。以前，中国人吃饭，特别是道家吃麦子，吃的叫全麦饭，相当于俄国人吃的黑面包——把麦子的麸皮留着，一块儿磨成粉。任何植物种子，它的表皮都对它的种子有一种相反的作用。比如吃荔枝肉，吃得上火了、发烧了，鼻子出血了，怎么办呢？把荔枝壳煮水，一喝，立刻就好了。所以，吃全麦饭是阴阳和合的。现在的人为了好看，非要把麦子那层黄色的皮剥掉。另外，为了使白面筋道，把一个好麦子肢解成几部分，就留下胚乳、胚芽，号称是把最有营养的那部分给人吃，其实是把最毒的那部分给人吃。为什么说它最毒呢？因为没有其他制约了，它鼓舞肝气肝血的能量特别大。所以越吃这种精米白面，人病得越厉害。所以，我建议大家去吃点那种蒸出来看着颜色不是太白的，甚至有点黑的面食，或者亲自去磨点麦子吃。

梁冬：到哪儿去买这种全麦呢？

徐文兵：农村有，跟农贸市场的人订购也可以。现在的中国人富了，有钱了，下一步该往贵上走了。贵就是讲品味。我有一位朋友，给我送了一袋面，我用它揪点面片儿吃。为什么揪面片呢？这种带麸皮的面粘合性不好，不好擀，所以我揪面片吃。用这种全麦的面煮出来的汤带有很浓的麦香。现在很多无良的商贩为了让面粉增重，为了让面粉显得白，在里面加东西，比如，滑石粉、增白剂、漂白剂等。说出来都让人觉得可怕。

我们现在吃的东西，都不知道是什么感觉、什么味道。举个例子，原来吃西瓜，它的味道是很清甜的。另外，吃完以后，人会一泡一泡地撒尿。现在吃西瓜，不利尿了，而是出汗。

梁冬：什么原因呢？

徐文兵：里面肯定加了那种不是往下走而是往上窜的东西。

梁冬：所以它长得快，瓤还红。

徐文兵：我们吃的太多东西都是"伪"的——有些人非要跟天地对着干。

我前面说过，调治过一位肝硬化腹水的病人，她本身出现了黄疸，一看就是肝经有了毒热，伸出舌头也是血红的。她的孩子还特孝敬，给她吃精米白面。但我就不让她吃小麦。我说，你这个病已经是朽木、枯木了（肝是木），如果再浇上油、烧上火，就坚持不了几天了。后来，我让她吃荞麦。荞麦的性质正好跟麦子相反，是寒性的，它能够清解热毒。所以，我让那个孝敬的孩子做荞麦饭给母亲吃。另外，把荞麦面粉拿温水和好了，贴在他母亲的肝区——和一团湿面，贴到肝区，干了以后再揭下来，这一过程就可以把肝里的热毒解掉。否则，再那么吃，就活活会把人吃死。

梁冬：所以，道德这种事情，一定要符合天道。不懂天道，你做事情有时会适得其反。天地不仁，自有规律。你合乎天道，就是好；不合乎天道就是坏。

徐文兵：所以，古代有句话说："为人父母者不知医为不慈，为人子女者不知医为不孝"。

> ◀ 我们吃的太多东西都是"伪"的——有些人非要跟天地对着干。

9. "其应四时，上为岁星"

人的肝病和木星的变化是有直接联系的

梁冬："其应四时，上为岁星"，作何解释？

徐文兵：这句话谈到肝应和的四季。首先，它对应着岁星——其实就是我们说的木星。所以，古代天文学记载说岁在什么什么方位，那个岁就是指木星。古人用心去体会宇宙自然，能体会到木星的运行方位角度对地球上的生物的影响。除了日月以外，其他的五大行星对人、对地球上的生物都有影响，所以人的肝病和木星的变化是有直接联系的。

梁冬：所以，在传说中诸葛孔明能够夜观天象。

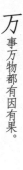 除了日月以外，其他的五大行星对人、对地球上的生物都有影响，所以人的肝病和木星的变化是有直接联系的。

万事万物都有因有果。

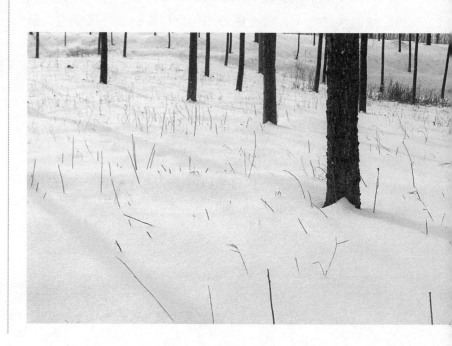

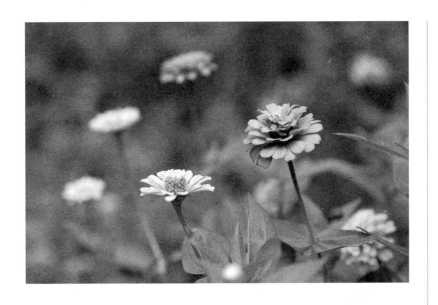

春日生发，也容易发病。

10. "是以春气在头也"

春气生发的时候，有的人会出现偏头疼

梁冬："是以春气在头也"，该作何解释?

徐文兵：这又应了我们前面说的那句话——"春天容易得病，病在颈项"。春病在头，春气生发的时候，很多人的肝气肝血就会鼓舞起来往上走。这时候，有的人会出现偏头疼，剧烈头疼；有的人会出现脑出血或脑溢血；有的人的眼睛会红肿热疼；有些人还会不由自主地眼皮跳或者惊厥、抽搐。这都是应着春气的表现。

梁冬：如果你已经有头疼的情况了，还被派去上海出差、还要被劝酒、还要吃鸡肉，这简直就是摸着电门跳楼——双重死法。

> 春病在头，春气生发的时候，很多人的肝气肝血就会鼓舞起来往上走。

11. "其音角"

多听mi音，有利于肝胆之气生发

梁冬："其音角"，很多人都知道"宫、商、角、徵、羽"吧。

徐文兵：古代叫五音，当你用乐器奏出某一调子的时候，会引起人体相应器官的共鸣。

梁冬："宫、商、角、徵、羽"是不同的音，不同的音会鼓舞人身体不同的部位。那这个"角"是什么音呢，会鼓舞人的哪里呢？

徐文兵：我们说"吹响了战斗的号角"，在发起战斗进攻的时候，吹的是号角——其实就是动物格斗用的犄角。人没有犄角，但我们有指甲。小孩子患上多动症会咬指头；女人打架，挠人用指甲。所以，攻击的时候、生发的时候吹的这个音，我们叫"号角"。角、徵、宫、商、羽"应该念作"角 jué、徵 zhǐ、宫 gōng、商 shāng、羽 yǔ"。

梁冬：角，对应的是 mi。

徐文兵：mi 这个音，可能有利于肝胆之气生发。如果你最近情绪很郁闷的话，就要多听以 mi 为主的音乐。比如说，我们吃饭的时候，要讲脾胃，脾胃对应的调叫"宫"调，古代有一套系统就是干什么事的时候奏什么乐，这叫"应"；但是又怕应得太过了，冲杀之后还有个鸣金收兵。鸣金收兵就是对应肺的那个秋天的收敛、肃杀之气。

> "宫、商、角、徵、羽"是不同的音，不同的音会鼓舞人身体不同的部位。

中医学问里的"望闻问切"，其中的"闻"，就是听这个人说话，什么音多、什么音少，然后判断出这个人脏腑的虚实寒热。这是一门很大的学问，但是现在濒临失传。我知道的一些大夫，他不像我必须得见人号脉，望闻问切。人家是打电话，你打电话，他听你说一段话，然后方子就开出来了，他靠闻，听你说话的语音、语调，包括语气，甚至是从你说话的一些内容来判断。祥林嫂一说话，全是抱怨："我们家阿毛活着的话就这么大了……"一看这人心气极虚，靠"闻"来诊病，这是一门功夫。还有的人，诊断是一种功夫，调治又是一种功夫，你有什么病，我就建议你听一些什么样的音乐。但后世，其实到孔子那会儿这个音律已经乱了，全变成了靡靡之音——亡国之音了，所以古人说，听这个国家奏的乐就知道这个国家要完蛋。"商女不知亡国恨，隔江犹唱后庭花"。

中医学问里的"望闻问切"，其中的"闻"，就是听这个人说话，什么音多、什么音少，然后判断出这个人脏腑的虚实寒热。

12. "其数八"

肝气弱的人要多用数字"三"和"八"

梁冬：和东方或者木相对应的音乐是 mi，也是角，宫商角徵羽的角。它有一个数字——"其数八"。

徐文兵：《上古天真论》讲了"法于阴阳，和于术数"，哪个数对人好，哪个数对人不好。所谓"和于术数"就是说，当我肝气太旺的时候，我就找克肝的数去中和、平衡；当肝气弱的时候，我去找生发肝的数鼓舞一下肝气。

古人将象和数对应，这个象就是不带"亻"那个"象"。用心去感应数跟东、南、西、北以及植物和动物产生的共鸣。术数学问出自伏羲，是一个极端抽象的学问。古代的典故《河图》、《洛书》中，说的就是这方面的学问。"其数八"是河图，我看你拿了一本书，上面有黑点，有白点，就代表了河图。它把东、南、西、北、中五个方位平均分配。东方，甲乙木对应的数是"八"。还有一个数——"三"。你那本书上有那个黑点和白点，就加个"三"和"五"。其实这是河图的学问，基本上就是东边对"三"和"八"。

简单说一下，东方河图上画的这个符号可能是根据星象定下来的——"三"和"八"在东面，南面是"二"和"七"，西边是"九"和"四"，北边是"六"和"一"，中间是"五"和"〇"。它画的不是"〇"，是"十"。所以说，肝气弱的人多用"三"和"八"，肝火和肝气太旺的人最好不用这个数，

所谓"和于术数"就是说，当我肝气太旺的时候，我就找克肝的数去中和、平衡。当肝气弱的时候，我去找生发肝的数鼓舞一下肝气。

肝气弱的人多用"三"和"八"，肝火和肝气太旺的人最好不用这个数，可以用克它的那个数："九"和"四"，平和一下。

可以用克它的那个数："九"和"四"，平和一下。

  梁冬：用它生发的那个数把它泻掉，这样可不可以呢？

  徐文兵：这也是一种方法，我们说"实则泻其子，虚则补其母"。这在五行理论里面有。

  梁冬：你讲到这个地方，其实带出来一个很重要的内容叫"全息宇宙理论"。

  徐文兵：中国人从来就把它看为一体的。

  梁冬：东方和相对应的时间、数字、颜色全都是一体的，后面就是同气。

  徐文兵：鸡、草木、麦子都是一个系列的，就是说一旦"三"和"八"鼓舞起来，这类东西就都起来了，反之则一下就都弱了——一荣俱荣，一损俱损。

◀ 东方和相对应的时间、数字、颜色全都是一体的，后面就是同气。

东方和相对应的时间、数字、颜色全都是一体的，一荣俱荣，一损俱损。

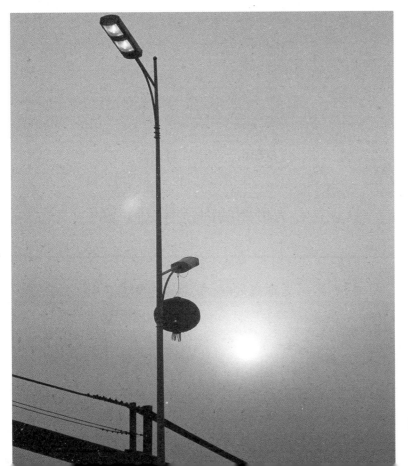

39

13. "是以知病之在筋也。其臭臊"

一个人的肝有没有问题，看筋就知道了

梁冬："知病之在筋也，其臭臊"，那个"臭"读 chòu 还是 xiù 呢？

徐文兵：xiù。

梁冬："是以知病之在筋也"，就是说如果一个人的肝出现问题，可以看筋。

徐文兵：肝主筋。肌腱，就是连接附着在骨骼上的肌腱、韧带，包括神经纤维，都属于筋。肝气太过的话，筋就会一直动，人会不由自主地抽搐，或者多动；肝气虚的话，筋就不能动；如果宗筋不能动，就是阳痿。

宗筋——繁殖后代的那根筋，代指男性性功能。曾有一个人问我，说他们的孩子是近视眼，能不能调治？其实近视眼是屈光不正，也是筋出了问题，可以调一下肝。

真正补益人肝胆的肉是有点膻味的

梁冬："其臭臊"，什么意思？

徐文兵：臭是指气味，就是"自大加一点"的"臭"（chòu），臭味相投的"臭"。臭有两种发音，另一个是 xiù，嗅觉的"嗅"，就是一个"口"字加一个"臭"字。舌头上尝的那个味儿，叫酸、苦、甘、辛、咸。另外，鼻子闻到的味儿

> ▶ 肝气太过的话，筋就会一直动，人会不由自主地抽搐，或者多动。肝气虚的话，筋就不能动。如果宗筋不能动，就是阳痿。

也会影响到我们内在的臟腑。

"臊"，有的版本写的是"膻"。膻和臊，是什么意思呢？知道臊狐狸吗？其实就是人有狐臭。肉吃多了，肉毒太重的人有这个味。尿臊味，就是人体排出去那种肉毒和热毒的味道。我更倾向于把它写成"其臭膻"，为什么？吃草的牛羊，包括骆驼的肉都有一种膻味。那些吃肉的动物，比如老虎、狮子、猫等，身上带着一种臊味。臊和膻是不一样的。吃草木多了，身上会带着膻味，然后吃草木的这些动物又被老虎吃了，木生火，就变成了臊味。

现在很多人吃羊肉不愿意吃到那股膻味，怎么办？他们就吃羊羔肉，羊羔还没来得及吃草，还在吃奶，就没有膻味。其实，真正补益人肝胆的还是有点膻味的肉。

梁冬：前面讲到了"五臟应四时"，其中讲到东方与青色的关系，就是说，一系列的东西都是有呼应关系的，只要和木有关。

徐文兵：是应的！这本书不知不觉地已经把方位的概念、季节的概念、植物动物的概念、数学的概念、音律的概念给你灌输进去了。

梁冬：我觉得有趣的地方就在于，原来它是全息统一场，动物居然跟植物、数字对应。比如，对应木的是"三"、"八"这两个数字，真的是很深刻。

徐文兵：我们学辩证唯物主义会学到事物的普遍联系、变化发展，事物之间到底有哪根线牵儿着呢？有什么普遍联系呢？几千年前的《黄帝内经》就已经告诉我们了。

◀ 这本书不知不觉地已经把方位的概念、季节的概念、植物动物的概念、数学的概念、音律的概念给你灌输进去了。

41

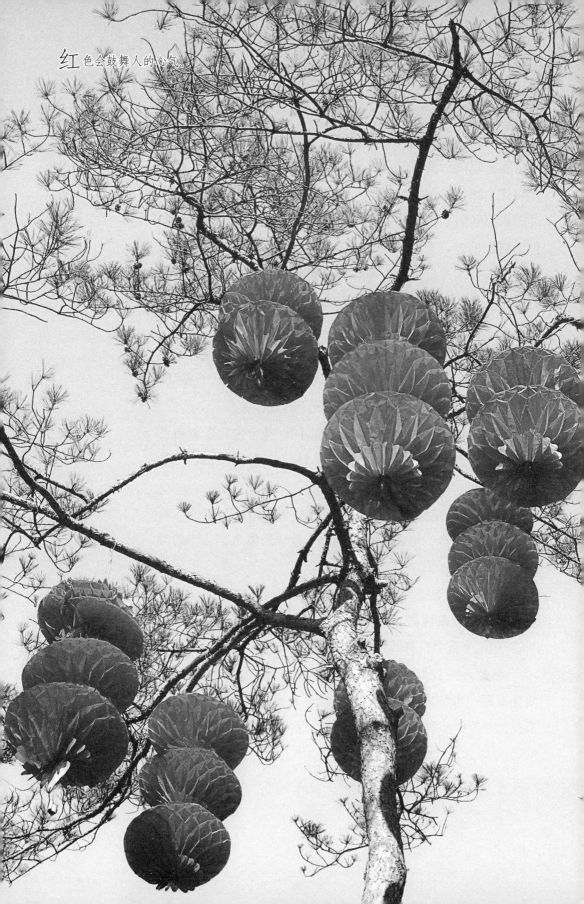

红色会鼓舞人的心气。

第八章
人的心是与南方、
红色和谐共振的

- 南方、赤色会鼓舞人的心气
- 耳朵听到的东西都可能通心
- 有一种病叫"心气内洞"
- 心病是挺重的病
- 为什么良药都是苦的
- 火其实是一个煽动人心、煽情的东西
- 羊肉是补益我们的心气、心血的
- 吃素且抑郁的人,多吃黄米去
- 火星的变化会影响到人的心脏
- 心脑血管病——涉及到血管的病都跟心有关
- 心气虚的人,要多听 so 音调的歌
- "二"和"七"是心气虚之人的吉祥数
- 闻焦味能鼓舞人的心气
- 号脉为什么神奇
- 要补肾,走路脚后跟就要着地
- 有胃气则生,无胃气则死:厌食症要当心病去调治
- "非其人勿授,非其人勿传"
- 为什么《黄帝内经》大约有三分之一的篇幅都在讲脉
- 为什么中国古代不时兴戴戒指,时兴戴个镯子

经文：

南方赤色，入通于心，开窍于耳，藏精于心。故病在五臟。其味苦，其类火。其畜羊。其穀黍（shǔ）。其应四时，上为荧惑星。是以知病之在脉也。其音徵。其数七。其臭焦。

1. "南方赤色，入通于心"

南方、赤色会鼓舞人的心气

不要轻易去长途旅行

梁冬：我们接着讲"南方"！

徐文兵：方位转到南边了。我们在北半球，如果到了南半球的澳大利亚、南非，正好反过来，就成了北方了。

梁冬：香港有一个堪舆学家叫苏民峰，他年轻的时候专门去了南半球的澳洲考察风水，发现当地的风水格局恰好与香港相反。

徐文兵：我们不要轻易去长途旅行，要慢慢适应。因为人的气血流动变化和地域环境是有关系的。突然去改变这种关系，就可能会得一些莫名其妙的病。很多人跑到西藏，回来以后闹了一身怪病。很多人想去两极探险，却从来不想想，那些地方都是没有人烟、寸草不生的地方，不适合人类居住，跑那儿去干吗？那当然是找地狱呢！现在科学发达了，交通工具也方便了，可以一日千里、飞得很远，但是得病的机会也增多了，这是很危险的。

> 我们不要轻易去长途旅行，要慢慢适应。因为人的气血流动变化和地域环境是有关系的。突然去改变这种关系，就可能会得一些莫名其妙的病。

每一种红里面的信息能量都不一样

梁冬："南方赤色，入通于心"是什么意思呢？

徐文兵：中国古人把南方、赤色、人的心联系到了一块儿。

梁冬："赤"和"红"有什么不一样？

徐文兵：赤和红，英文叫 red，这种 color 的颜色有好多种。赤——赤卫队；红——红军。

梁冬：还有朱。

徐文兵：红到了极点，就是红得发紫；还有"赭（zhě）"，中药里有个"代赭石"；还有一种鸡血石；还有朱砂。中国人用这么多不同的字来表现红的颜色，同样一个红，形容却不一样，代表的信息能量也不太一样，所以有的叫正红，有的叫朱红，还有的叫桃红。

什么样的人适合用红色

徐文兵：有一门学问叫"色彩治疗学"，就是让不同的病人去看不同的颜色，最后达到一种平衡和谐的效果。道家有句话叫"五色令人盲"，现在令人眼花缭乱的东西太多了、感官刺激太多了。比如，现在电影中的画面全是强刺激、强色彩，看完以后，连讲的啥故事都不知道。所以，这都叫"悦目而不赏心"，我真怀念以前那种黑白电影和老照片，色彩不是特别丰富，但给人留下来的想象空间特别大。

▶ 因为看到红颜色会鼓动到人的心气，所以，中国人把红色当成喜庆的颜色。心主喜，肝主怒。所以，哀伤的人、悲愁的人适合用点红的颜色。

因为看到红颜色会鼓动到人的心气，所以，中国人把红色当成喜庆的颜色。

从七情对应来讲，心主喜，肝主怒。所以，哀伤的人、悲愁的人适合用点红的颜色。那么，疯狂的人，登高而歌、弃衣而走、夜不能寐、两眼血红的人千万不要用这个颜色。

那他们适合什么颜色？黑色！本来心气就很高，给他们布置房间，再用点红的肯定不行。像我看到几个大龄剩女家里布置的颜色，都是赤红的。

梁冬：南方的一些发廊经常会搞成这样。

徐文兵：人除了结婚那天晚上"只恐夜深花睡去，故烧高烛照红妆"以外，平常最好少用那种颜色。用赤色把自己的心火煽得那么亮，最后还没着没落，人肯定会出问题，这就需要调整颜色。

◀ 用赤色把自己的心火煽得那么亮，最后还没着没落，人肯定会出问题，这就需要调整颜色。

2. "开窍于耳"

耳朵听到的东西都可能通心

梁冬："开窍于耳"，这个我就不明白了，常常说"肾开窍于耳"，为什么这个地方讲"入通于心，开窍于耳"呢？

徐文兵：《黄帝内经》是黄帝学派集大成的一本书。我告诉那些反中医的人，反中医的最好方法不是用科学的方法去反中医，而是用中医的方法反中医。《黄帝内经》中有很多论述，比如，哪种味道入哪个脏、起什么作用——它有自相矛盾的地方，有不大一致的地方，这时候要想一想，它背后是指什么。我们经常说一句话，"视而不见，听而不闻"，为什么会"听而不闻"呢？

梁冬：因为心不相应。

徐文兵：心不在焉、心神不在那儿。接受外来刺激后，如果你的心不去应它，它对你来说就没有刺激。"泰山崩于后，麋鹿戏于前"，无论多大的刺激，我没反应，还在专心看书，或者禅定、静坐，其实那会儿我的心神是收回来的。"开窍于耳"，耳朵也是心神出窍的一个窍道。耳朵属于肾，心开窍在咽喉——扁桃体包裹的咽喉处。很多人一紧张嗓子就干、就咽唾沫；很多人说，心火一旺，嗓子就红了、肿了；还有很多人说，我有慢性咽炎——其实他们是有慢性心病，因为渴望、焦虑没有得到满足。

梁冬：我们公司有一位同事是火相人格，经常"嗯嗯

> ▶ 接受外来刺激后，如果你的心不去应它，它对你来说就没有刺激。

> ▶ 很多人一紧张嗓子就干、就咽唾沫；很多人说，心火一旺，嗓子就红了、肿了；还有很多人说，我有慢性咽炎——其实他们是有慢性心病，因为渴望、焦虑没有得到满足。

嗯""咳咳咳",原因就在这里。

徐文兵: 很多相面的"望闻问切",根据人的耳朵大小来判断人的寿命。其实就是说,肾是藏精的,耳朵大的人容器大,证明底子厚,有可能活得长;很多人的耳朵小,或者耳轮比较薄,说明他们的先天肾精可能有点不足。

◁ 肾是藏精的,耳朵大的人容器大,证明底子厚,有可能活得长。很多人的耳朵小,或者耳轮比较薄,说明他们的先天肾精可能有点不足。

为什么开国皇帝就走运,末代皇帝就背运呢

徐文兵: 真正古代堪舆风水的那些人是能体会到气的。现在很多人是肉眼凡胎,他们观察风水:左青龙右白虎——后面靠山,前面踏一条河,废话!肉眼凡胎的人都能看见这些。十三陵风水哪儿变了?是山变了还是水变了?哪儿也没变,那为什么开国皇帝就走运、末代皇帝就背运呢?因为气变了!古代真正的风水大师能体会到气的存在,而能体会到气的存在的人要么就"生而神灵",要么就是后天老师教的——通过一定的修身修心的方法体会到的,是有师承,而且有考核的。不像现在有的人出来顶个头衔——我是几代传人,我是大师……

◁ 为什么开国皇帝就走运、末代皇帝就背运呢?因为气变了!

梁冬: 现在大师都贬值了,因为"通货膨胀"。

3. "藏精于心"

有一种病叫"心气内洞"

梁冬：前面讲到"南方赤色，入通于心，开窍于耳，藏精于心"，而"入通于肝，开窍于目，藏精于肝"说的是东方。具体到南方，或者是说"火"这样一种气，就是"藏精于心"。

徐文兵：像东方，它对应的脏是肝，肝就是藏它们精气的地方。我们讲脏腑的时候说过，什么叫"腑"——传化物而不藏；什么叫"脏"——藏精气而不泻。

肝藏的精气支撑东方这套系统去工作。而南方的这套系统是靠"心"来支撑，靠肉质的"心"藏的精气、精血来支撑这套系统去工作。当一个人的"心"出了问题，他的物质基础就崩溃了。有一种病叫"心气内洞"，说的就是这个人漏精、漏气了。

▶ 当一个人的"心"出了问题，他的物质基础就崩溃了。

4. "故病在五脏"

心病是挺重的病

梁冬：什么叫"故病在五脏"？

徐文兵："心者，君主之官"——"心"是人体最后一道防线，当一个人病到"心"时，其实已经病得很深了。前面说过，肝病发在什么地方？"发病惊骇，病在头项"，春天来了，人容易得头痛病；到了心这套系统，就很严重了——病在五脏。

有人问："徐大夫，我得了什么病？"

我说："你得的是挺重的心病。"

他又问："心病是什么意思？"

我说："挺重的病！"

病在五脏。一般我们都是"舍车保帅"，先舍体后舍身，先舍腑后舍脏、舍到最后不能再舍了——就是心病！

◀"心"是人体最后一道防线，当一个人病到"心"时，其实已经病得很深了。

5. "其味苦"

为什么良药都是苦的

平常吃苦吃得少，积聚到一定程度就会来一场病

梁冬："其味苦"，作何解释？

徐文兵：什么味道能通到你的心气呢？苦味。

梁冬：所以，良药都是苦的，良药苦口利于病。

徐文兵：按照刘力红老师的解释，病——丙丁火都是心病。所以，苦味药都能通心调神，最后治你的病。为什么百分之七八十的中药都是苦的？因为很多病都是心病，而且我们饮食里面缺苦味。

梁冬：平常吃苦吃得少，到时候需要的时候就吃点苦，要平衡嘛！

徐文兵：平常吃苦吃得少，积聚到一定程度就会来一场病。最后，出现一位聪明的医生，开点苦药，一吃，好了！

梁冬：年轻的时候吃点苦，对年老是有帮助的。

徐文兵：年轻时候多吃苦，老的时候就吃甜了。年轻的时候老吃甜，牙都掉了，到老了啥也吃不着了。

说到"其味苦"，我们平时的饮食里面，最不缺乏的是甜食，平常还会吃点儿辛辣的。有些人还吃点水果，酸的。"十个厨子九个咸，还有一个忘了加盐。"咸味也不缺，唯一缺了

▶ 苦味药都能通心调神，最后治你的病。为什么百分之七八十的中药都是苦的？因为很多病都是心病，而且我们饮食里面缺苦味。

苦味。有人会有意识地补充一点儿苦味。他觉得吃点苦以后，能够有胃口、舒服。比方说有些人会喝点儿苦丁茶；有些人会喝点儿苦咖啡——人家很有品味，喝咖啡不加糖；有些人还会吃点苦瓜，或者炒点苦菜。但是有意识地这么吃的人不多。有觉，就是说要有自己的感觉。现在很多人的知觉已经被麻痹住了，所以最后都去求医。

苦味能够把人的那种邪恶的心火去掉，还能坚肾

徐文兵：吃苦最有名的人是谁？

梁冬：卧薪尝胆的勾践。

徐文兵：勾践卧薪尝胆，吃的是苦。这个苦味能够把人的那种邪恶的心火去掉。另外，苦的一个作用是"坚肾"——能够把肾精巩固住。所以，大家年轻时有意识地吃点苦，到老了绝对有好处。

梁冬：平常还有什么办法，能有意识地吃点苦呢？

徐文兵：喝茶。

梁冬：吃锅巴算不算呀？

徐文兵：算，锅巴属于饭焦。我经常让病人吃点烤馒头片儿、吃点锅巴，但现在的商品化锅巴是油炸的锅巴，只有香味，没有苦味了。其实，真正地让一个人去吃苦，挺不容易的。我有时候自个儿熬点药喝，一尝这药这么苦，我就想，那么多病人整天在喝我开的这付苦汤子，而且一喝那么长时间，如果对我没有点儿信任感还真是喝不下去。但是，在这里郑重强调一下：吃点苦对心和神是有好处的。

梁冬：很多人在人生当中也是这样，偶尔吃一点点苦，

▶ 苦味能够把人的那种邪恶的心火去掉。另外，苦的一个作用是"坚肾"——能够把肾精巩固住。所以，大家年轻时有意识地吃点苦，到老了绝对有好处。

反而更容易体会到幸福感。

徐文兵：不吃苦的话，你就体会不到现在有这么多好吃的东西。所以，苦味有时候被作为开胃菜——当你觉得没什么食欲、吃不下饭的时候，饭前吃点苦的东西，就觉得有胃口了。另外，吃苦也得掌握一个度——我们用少量的苦，能够帮助人开胃，但苦吃多了也会伤胃。

梁冬：为什么吃苦瓜、黄连，有时候会腹泻呢？

徐文兵：因为受寒了。

梁冬：苦是寒的。

徐文兵：苦也有温的，锅巴和烤馒头片就是苦温的，半夏也是苦温的。

梁冬：为什么有苦寒和苦温之分呢？

徐文兵：这就看你中的是什么样的邪气了。一般人都是心火，大多患热症，我们可以用苦寒的药；还有人心里面中了寒性的毒——患抑郁症的很多人都是心结，心中有解不开的疙瘩，摸上去绝对不是火、绝对不热。这些人全是中了寒性毒，必须用温性的药才能化开。

▶ 吃苦也得掌握一个度——我们用少量的苦，能够帮助人开胃，但苦吃多了也会伤胃。

6. "其类火"

火其实是一个煽动人心、煽情的东西

梁冬: "其类火"如何解释?

徐文兵: 前面讲肝胆的时候,是"其类草木"。木生火,把草木点着了以后会产生火焰,这时候那种无形的火的存在,就是对应了我们的心。所以,心气虚的人或者是心火弱的人,在点燃一堆篝火的时候,会突然眼睛就流泪了,然后,觉得有一种暖洋洋的感觉,其实这就叫感应。

古代的篝火晚会都跟求爱有关,火都能够撩拨人的欲望。篝火的"篝"与交媾的"媾"都跟火有关,火其实是一个煽情的东西。你把某种东西点燃、煽动起来以后,能够拨动人的心绪。

▷ 火其实是一个煽情的东西。你把某种东西点燃、煽动起来以后,能够拨动人的心绪。

7."其畜羊"

羊肉是补益我们的心气、心血的

梁冬："其畜羊"作何解释呢？

徐文兵：就是参加篝火晚会，又要了一只烤全羊。有段时间我研究饮食，把鸡和羊调了一下，因为羊是吃草的，对应一下肝胆更好，鸟是朱雀，对应南方丙丁火更好。但是我们要尊重《黄帝内经》，《黄帝内经》把羊归到了心，在心火里面。羊肉是非常温性的一种东西，中国的很多汉字、很多词都跟羊有关。

梁冬：善良的"善"，吉祥的"祥"，美好的"美"，繁体字义薄云天的"義"都跟羊有关。

徐文兵：我估计这一现象跟我们中华民族的文化有关。从狩猎到驯化动物，可能最早被驯化的、支撑我们饮食结构的就是羊。按照《黄帝内经》的理论，羊肉是补益我们的心气、心血的。《伤寒论》中有个方子，叫当归生姜羊肉汤，用于调治妇人腹中疞痛。"疞"是一个"病"字边，一个亏虚的"亏"。肚子里边是空的、疼的，这是虚寒证，可以使用当归生姜羊肉汤。

明末清初，山西出了一个名医大家，叫傅山，傅青主。你要说他是个好医生，那简直就是贬低人家。傅青主是个哲学家、书画家，尤其是那书法简直是一流，他只是顺道做一个好医生。

▶ 肚子里边是空的、疼的，这是虚寒证，可以使用当归生姜羊肉汤。

傅青主有一个非常著名的食疗方子，当时是给他妈妈配的。很多好中医的父母都很长寿，原因就在于他们有一个懂医、尽孝的儿子，尽孝且懂医，懂医且尽孝。

傅青主当时设计这个方子，是为了滋补他母亲虚弱的身体。方子里面主要成分就是羊肉，还有其他一些配料。他给这道药膳起了个名儿叫"头脑"。因为有羊肉块儿、还有点炒面糊糊，炖出来就好像脑浆一样的感觉。他把这个专利转让给一家回民饭馆，厨师将其变成了一道补益人的精血的名菜。这道菜蘸的调料也特讲究——蘸的是韭菜，而且这个韭菜是拿盐腌的，叫咸韭，这正好是一道非常好的补心、补肾的药膳。

中国讲究药食同源，而最有名的拿羊肉做的药膳有两道：一是张仲景的"当归生姜羊肉汤"；另一个就是傅青主的"头脑"。

梁冬：据说，吃不同地方的羊肉，味道也不一样：散养的羊跟吃饲料长大的羊相比，它们身上肉的味道是不同的。

徐文兵：另外，山羊肉跟绵羊肉也不一样。

◀ 中国讲究药食同源，而最有名的拿羊肉做的药膳有两道：一是张仲景的"当归生姜羊肉汤"；另一个就是傅青主的"头脑"。

8. "其穀黍"

吃素且抑郁的人，多吃黄米糕

梁冬："其穀黍"，作何解释？

徐文兵：黍子。有一个成语叫"一枕梦黄粱"，那个黄粱就是黍。黍是北方专门出产的一种黄米，它比小米要大，黏性非常好。南方人吃的年糕是拿白糯米做的。我们北方人吃的是黍，叫黄米。内蒙古、山西等地都经常吃黄糕，金黄金黄的，特别软、特别黏。我们一般吃素糕，就是不加任何调料，蒸熟了吃；也可以吃炸油糕，把黄米糕蒸熟后，包上豆沙，或者包上菜，包上糖，用油炸过再吃。

山西大同有句话叫"三十里莜面四十里糕"，说的就是粮食不同，它的耐饥耐饿的效果也不一样。吃大米以后很容易觉得饿，为什么呢？一般的大米蛋白质含量低，有些地方种两季稻、三季稻，大米产出来基本上都是淀粉。莜面是高寒地区出产的。燕麦、莜面这种粮食耐饥、耐饿，补充热量的性能很高，所以吃完莜面，人能走三十里不觉得饿；比莜面还厉害的就是黄糕，就是黍米做的。吃了黄糕后，人能走四十里。黍米是五谷之一，中医把黍归到了南方赤色，是补益人的心气的。碰上一个吃素且抑郁的人，不能给他吃鸡，又不能给他吃羊，怎么办呢？让他吃黄米糕。

梁冬：现在很少能吃得到"黍"了，尤其在市区里面。

徐文兵：什么原因呢？一方水土养一方人。首先北京不

▶ 中医把黍归到了南方赤色，是补益人的心气的。碰上一个吃素且抑郁的人，不能给他吃鸡，又不能给他吃羊，怎么办呢？让他吃黄米糕。

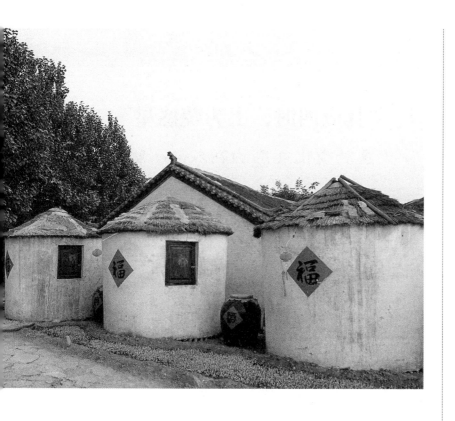

一方水土养一方人。

是一个高寒的地方，所以，它出产的耐寒作物就不多。山西大同的海拔要比北京高 1000 米，冬天比较冷，夏天比较凉快，这种地方出产的东西正好提供给这方土地的人。如果食物的热量跟不上，这一地方的人就难以生存。到了西藏，当地人们吃的是糌粑、青稞、酥油，这些食物提供的能量就更得大了。

◀ 如果食物的热量跟不上，这一地方的人就难以生存。

59

9. "其应四时，上为荧惑星"

火星的变化会影响到人的心脏

梁冬："其应四时，上为荧惑星"是什么意思呢？

徐文兵：荧惑星就是火星。我曾看过一则报道，上面说咱们国家也要发射一个探测器，去探测火星，就是指荧惑星。

有些东西你不知道，但却切实存在着。

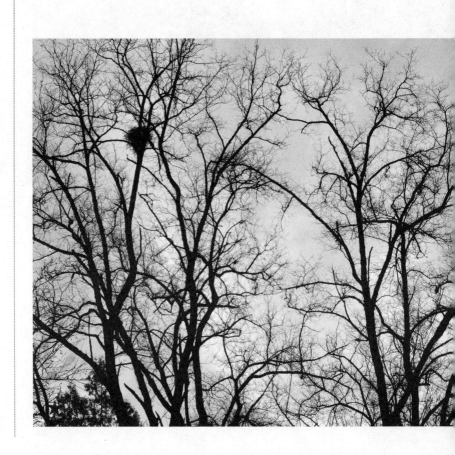

10. "是以知病之在脉也"

心脑血管病——涉及到血管的病都跟心有关

梁冬："是以知病之在脉也"作何解释？

徐文兵：心主血脉，这个脉有两种：动脉和静脉。

梁冬：动脉和静脉怎么区别？

徐文兵：运行新鲜的、含氧量高的、红色的血，而且一直在跳动的脉叫动脉；回流含氧量低、含二氧化碳多、含有一些废物的血的这种脉叫静脉。但凡心脑血管病——涉及到血管的病都跟心有关。现在流行的脉病首先是冠心病。

什么叫冠心病？冠状动脉粥样硬化性的病，简称冠心病。心脏本身也需要供氧，需要营养，本身也在工作，你不能"让马儿跑，又不让马儿吃草"。给心脏提供新鲜血液和营养的动脉叫冠状动脉。它像一顶帽子一样，扣在心脏上。当供应心脏的冠状动脉出现了问题，人就容易出问题。

现在的人动不动就做手术，先做一个支架——一般通过股动脉伸进去一个东西，把那儿支撑起来，"啪"一支，便开了。有的人连续放好几个支架，等过了三五年，支架又堵住了，怎么办呢？做搭桥——一看那儿堵了，切下来一段动脉血管接上，便建立起一个侧支循环。俄罗斯前总统叶利钦就做过搭桥手术。这其实都叫脉病，都是心病。

◀ 但凡心脑血管病——涉及到血管的病都跟心有关。现在流行的脉病首先是冠心病。

61

帮助身体自愈，这是最高级别的调治

徐文兵：原来人老说，动脉血管壁有粥样的硬化后，就好像有斑斑块块的东西附着在血管壁上。后来人们发明一种药，可以把斑块、粥样硬化的东西清掉。但是清掉以后，突然发现被清掉的那地方倒是没有斑块了，但是开始渗血了。

梁冬：这叫什么病呢？

徐文兵：其实，人体出现这种动脉粥样硬化，长这种斑块，是人在自救。身体感知到血管有脆裂，容易出血，就长一个东西，好像在那儿贴个胶皮一样，"哧儿"给它贴上，这是动脉粥样硬化的原因。当然，发现它堵住血管，把它清掉以后，会发现这儿往出渗血了。

梁冬：很多人以为动脉粥样硬化是我们的敌人，就把它清掉了，结果清掉之后，发现它其实是我们的朋友。

徐文兵：这就是说，如果把人当成机器，割裂开全身去分析一种疾病的话，就很容易犯一个错误——按倒葫芦起了瓢。为什么药物的毒副作用老是出现，其实就是说你调治好了一种病，另一种病又起来了。怎么办呢？只能宏观把握，去看看为什么。

当一个人发烧的时候，你先想想他为什么发烧？是身体的自我保护反应，还是这个人的身体整个儿错乱了、在胡闹？

所以，当他的血液出现黏稠、动脉出现粥样硬化的斑块以后，你要先想想：是不是动脉血管壁或毛细血管出现脆裂所导致的？你要通过调理全身去调整它，让它最后达到一种自愈的目的，这是最高级别的调治。有些人认为他自己就是上帝，能主宰一切，于是横插一杠子去给病人调治。最后，调治好了一种病，却引起了很多其他的病。

▶ 如果把人当成机器，割裂开全身去分析一种疾病的话，就很容易犯一个错误——按倒葫芦起了瓢。

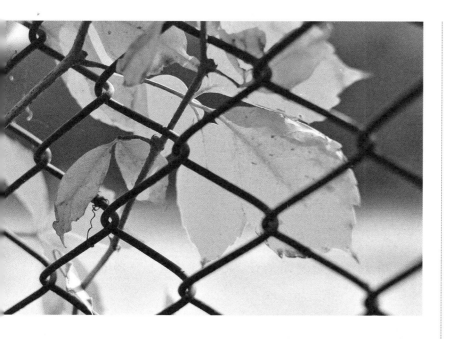

调 治好了一种病，却引起了很多其他的病。人生常常是得不偿失。

"父母在，不远游，游必有方"是有道理的

徐文兵：我们经常见的脉病有：大小动脉炎、血栓闭塞性脉管炎——从手指或者是脚趾的末端开始坏死，一节一节地往上坏，然后一节一节地往下切。

还有，现在旅行时出现的一种病叫"经济舱综合征"——经济舱长途飞行。坐这种经济舱的人下了飞机以后，很可能会突然出现猝死。为什么呢？原因就是座位比较小，加上他老不活动，在静脉里形成了瘀血——中医叫"瘀血"，西医叫"血栓"。下飞机的时候突然又活动起来，这瘀血或血栓就容易堵在血管里面，造成肺栓塞，肺一下子喘不上气来，有时候还会造成心脏骤停。

这都是坐经济舱的人容易出现的病——突然起飞和突然降落，再加上长途飞行和不运动，很容易造成心病。所以古人说，"父母在，不远游，游必有方"是有道理的。

突然起飞和突然降落，再加上长途飞行和不运动，很容易造成心病。

63

11."其音徵"

心气虚的人，要多听so音调的歌

梁冬："其音徵"，宫、商、角、徵（zhǐ）、羽的"徵"。徵是五音之一，相当于五线谱的5——do、re、mi、fa、so的so。

徐文兵：徵发so的音。心气虚或者心气弱的人，应该多听这种调子的音乐，或者是歌曲。

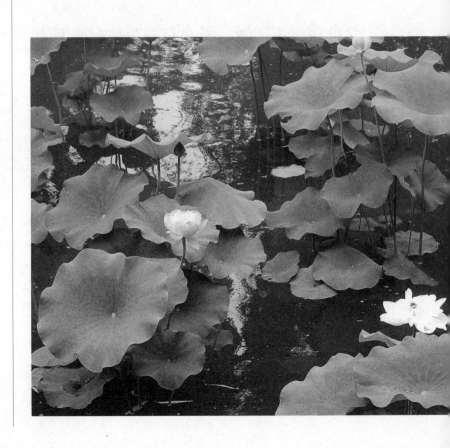

▶ 心气虚或者心气弱的人，应该多听这种调子的音乐，或者是歌曲。

很多事情都会影响身心，连听歌都是。

12. "其数七"

"二" 和 "七" 是心气虚之人的吉祥数

梁冬："其数七"是什么意思呢？

徐文兵："七"是南方的数，是根据伏羲的"龙马负图而出"来的。伏羲看"河图"和"洛书"，把数字和观察到的现象联系起来。

南方对应着两个数，一个是"七"、一个是"二"。"二"和"七"对应的是"心"，所以心气虚的人的手机号应该多用"二"和"七"这两个数字。我的电话就是137的，暗合"补益心气"——因为我出生那年水太过。水太过的好处是脑子够用，肾水比较足。但是有利就有弊——学中医以后，就不会为某个东西瞎高兴了——一个脏强了以后，肯定就有一个脏会发弱。所以，肾水太足、天河水太过的人，对应的就是心气会弱，因为水是克火的。

◀ 水太过的好处是脑子够用，肾水比较足。但是有利就有弊，肾水太足、天河水太过的人，对应的就是心气会弱，因为水是克火的。

65

13. "其臭焦"

闻焦味能鼓舞人的心气

梁冬："其数七"，然后就是"其臭焦"。

徐文兵："臭（xiù）"，就是那个臭味的"臭（chòu）"。我们知道心对应的味道是苦，然后闻到的气味怎么能鼓舞人的心气呢？它说了是"焦"。焦到底是个什么味儿？

梁冬：你把电丝烧了，"呲"一下，然后那个皮有股焦味儿。

徐文兵：我们要检查一下这件衣服是不是纯毛的，用火一点，焦臭味就出来了，就是纯毛的。这个焦味，就是植物和动物燃烧以后的那种味道。

现在人为什么心浮气躁，晚上睡不着觉呢？因为我们天天都在闻汽车尾气。你到深山老林，会是一种感觉；一回到大城市，立刻会很躁。灯红酒绿，夜不能寐，辗转反侧，为什么呀？闻到的味会整天煽动你的欲望，鼓舞你的心气。

梁冬：我们吸进了汽车尾气，排出了干净的二氧化碳，都是人肉吸尘器。

徐文兵：为什么抽完烟有灵感呢？一方面心气被鼓舞了，另一方面手脚就冰凉了。所以，抽完烟以后不少人手脚冰凉。贾平凹说过，作家都有脚气，为什么？抽烟抽的。我见过很恐怖的人——他们一天要抽三包烟，他们属于那种省火柴的人——不用再续火了、一根接一根地抽。

> ▶现在人为什么心浮气躁，晚上睡不着觉呢？因为我们天天都在闻汽车尾气。闻到的味会整天煽动你的欲望，鼓舞你的心气。

　　李老就是这样，他仙风道骨，精干儿瘦，一头白发，喜用附子——纯阳纯火的东西。一抽烟，连续不断。李老的降世拯救了一大批阴寒恶毒的人。他本来就是火相，就是那种火命，开出的方子都是附子、干姜、肉桂等这些火性的药，把那些整天吹空调、吃冷饮、寒了心、冷了齿的人给救了。但是让李老去救那些本身就有虚火的人、躁狂睡不着觉的人，可能就有点儿不大对。

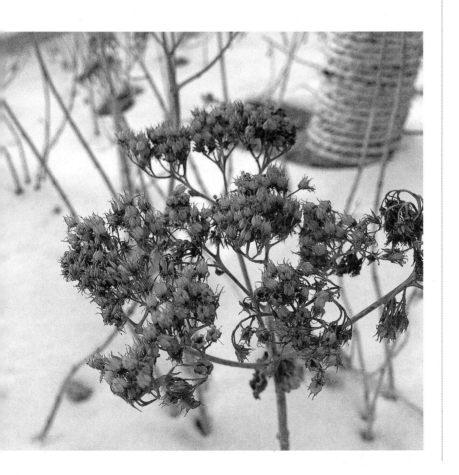

很多我们日常生活中的行为其实极其不健康，经常做，但并不代表是对的。

14. 号脉为什么神奇

梁冬：我想提一个问题——您诊脉通常都是诊三个地方对不对？

徐文兵：三部九候，这是古脉法。

梁冬：三部九候是哪三部呢？

徐文兵：前面，我们讲过三膲到底是怎么回事。我提到一个人叫周潜川。他是民国末年出生的一位集中医、道家、科学等方面于大成的人。周潜川有一个高足，叫廖泽厚。廖泽厚的儿子叫廖育群，也很有名，是学西医的，后来开始研究医学史。廖育群现在六十出头，他写了一本书叫《医者意也》，还整理了一本他父亲传承下来的书，叫《古脉法》。廖泽厚很伟大，能把这么宝贵的东西贡献出来。

其实，中医失传的原因可能就是很多人秘而不传，但是廖泽厚先生把周潜川的东西继承下来很多，然后又把它公之于众，这本书叫《古脉法》。我现在号脉用的这套方法，就是这套传承。

"三部"分为上中下三部。头颈号什么脉、上肢号什么脉、下肢号什么脉，《古脉法》里都有。

判断一个人肾虚不虚，证据在哪儿呢？其一，在"寸关尺"号脉。可以用三个指头搭在人的手腕桡动脉上。一般地，如果第三个指头号不到脉，就说明没脉可跳，你便可以初步判断这个人是肾虚。这个桡动脉、这个"独取寸口"号的是

▶ 中医失传的原因可能就是很多人秘而不传，但是廖泽厚先生把周潜川的东西继承下来很多，然后又把它公之于众，这本书叫《古脉法》。

▶ 判断一个人肾虚，还是不虚，证据在哪儿呢？其一，在"寸关尺"号脉。

肺脉，因为肺的经络从这儿走过。

如果想判断一个人是不是气短，就可以问一句："你是不是老觉得气短啊？是不是老觉得吸一口气到不了肚子呢？"

那人说："没错，你怎么知道？"

"通过号脉知道的。"

你真要知道这个人的肾虚不虚，摸哪儿？肾经上也有动脉，肾经上跳的动脉在太谿穴。太谿穴在脚的内踝骨的高点和跟腱的中间，这个地方叫太谿。用手号这里的脉，如果冰凉、没有脉，然后去捏太谿和昆仑穴，肯定是薄如蚕翼，就是两片皮了。

梁冬：有些人脚后跟很窄、很薄，我还以为那很漂亮。

徐文兵：其实，这人已经虚到家了。

梁冬：我原来觉得，一位女青年如果脚跟后面很宽，就不够优雅。

徐文兵：脚跟后面很宽的人是能生育的人。脚后跟薄，子宫壁也会很薄，这往往是怀不了孕或者怀了孕也坐不住胎的人。

所以，号脉以后，我会给人定位——你肾气虚，或者是肾精不足，这是有根据的。中医是讲证据的，两位中医的证据是可以交流的。比如，我说他肾虚，你说他肾不虚。那么，咱们坐下来论一论。在《黄帝内经》的基础上，中医有自己的体系，是可以交流，可以讨论的。当你反驳一个人，说那个人诊断有错的时候，你要拿出根据来——可以号脉，太谿穴那儿是有脉的。

有肾虚，就有肾实。很多人都说，肾是水，没有火。其实，当人出现尿路感染的时候，也会有火，他会出现小便频、急，会憋不住尿。小便的时候滴滴答答，或者有烧灼、疼痛

▶ 脚跟后面很宽的人是能生育的人。脚后跟薄，子宫壁也会很薄，这往往是怀不了孕或者怀了孕也坐不住胎的人。

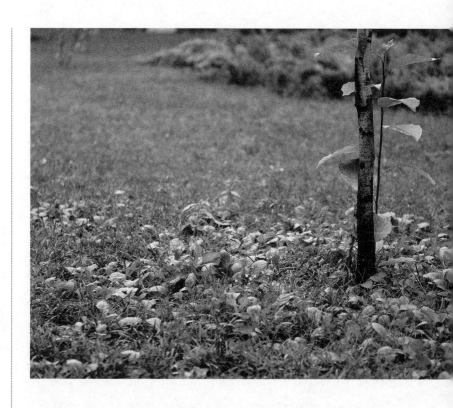

当你反驳一个人或者一件事的时候，应该拿出证据。

▶ 太谿穴本来应该是很沉稳的——是潜龙，应该沉潜。结果它浮了上来，"嘣嘣嘣"跳。这说明肾中出现了浮火，需要把邪气泻一下。

的感觉。按现代医学来说，他有泌尿系统感染或者有早期的肾盂肾炎。这时候，你摸他的太谿脉，会感觉到那儿在"嘣嘣嘣"地跳。太谿穴本来应该是很沉稳的——是潜龙，应该沉潜。结果它浮了上来，"嘣嘣嘣"跳。这说明肾中出现了浮火，需要把邪气泻一下。这样，他的泌尿器感染症状就会随之缓解。

15. 要补肾，走路脚后跟就要着地

梁冬：前面说到太谿穴的问题，就是肾经上的脉的问题。那些芭蕾舞演员天天立着脚，使太谿穴长期处于压迫紧张状况，会不会对她们的肾脏有影响呢？

徐文兵：肾经走到肚皮上以后就叫冲脉，冲脉对女性来讲就是散布于胸中，促进乳房发育的。

梁冬：所以，经过长年压迫之后，芭蕾舞演员的身体就不会前倾了。重心稳了，就不会往前掉了，就不会被忽悠了，这对生理是有影响的。

徐文兵：我见过很多不健康的人采取的不健康姿势。有些人学芭蕾舞演员，做动作的时候，脚尖着地，脚后跟不着地。按中医的角度来讲，脚后跟是肾经的一个分支，想让自己的肾强壮的话，脚后跟就要着地。脚后跟着地的话，人的津液就会充足，能够均匀地分布在人体的各个部位。

眼干、鼻子干的人（有的人甚至会出现生殖器官干涩），脚后跟一定要着地。还有的人脚后跟是干裂的，这种人一看就是肾虚——肾本来是属水的，一旦没了水，说明你虚到一定程度了。

要补肾，脚后跟就要着地。我对很多人说，出去应酬可以穿高跟鞋，平常保健养生、做贵族的话，就要穿平跟鞋。但很多病人都认为"美"是第一，别人觉得好看才是第一。

有一位病人曾经对我说："徐大夫，我今儿穿了双平跟鞋。"

◀ 按中医的角度来讲，脚后跟是肾经的一个分支，想让自己的肾强壮的话，脚后跟就要着地。脚后跟着地的话，人的津液就会充足，能够均匀地分布在人体的各个部位。

◀ 要补肾，脚后跟就要着地。

我一看，原来她穿了双坡跟鞋。以前满族人穿的那种鞋叫"花盆底鞋"，它是中间着地。我们现在去做足底按摩，有的按摩师说，"你的肾有问题"，其实说的就是脚心涌泉穴——这个穴位从自然角度来讲，它是凹进去、弓起来的，是不着地的；着地以后很明显有一个特点——平足，而平足人是不能长途行军的。所以，真正健康的人，脚心是弓起来的。脚弓高，脚才有弹性。如果是平足的话，平着脚着地，人就坚持不了多久。

▶ 睡觉前，按摩涌泉穴会有升压和兴奋的作用，所以很多人做完足底按摩以后，兴奋得睡不着觉。还有一些有点潜在心脏疾病的人突然做这种按摩，就会出问题。

睡觉前，按摩涌泉穴会有升压和兴奋的作用，所以很多人做完足底按摩以后，兴奋得睡不着觉。还有一些有点潜在心脏疾病的人突然做这种按摩，就会出问题。所以，做这种按摩刺激，一定要掌握相关的医学原理。

女士穿那种花盆底鞋让脚心着地，是不健康的。我们正常穿鞋，应该是前脚掌、后脚跟着地，把涌泉穴一弓，这样最健康。

可以想想猫走路时那种优雅的姿势，它会在你的桌子、纸上留下一个很优雅的梅花印——一看，中间是空的，前面爪着地、后面跟着地。为什么我们不学学自然的东西呢？

16. 有胃气则生，无胃气则死：厌食症要当心病去调治

梁冬："其臭焦"，老抽烟的人把心气鼓舞起来以后，伤的是肺。

徐文兵：抽烟的人心气被鼓舞了、灵感出来了，但是也把自己的肺干掉了。

梁冬：有点儿可惜。前面您讲到候肾的脉，就是太谿穴这个脉。三部九候，还有一个就是摸脖子上面的部分。

徐文兵：很多电影里有这样的镜头：有的人昏死过去了，上来一个人，不像中医一样摸手腕，而是直接摸颈动脉。中医讲，颈动脉搏动处是胃经经过的地方，那一点叫人迎，在脖子中间，在侧面。

这个穴又叫天五会——因为它周围有五个叫"天"的穴位。这是候什么？中医叫胃气，现在医学叫颈动脉。颈动脉如果没了，人就死了。中医也有一句话叫：有胃气则生，无胃气则死。胃经还有一个比较重要的脉，就在我们脚背上——《伤寒论》里特别提到的，叫趺阳脉，它对应的穴位在足背最高点，这对应的穴位叫"冲阳穴"，"冲"——"冲动"的"冲"、"阳"——"阳气"的"阳"。

《伤寒论》里有很多抢救这种危重症的方法，李老曾用伤寒的方子抢救过很多危重的病人。据说，当地灵石县的急诊室都不在西医院，而在他所在的中医院里边。李老如何知道

▷ 中医讲，颈动脉搏动处是胃经经过的地方，那一点叫人迎，在脖子中间，在侧面。

73

这个人可救不可救，他会号病人足背上的跌阳脉——这个脉如果在跳，就有救；这个脉如果不跳了，就是四肢厥逆到了极点，基本上是不可救了。

梁冬：有些人穿鞋，鞋带勒得过紧会不会影响那个脉？

徐文兵：会影响你的胃的消化功能。

梁冬：怪不得把鞋勒紧了，会吃不下去饭。

徐文兵：它会抑制，就是身体突然接到信号——让我的胃蠕动得慢一点儿。当然，如果这个人的食欲特别亢进，比如像糖尿病那种消谷善饥，有点过分了，我们可以做点局部的针刺、放血，给他减点阳。

梁冬：有些人吃不下东西，是不是按摩一下脚背这个位置就会好点儿？

徐文兵：吃不下东西的原因很多，有很多心理原因——人困过劲，就不困了；饿过劲，就不饿了。很多人吃不下东西，是因为自己过度地节食。到最后，不吃了，得了厌食症。这是伤到了心气。心是火，火生土、生脾胃。没有食欲你怎么可能吃东西呢？所以厌食症要当心病去调治。

17. "非其人勿授，非其人勿传"

梁冬：那你们还摸哪些脉？

徐文兵：心脉——衡量一个人有没有心气儿。

梁冬：那是摸哪儿？

徐文兵：我们有两个心——一个是心胞。真正候心胞的脉在中指的两侧，就是食指、中指的接缝处和中指、无名指的接缝处。摸到这儿，会感觉到有脉在跳，这证明：我的心、心胞是很正常的。

李敖曾说他坐监狱时受过夹棍的刑罚——把两只圆珠笔夹在人中指的两侧，然后合起来，再把你的右手握在你的左手上，然后给你使劲儿加压，李敖说，十指连心啊，疼得他受不了了。因为貌似很轻的一个东西，却握到了他的脉点上。脉点之间通心通神，所以他疼得受不了。当时给他加刑罚的看守说：李敖先生你不要恨我啊，要恨就恨你的右手。结果李敖更牛：我不恨我的右手，我恨那个圆珠笔。但是李敖没有解释为什么夹他的左手，不夹右手？因为左手效果更好。心脏一般在左边，离心更近。因此，一个简单的刑罚，都包含中医的道理。

梁冬：这个是属于国学里面比较糟粕的部分吧？

徐文兵：有些人掌握了一些道理，可以用在治病救人上，也可以用在害人上。为什么《黄帝内经》经常说"非其人勿授，非其人勿传"呢？有些人老说中医保守，其实中医传道是要看对象的。把天地变化关系的真理，交给那些有善心有大德的人，他们能够治病救人；你如果交给一些混蛋，他们就会去害人。

◀ 把天地变化关系的真理，交给那些有善心有大德的人，他们能够治病救人；你如果交给一些混蛋，他们就会去害人。

75

18. 为什么《黄帝内经》大约有三分之一的篇幅都在讲脉

徐文兵：《黄帝内经》大约有三分之一的篇幅都在讲脉。比如，心胞穴有个挺有意思的特点——中国古代的大夫看孕妇是不是要临产，就摸孕妇中指的两边。一摸这儿脉跳动明显，就说明她要临盆、快生产了。这也是我们号脉的一种方法。

桡侧，平常号桡动脉，候肺气；尺侧，尺动脉，就是中医讲的"神门穴"的位置，这是候你的心气的——心神的那个气。看一个人心气高不高，有没有理想、有没有追求，活得有意思没意思，就号尺动脉。如果跳得特别剧烈，就是心气很高、心火很旺，以妄为常的人，可能晚上睡不着觉，只好整天泡吧，从一个吧跑到另一个吧，欲望无限；如果弱得都号不到，按了半天都没有，都按出指甲印了还没有，就知道这个人心的心气很弱。

▶ 看一个人心气高不高，有没有理想、有没有追求，活得有意思没意思，就号尺动脉。

19. 为什么中国古代不时兴戴戒指，时兴戴个镯子

梁冬：戒指是不能随便乱戴的，因为它会箍着手指里面的脉，是吧？

徐文兵：箍住了哪条经，约束到哪条经络，都有它特定的含义。中国古代倒是不时兴戴戒指，时兴戴个镯子。

梁冬：戴戒指其实是很不健康的一种习惯。

徐文兵：戴副玉镯子对身体有更多的好处，可以护卫一下内关穴、外关穴。

梁冬：稍事温习一下吧。

徐文兵：就是"平旦"——凌晨到中午，这是阳中之阳，阳气在上升；中午到下午，尽管很热，但是太阳在往下走，这是阳中之阴；"合夜"的那个时间是阴中之阴，越来越阴；过了半夜以后，阳气开始萌动，"黎明前的黑暗"，尽管很阴，但是阴中之阳。古人就是这么分的。所以，有些道家人士是早上三点钟起来练功（人家睡得也很早），对应我们的节气，就是"立春"。黄昏以后就是"人定"，到那时候，人家早就睡了。不像现在的人，昼夜颠倒，气血逆乱。

◀ 戴副玉镯子对身体有更多的好处，可以护卫一下内关穴、外关穴。

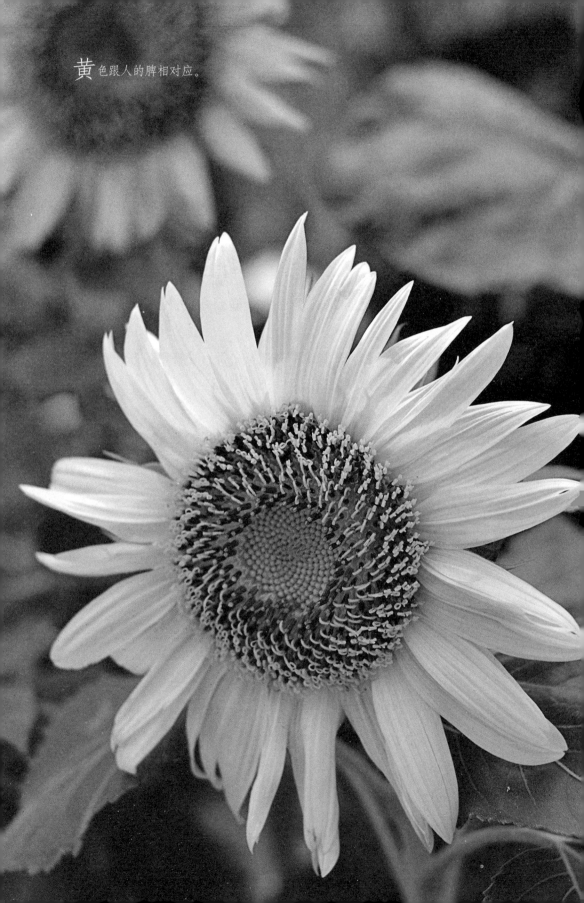

黄色跟人的脾相对应。

第九章
人的脾是与中央、黄色和谐共振的

- 黄色是通脾的
- 口腔表现出来的问题与脾有关
- 脾里面的精包含物质能量和精神能量两种
- 人的脾胃有问题，会表现在舌头的主体上
- 甘甜的味道最容易被脾胃吸收、消化
- 与土地接触少了，人容易脾虚
- 脾胃虚的人，要多喝点牛肉汤
- 小米是最补人脾胃的
- 土星的变化会影响人的脾胃功能
- 脾胃有了问题，反映在外面就是肌肉有了病
- 奏起 do 调儿来，能让脾感到高兴
- 脾胃弱的人要多用"五"和"〇"的数
- 香的本意是五谷的香

经文：

　　中央黄色，入通于脾，开窍于口，藏精于脾，故病在舌本。其味甘，其类土。其畜牛。其谷稷（jì）。其应四时，上为镇星。是以知病之在肉也。其音宫。其数五。其臭香。

1. "中央黄色，入通于脾"

黄色是通脾的

梁冬："中央黄色，入通于脾"作何解释？

徐文兵：前面讲过"取类比象"——中国哲学，或者中医是把这些杂七杂八的东西怎么归类的？不是看形状，不是看大小，而是看它背后的真相——也就是看其神韵，或者叫神气。对应到肉眼能看见的就是"黄色"——黄颜色的、位置处在中央的，是跟人的脾对应的关系。什么意思？

梁冬：是不是这个黄色，在波段上这一段，和我们脾的某些特征之间有某种关系呢？

徐文兵：黄色和脾的气是共振、共鸣的。前面我们讲过，"东方青色，入通于肝"——生发。碧的、绿的、蓝的都是青色。入肝经的那些中药，大多数是青色的。

举个简单的例子：我们经常用的麻黄没摘下来时——炮制之前它就是青绿的。以麻黄为主的方子叫"麻黄汤"。在《汤液经法》里边，"麻黄汤"是真正的"小青龙汤"，它入肝经、鼓舞肝气，肝气一冲动，出一身冷汗，体内的寒气就被逼走了。所以，很多青绿色的药，比如青皮，色青、入肝经、味清淡，是解肝经热毒的；还有青蒿，可以调治疟疾。

"往来寒热"，属少阳证，"少阳之为病，寒热往来，胸胁苦满，心烦喜呕"，这个青色就对应进去了。

前面我们还讲过，红色、赤色、赭、紫，这些颜色都入

> ◀ 黄色和脾的气
> 是共振、共鸣的。

心。在中药里边，很多活血化瘀的药都是红色的。比如，赤芍、丹参、茜草等。大家都知道：茜草原来是染衣服的染料。西方工业革命中，因为采用人工合成的茜草素，免去了从植物中提取的工序，极大地提高了工作效率。另外，还有红景天。去西藏的人，为了避免高原反应引发的心脑血管疾病，都要提前熬点红景天吃。还有代赭石、紫草，都是红色的。

黄色的东西能调动脾的消化吸收功能

徐文兵：接下来，我们讲"黄色"，"黄色入脾"。

梁冬：它叫"中央黄色"。

徐文兵：什么叫"中"，什么叫"央"？中就是中间，middle 或者 central。在中间居于高处的叫"央"。我们经常说"夜未央"，就是夜没到那个极点、极黑的状态。比如说，中央警卫局的警卫员，他在"中"，但不在"央"、不在权力最高层。前面讲过，肝病是对应颈项的。颈椎病、强脖子、杠头都是肝病。脾在中央，"俞在脊"——脊梁的"脊"，脊梁在中；胸椎、腰椎，在高处。它又在"中"，又在"央"，对应的就是脾。

梁冬：人的身体，就是一个大地，也是互相比类的——你趴在那儿，你的脊柱就是最高的地方，就是"中央"。

徐文兵：又是"中"，又是"央"。所以，脾吸收不好，小孩子面黄肌瘦的——疳积、食积，跟非洲小难民似的，怎么办？捏脊，提后背的最高处，就能促进脾的消化。

《黄帝内经》说"毒药攻邪"，就是说，身上有邪气的人要用有毒的药。身上没有邪气，就不要整天乱吃药——是药三分毒。

▶ 去西藏的人，为了避免高原反应引发的心脑血管疾病，都要提前熬点红景天吃。

▶ 人的身体，就是一个大地，也是互相比类的——你趴在那儿，你的脊柱就是最高的地方，就是"中央"。

那么，正常人平时吃什么呢？"五谷为养"。植物的种子最容易消化吸收。或者说，在耗损自身能量最少的基础上，最好的食物就是"五谷"——植物。但"五谷"里面也有各种颜色，相比之下，容易被脾吸收的是黄色的粟。

"沧海一粟"就是指小米，最容易消化吸收。我们经常说，"小米加步枪，打败了全副美械装备的国民党军。"小米是最好的粮食，比牛肉罐头要厉害得多。

黄色的东西能调动人脾的消化吸收功能。意思就是说，如果你的脾胃消化功能不好，或者吸收功能不好的话，就应该穿黄色衣服，家里装修应该刷黄墙。

梁冬：讲到"中央黄色"。我有个问题，"黄帝"有两个写法，有人说是黄色的"黄"，有人说是"三皇五帝"的"皇"。

徐文兵：我们讲的是《黄帝内经》，是黄色的"黄"。

梁冬：有什么讲究吗？

徐文兵：当然有讲究。黄帝之前那个神农氏，叫炎帝。他在南方起家，南方属火，红色，火生土。炎帝之后是黄帝，黄帝在中原发家。理论上来说，黄帝之后应该是西方有人起来了，土生金嘛。事实上，没有这么机械。我是简单介绍一下他们的来历。

神农叫炎帝，也叫赤帝。他是南方起家，代表长江流域的文明。黄帝出生在轩辕丘，有人考证在新郑——河南郑州；有人考证在黄河流域，在陕西或者山西这一带。但是他代表的是一种黄河流域的文明，所以他叫黄帝。这是历史上讲的"三皇五帝"。

梁冬："中央黄色，入通于脾……"说到这个地方，我听说有一些中医诊所会把他的诊室分成几种不同的颜色。不同

在耗损自身能量最少的基础上，最好的食物就是"五谷"——植物。但"五谷"里面也有各种颜色，相比之下，容易被脾吸收的是黄色的粟。

的病人来了，在不同的诊室里边治病，真是讲究。

徐文兵：这就是说，我们中医复兴以后，那些古老的文明——那些仪式、那些规矩，都会慢慢地恢复。不像现在有的人，像卖菜似的，敞着个领子叼根烟，人一来就看病，不管在哪儿。我有时候出去讲课，或者到电台录节目、做节目，有些人一伸胳膊便叫我号脉。

我说："您能不能约个时间？"您把您当回事儿，也把我当回事儿，咱们正正经经地讲个时间、氛围、地点、场合，然后认认真真地看病。这叫讲究。

梁冬：这就是"礼"嘛！

徐文兵：人的很多虔诚、敬畏之心都是通过这些仪式培养出来的。现在，好多东西都被革命了，都被打破了、遗忘了。

> ▶ 您把您当回事儿，也把我当回事儿，咱们正正经经地讲个时间、氛围、地点、场合，然后认认真真地看病。这叫讲究。

皇帝为什么选黄色的衣服

徐文兵：以前的皇帝为什么选黄色的衣服？清朝有八旗，有正黄旗，有镶黄旗，为什么将黄色作为最珍贵的？在古代，中国的思想认为居中的、掌握权力的人，是可以统驭四方的，再加个夹角，就是统驭八方的。所以，皇帝用的黄色是其他人都不许用的。

梁冬：在中国古代的时候，不同的朝代有不同的主色调，对吗？

徐文兵：秦朝是以黑色为主。从秦朝的治国历史来讲，它属于一种"法家治国""酷吏治国"，偏于暴政。但是，秦朝只存续了十几年。我去秦始皇陵参观的时候，导游说这里的风水多么多么好——脚踏什么河，背靠什么山，左青龙，右白虎……我说，风水选这么好，怎么秦始皇的儿子扶苏被杀了，最后子婴又被杀了。这风水选得好吗？天时不如地利，地利不如人和。搞暴政、失去民心的话，埋到哪儿也得完蛋。

秦朝的制度，我是不大认同的。我很敬佩汉朝初期那种"休生养息，无为而治"的制度。《黄帝内经》成书，也是在汉代初年。经过一次大动乱以后，靠口传心授——把过去老师传授的东西记在心里的这些人们，才安静下来，把宝贵的经验写成书。没有一个"休生养息"的年代，恐怕我们现在读不到《黄帝内经》。

梁冬：其实，历史总是环环相扣的。

中医里非常好的健脾药都是黄色的

徐文兵：前面，我说了食物——小米粥，《伤寒论》说了，喝完"桂枝汤"后，吃碗小米粥，这叫糜粥——"啜热稀粥一升余，以助药力"，然后说，这个人得病以后，"糜粥自养"，不要吃肉，免得"热遗食复"。

很多人病了以后，就想吃点清淡的、爽口的、容易消化的食物，这时候熬点粥，或者做碗面条，都挺好。另外，中医用的非常好的健脾药，让脾的吸收功能增强、让人变得强壮的药都是黄色的。

比如，黄芪。黄土高原上的黄芪是最好的。山西北面浑源县出的黄芪叫"北芪"，也叫"箭芪"，那儿的黄芪效果最好。黄芪补脾胃，升血压，甚至可以调治胃下垂或者脏器脱垂，效果特别好。

然而，现在为了提高产量，有人搞了一种"速生黄芪"，一年就能长成（其实三年以上才能用）。就和现在吃的鸡肉一

▸ 没有一个"休生养息"的年代，恐怕我们现在读不到《黄帝内经》。

▸ 很多人病了以后，就想吃点清淡的、爽口的、容易消化的食物，这时候熬点粥，或者做碗面条，都挺好。

样，鸡几十天就出栏了，其肉嚼起来跟柴禾一样。

古书上记载，原来这个黄芪，开一两——30克，就是大量了，怕将人的血压升太高、怕气提得太强；现在开30克，泥牛入海无消息——没一点儿反应，开60克，还没反应。最后，开100多克，才有那么点儿效果。因为现在的药材质量下降了。

中医有一剂汤叫"补中益气汤"。补中益气丸，里面主要的药就是黄芪。另外一味特别好的补脾胃的药，叫党参，它是黄色的、发甜的。为什么叫"党参"呢？因为它是山西长治的上党地区出的"参"。

《伤寒论》里边，经常会用到人参。比如理中丸，需要人参多少两，然后是白术、干姜、炙甘草，当然，人参不是我们现在吃的东北人参、吉林参、高丽参，绝对不是。

现在我们读《伤寒论》，一开人参就用红参、高丽参，或者生晒参，其实是错的。在三国时代——张仲景生活的那个年代，那会儿的辽东跟中原是没啥关系的，那地方不属中原地区统治。所以，《伤寒论》里边的人参，都是党参，味道是甜的。如果现在用《伤寒论》的经方开一个桂枝加人参汤，里面用东北人参，就错了。

▶《伤寒论》里边的人参，都是党参，味道是甜的。

真正的人参味道是苦的

▶真正的人参味道是苦的，是入肾、补肾的。

徐文兵：真正的人参味道是苦的，是入肾、补肾的。

赵本山主演过一部电视剧《刘老根》。里边有个著名的人物叫"药匣子"，范伟演的。这个药匣子本名叫李宝库，是专门研究山上那些花花草草的，然后给刘老根的旅馆配药膳。他给刘老根介绍药膳配方时说到用了人参，人参有什么用？

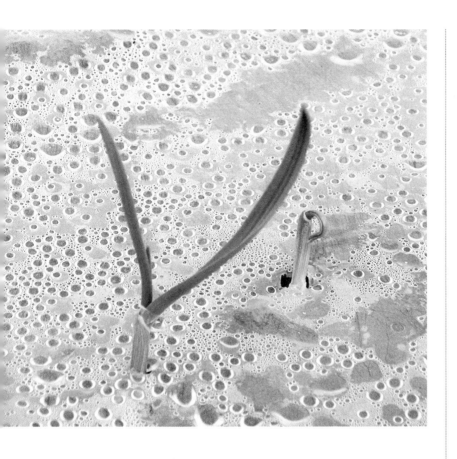

物尽其用才是大智慧。

上来就背。

　　中药有个《药性歌括四百味》，我小时候背过，第一味药就是人参。在《刘老根》里，李宝库是这么说的："人参味甘，大补元气，止渴生津，调营养卫"。营是营长的"营"，是我们血管里流动的那个气；而"卫"是保护我们身体表面的，是保卫的"卫"。这四句话，很好记——这是明朝一位姓龚的医家写的。

　　他背完以后，刘老根问了一句："人参是甜的呀？我怎么一直尝的是苦的呀？"一看这儿，我说，"赵本山尝过人参，李宝库背的是党参"——你千万别用错药了！

◀ "人参味甘，大补元气，止渴生津，调营养卫"。

87

元气快漏的时候去补漏，叫"大补元气"

梁冬：一般我们说的人参，到底指的是党参，还是东北的人参呢？

徐文兵：这要看你干什么。如果补脾胃的话，就用党参。党参的味道是甜的，颜色发黄。党参长的那样子，也像个人样，但是不像人参那么像人。人参为什么大补元气呀？

梁冬：我以前以为补就是加的意思。

徐文兵：那叫益，很多人认错字了——好像说，吃人参就能让自己的元气增加得多、然后就活得长。Add something，其实不对，它是止损的。当你的元气快完了，就是快漏的时候，吃人参就能补住漏，这叫"大补元气"，防止流失。所以，我们抢救危重病人的时候，会发现他们出现脱气、脱液、脱汗、脱血、脱精的情况，这都是在漏元气。这时，就可以熬上人参，然后抢救。像李可老先生抢救危重症的时候，最善用人参。

补脾胃之气——后天之气时要用党参；真正要救命的时候，要用人参。但是，现在的人参都是人工栽培种植的，真正那种野山参的价格比黄金都贵！

> 补脾胃之气——后天之气时要用党参。真正要救命的时候，要用人参。

梁冬：如果有一天，你发现到餐厅里边可以吃"人参炒牛肉"的话，一定不要觉得诧异。

徐文兵：那人参就是萝卜！

2. "开窍于口"

口腔表现出来的问题与脾有关

梁冬："中央黄色，入通于脾"。这个脾，实际上指的不仅仅是脾臟，对不对？

徐文兵：指的是以脾为代表的一系列：脾对应的是胃，然后，脾又主肌肉。下面又说，脾"开窍于口"。

梁冬："开窍于口"，这个"口"到底是指什么？是唇呢，还是口腔内部呢？

徐文兵：口腔内部。也包括一部分唇。我讲过，人的任脉从小肚子起来以后，环绕口唇，所以口唇的颜色很性感，口唇的颜色也代表一个人的生育功能，这是经脉上的联系。但是口腔内部，这些口腔唾液的分泌，都跟脾有直接的关系。

梁冬：有些人如果口腔内壁溃疡，是不是胃或者是脾胃之间有什么问题呢？

徐文兵：肯定是火，但要判断一下是虚火还是实火？

梁冬：怎么判断呢？

徐文兵：有些人口腔起溃疡，吃一顿辣椒就好了。这说明这人吃了凉东西积往了，然后那个火就浮到表面了，一吃辣椒开胃了，火下去了，就好了。

但有些人的口腔溃疡是处于一种湿气加上热气的状态，是反复不好的那种口腔溃疡，一般都是吸收了太多的湿毒。"富营养化"的东西太多了，治疗时就要祛湿气。所以，口腔

> ◀ 人的任脉从小肚子起来以后，环绕口唇，所以口唇的颜色很性感，口唇的颜色也代表一个人的生育功能。

89

表现出来的问题要归究到脾。

　　小孩长鹅口疮，是感染了一种真菌，还有些人总喜欢咬自己的嘴唇，或者舌头。这就是脾了——湿气、水湿太过了。

　　梁冬：所以，咬到自己的嘴并不是偶然现象。

　　徐文兵：不是因为他想吃肉了，是因为他吃肉吃太多了！

　　梁冬：天底下没有偶然，只有必然！

　　徐文兵：我们给一个人看病，望、闻、问、切的时候，要看他口唇的厚薄。口唇厚的人，一般肌肉比较丰满；口唇薄的人，一般肌肉比较消瘦，这代表他的脾胃的功能。

　　梁冬：我发现有些人的面相是在变的：年轻的时候，口唇是比较厚的；老了以后，开始变得很薄了。

　　徐文兵：有些人是年轻的时候比较憨厚，拙嘴笨舌的。到老了以后，变得伶牙利齿了。树没水叫"枯"，人没水，就很难"活"了。

　　徐文兵："开窍于口"是一个唾液的问题。有些人吃饭，吃一口饭，喝一口汤，口腔里边没有唾液。

　　要知道，所有的水液，责之于肾，但是到了口腔又有一个分管的问题——脾的问题，这是一种表现，就是说脾胃的阴血，或者阴液不太足；还有一种人说话痰声不断，或者唾沫星子乱蹦，睡觉时嘴角上全是口水。说话激动了，口水能跑到别人身上。睡觉的时候流口水、湿枕头——唾液过多。这都是脾的问题。

　　古人的智慧在于，他能把这些貌似没有关系的东西总结出一种规律来，让你很容易地找出它们之间的内在联系。

　　梁冬：那个活着的"活"，是三点水加一个舌头的"舌"。这个"活"字怎么解释呢？

　　徐文兵：如果一个人口干舌燥，口中没水，就说明他的

▶ 口唇厚的人，一般肌肉比较丰满；口唇薄的人，一般肌肉比较消瘦，这代表他的脾胃的功能。

90

津液生化得不太足了。树没水叫"枯"，一个人要是没水，就很难"活"了。所以，调治这种干燥综合症，要看看是局部问题，还是全身问题。比如说，仅仅是嘴干，可以说"责之于脾胃"。如果这人嘴干、眼干、鼻子也干，或者是生殖器官也干，就说明根儿上有问题，根在肾精了。所以，需要辨证论治。

梁冬：碰到干燥的这个问题，要去看看，到底是局部的干燥，还是全身的干燥。前两天碰到一位朋友，他说他的眼睛很干燥，那通常是什么问题呢？

徐文兵：眼睛干燥，首先是肝的问题。肝血不足或者肝的阴液不能上乘。如果程度较轻的话，我们一般在眼睛周围的几个穴位扎一下针：眉毛开头，这叫攒竹穴。眼角，就是眼的外眦，这叫童子髎，是胆经的穴。有的时候，我们会扎一下睛明穴，在眼睛的内角，这是膀胱经的第一个穴。

梁冬：挤按睛明穴，做眼保健操嘛！

徐文兵：用针刺的话，力量更强、程度更深。程度轻的人，马上眼睛就能得到缓解。第二个方法，如果眼睛干，我们说"金能生水"。也就是说，肺有一种推动人的体液，分布到各个部位的功能，肺能帮助肾去运化水液。人打个哈欠以后，眼睛会湿湿的、润润的，这叫"金生水"。这些小办法都能缓解。

如果这些招儿不管用，那就要从根上找问题了。肝的妈妈是肾（木的妈妈是水），你又得补肾了。平常的中药店里有"杞菊地黄丸"——杞是枸杞的"杞"，菊是菊花的"菊"，里面有地黄，这些都是帮助你滋润眼睛的。

但是，"能挣的不如会花的"，你老人家整天盯在那儿打游戏、看股票，然后熬着夜、通着宵，你那儿漏着，大夫再怎么给你补，还是没用！真正养阴就是借天地之力量，晚上早睡，秋冬收藏。

◀ 眼睛干燥，首先是肝的问题。肝血不足或者肝的阴液不能上乘。

◀ 真正养阴就是借天地之力量，晚上早睡，秋冬收藏。

3. "藏精于脾"

脾里面的精包含物质能量和精神能量两种

梁冬:"藏精于脾"是什么意思呢?

徐文兵:"藏精于脾",就是说脾的那个脏,负责给脾的系统提供所有的能量基础,是这一系统的能量基地、物质基础。

很多人经常跟我说,"我的脾切了,我不也活得好好的吗?"问这个问题的人,犯了两个错误:第一,他简单地把解剖学中有形的物质器官和我们中医的脾的概念混淆了。意思就是,我这儿有个"心",身体上就必须对应一个"心"。我的脾切了,脾的系统就崩溃了。

其实,人不光是有一个肉身,有一个肉质的器官,它还有背后的东西,背后的东西负责推动器官工作。神经是血管在支撑它,谁又支撑这些神经、血管呢?肯定是我们中枢的某个区域在控制——现在几点了,我要给脾供血了,那信号就过去了。没有那个肉质的脏,是不是说,就不给它供血了?你伤了它的物质的、有形的东西,就等于伤了它背后的无形的东西吗?

梁冬:《西藏生死书》里面讲到一个叫"幽灵通"的东西,他说有一些人做了截肢手术。晚上,你在做梦,甚至能真实地感觉到那个被截掉的手的疼痛。

徐文兵:不用做梦,白天就有感觉。这不是西藏人说

▶"藏精于脾",就是说脾的那个脏,负责给脾的系统提供所有的能量基础,是这一系统的能量基地、物质基础。

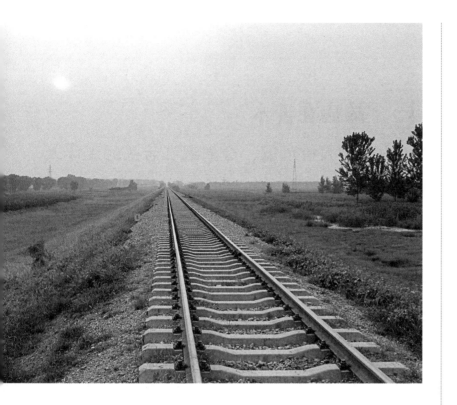

看一个东西不要只看表面，要意识到其背后无形东西的存在。

的，现在医学上就有这种病，名字就叫幻肢痛。幻是幻想的"幻"，肢是肢体的"肢"。一个人本来截肢了，比如说胳膊没了，他却能明确地告诉大夫，"我左大拇指疼。"

这种情况下，医生要扎哪儿，怎么治？况且人有代偿功能，当人的眼睛瞎了以后，他的嗅觉、听觉会变得更敏锐——这个脏腑不能工作了，但其他有代偿。所以，就像你刚才举这个例子，我把手切了、截了，但是指挥手的那一套工作的东西还在、那个神还在！

脾是藏精的，不见得你切了它，你的精就没了。切了脾，不等于把脾所有的东西都切了。

◀ 脾是藏精的，不见得你切了它，你的精就没了。切了脾，不等于把脾所有的东西都切了。

93

4. "故病在舌本"

人的脾胃有问题，会表现在舌头的主体上

梁冬：人的脾胃出现了问题，表现在哪儿呢？"舌本"。

徐文兵："舌本"是哪儿？树根和树本，是不一样的。树根是地底下那部分。树本是树桩子，树干。很多人以为根本就是"根"，这是不对的。同理，我们的舌头有舌根儿，这个舌根儿是属肾的，而舌的主体是属脾的。

梁冬："久久鸭"的鸭脖还有鸭舌头呢！那个舌分为两段，还有一个根儿连在后面的。那个叫"舌根"，有肉的是"舌本"。

徐文兵：舌本是那个主根、主干，舌尖是属心的，舌的两边是属肝胆的。

梁冬：所以，法兰西式接吻，两个舌尖一打架，肯定就是心动了。

徐文兵：有的人说，舌尖和舌头的两边能分别感知不同的味道，品葡萄酒时要把舌头一卷，让酒在舌头上滚动，让心充分感知酒的味道。

"舌本"是舌的主体。当脾胃有问题的时候，就会在舌头的主体——主干上出现。最大的问题就是胖大舌。伸出来一看舌头是肿的，水汪汪的大舌头，两边还有两排牙齿印儿。

对一个正常人来说，老天给你配的舌头正好跟唇齿相依，井水不犯河水，牙咬不着你。如果脾胃里边湿气大，食积太

"舌本"是舌的主体。当脾胃有问题的时候，就会在舌头的主体——主干上出现。最大的问题就是胖大舌。

重了，舌头就肿了。肿了以后，你把牙一合，就咬着舌头了。然后，中医舌诊时会看到舌苔。

有好多人早上起来一照镜子，舌头上边有厚厚的一层舌苔。有些人就刮，刮完了以后，"野火烧不尽，春风吹又生"——有本事伸到肚里去刮一刮。

舌头上的问题只是内因的外在表现。内在的原因是脾富营养化，吸收了太多不该吸收的东西。

梁冬： 通常内心不安定的人，伸出来的舌头也是颤的。

徐文兵： 看舌头要看几方面：第一看舌头的颜色，第二看舌头的大小。要看"形"，要看"色"，还要看"态"，就是看它怎么动。

一般人都认为狗伸出舌头在那儿哈哈颤，其实人伸出舌头来也一样。像很多内心不安定的人，伸出舌头也是颤的，这是在散心火。

还有，多动症的小孩有个特点叫"弄舌"。他没事儿就在那儿吐舌头，就跟蛇吐信子一样。其实，这就是心里面的毒火太重了，比如吃鸡肉太多了……

有时候，舌诊时还要看一下舌底下边的静脉血管，是不是那种怒胀的、紫色的。舌头下边还有两个"经外奇穴"，一个叫"金津"，金是金子的"金"，津是天津的"津"；另外一个叫"玉液"。我们调治没有唾液的症状，或者是精神方面的问题，就扎这儿。

梁冬： 你真的在舌头上扎过针啊？

徐文兵： 我真扎过。我怕病人咬我，得先拿一个架子把他的牙齿给撑起来。

◀ 看舌头要看几方面：第一看舌头的颜色，第二看舌头的大小。要看"形"，要看"色"，还要看"态"，就是看它怎么动。

◀ 很多内心不安定的人，伸出舌头也是颤的，这是在散心火。

老吃口香糖，就是自己在伤自己

梁冬： 还有一个问题，有些人喜欢吃口香糖。小时候我老吃口香糖，我妈叫我别吃。她说，老吃口香糖会伤津液。为什么呢？

徐文兵： 我特别反感人嚼口香糖，首先不礼貌。中国人吃饭是件很庄重、很庄严的事情。有些人却没事儿老在那儿嚼口香糖，腮帮子一鼓一鼓的。这是从美国流传来的文化，很多人盲目跟风。这会引发两个问题，第一个，会得一种病叫"下颌关节紊乱"。下颌关节就是我们的"咬肌"，上面有个穴位叫"颊车"，得了这种病后，咬比较大的东西时就会卡住。

我见过一个病人，他对我说："徐大夫，我又卡住了。"他在吃一颗大葡萄的时候，一张嘴"咔"，下颌关节合不上了。

这种紊乱是怎么造成的？因为他老这么嚼东西，不给下颌休息时间。我们一天吃三顿饭，该干活干活、该休息休息，他却整天不断地嚼着食物。

还有一种问题，就是胃有病的人嚼不动食物。有位老太太是个经络敏感的人，她没学过医，但我给她扎针时，针尖往哪儿走，气感怎么走，她能描绘得清清楚楚。她跟我说，当她犯胃病的时候，就觉得腮帮子——颊车穴这儿酸。颊车穴是胃经的第六个穴，嚼不动东西就是这块儿气不足。所以，老嚼口香糖，我认为就是自己在伤自己。

> ▶ 颊车穴是胃经的第六个穴，嚼不动东西就是这块儿气不足。

刷牙不当会伤胃

徐文兵： 现在的牙膏和口香糖，我总是怀疑它们有破坏胃粘膜的作用。牙膏有清洁作用，但是，刷牙时怎么能保证你不会吞下一两口牙膏到胃里呢？事实上，不少人漱口的时候一不小心，"咕咚"一口，就会把牙膏吞入胃里。

我研究胃病时，突然发现，胃病都跟刷牙有关系。

梁冬：因为很多人把牙膏吃到了肚子里，所以才得病。

徐文兵：得了胃病——没清洁牙，清洁了自个儿的胃粘膜了。另外，口香糖里面有橡胶，还有什么甜味剂、防腐剂。防腐剂会不会伤到你的胃呢？

我建议大家，一定要学做贵族，吃东西的时候就要安安静静地。我看好多人，一边走，一边吃着东西；一边干活，一边吃东西，这其实都是在伤神。吃饭，就要正正经经地吃饭，全神贯注。这个东西怎么做的？怎么吃更好？怎么吃更香？要认真，这都是大事儿。现在有很多人，活着不知道为什么？吃不好，睡不好，还在那儿拼命工作。

> 我建议大家，一定要学做贵族，吃东西的时候就要安安静静地。我看好多人，一边走，一边吃着东西；一边干活，一边吃东西，这其实都是在伤神。

嗅觉、味觉不灵，问题也出在脾

梁冬：讲到这个舌头的问题，还有一些人喜欢在舌头上打舌钉儿——搞一个高级一点的钉儿，然后在上面镶个钻石。

徐文兵：这都是一种自残、自虐、不健康的行为。我都是反对的。我看到很多人，喜欢打耳朵眼儿，打一眼儿不够，还要打一排，简直是自虐！

自虐的人有他背后的心理问题，也有生理的问题。我发现，好多人失去了嗅觉，有的人失去了味觉，问题也出在脾。食不甘味，味同嚼蜡，吃什么东西都是一个味。这样活着还有意思吗？所以，一定要注意保护我们的舌头，不要受特别辛辣的，或者是寒热的刺激。

舌头上不是有味蕾吗？什么叫味蕾呀？不就是一些活跃

现在很多喜欢自残、自虐，而不自知。

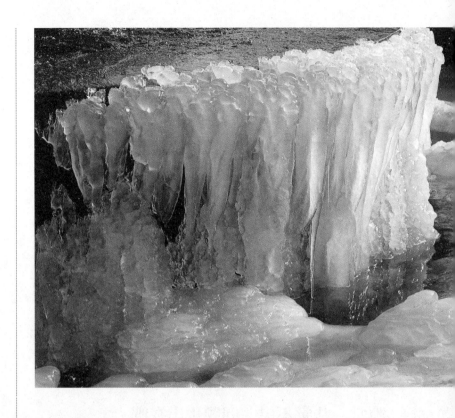

的小细胞吗？你先一道冰，然后，再来一道热水，一道辛辣的食物，冰火两重天，最后都会伤到胃。还有一个要告诉大家，那些真正会保护舌头的人都是品酒师。

梁冬：有一些牙刷带有刷舌苔的刷子，这种东西好不好呢？

徐文兵：表面上刮一刮也对，有本事伸到肚子里刷去。真正地去根，就要吃芳香、化湿、消食、化积的药物。舌头只是给你一个信号，里面多余的东西太多。

▶ 真正地去根，就要吃芳香、化湿、消食、化积的药物。舌头只是给你一个信号，里面多余的东西太多。

5. "其味甘"

甘甜的味道最容易被脾胃吸收、消化

真正养人的味道是——甘淡

梁冬："其味甘"是什么意思呢？

徐文兵："其味甘"的意思就是说，甘甜的味道最容易被脾胃吸收、消化。同时，多吃甘甜的味道，也能增强脾胃的功能。

"甘"还包括一种味道叫"淡"。"嚼得菜根，百事可为"，什么叫"嚼得菜根"？一般人吃饭都要加点辛辣、刺激、咸鲜、美味的东西，但是"五色令人盲"，这种五味滋味过厚，我们称它为"甘脆肥浓，腐肠之药"。你吃这么多东西，味道这么重，说明你脾胃的消化吸收功能差了，要加重滋味，以寻找刺激。就跟一个男人性能力不强，非要吃春药一样。

真正脾胃功能强的人，能在甘淡的饮食当中品出滋味来。

我们现在把吃菜当吃饭。但真正意义上的"吃饭"就是一碗小米饭，干饭或者白米饭，可以不炒菜，直接拌点酱油汤，拌点豆豉，都能下饭，而且可以吃得津津有味。

我们现在是多吃大鱼大肉，不爱吃主食，颠倒了！如果你有一副好的肠胃，就能从一些很薄的滋味里面，或者别人吃起来都没什么味道的东西里面品出滋味来。这时候你再吃饭，

▶ 甘甜的味道最容易被脾胃吸收、消化。同时，多吃甘甜的味道，也能增强脾胃的功能。

▶ 真正脾胃功能强的人，能在甘淡的饮食当中品出滋味来。

别人看你很将就，其实恰好说明你的消化吸收能力非常好。

脾胃有病的人吃饭则必须得弄点辣的，没辣的就吃不下，感觉没胃口。这就跟吃了春药去干活一样。所以，真正的味道，真正养人的味道是——甘淡。

外面餐馆的饭菜吃不完，打包回家后，第二天早晨起来尝一下，你发现根本咽不下去。因为味道太重了、太咸了！可是头天晚上吃，为什么不觉得？那会儿你在一种油和腻的状态下，必须靠这些东西来刺激肠胃，可当你睡了一觉，平和之后才知道，自己怎么吃了味道这么重的东西！

吃"陈仓米"可以节省元气

徐文兵：经常在家吃饭的人会健康长寿。因为常吃甘淡、平淡的食物，能省自己的元气。人吃饭就是拿自己的元气去化谷气，与其吃那么多没用的东西，还不如吃得适量一些。

古代有一种养人的饭叫"陈仓米"（放置很多年的米）。火力旺、有劲的人可以吃新米。可有些人脾胃弱，吃了新米以后受不了，就要吃"陈仓米"。"陈仓米"被风化了，或者是蛋白质消解了。它的味道特别甘淡，对脾胃有毛病的人很好。刚刚大病初愈的人，熬上一点陈仓米喝，慢慢就恢复了。

"不得其酱不食"

梁冬：韩国料理和日本料理都有一种酱，有一些潮州菜里边也有，这种酱，就是葱蘸的酱。但是汉人吃饭的时候很少吃。为什么呢？

徐文兵：东北有呀！孔子讲过"不得其酱不食"。

▶ 经常在家吃饭的人会健康长寿。因为常吃甘淡、平淡的食物，能省自己的元气。

梁冬：这个"酱"是怎么来的呢？

徐文兵：通过发酵制作出来的。酱通过微生物发酵，或利用自身的酶发酵以后，能够帮助我们分解动物和植物蛋白，能够节省元气。为什么那么多人喜欢吃臭豆腐？为什么好多韩国人和日本人都喜欢吃纳豆，我们闻一下都觉得受不了，人家却吃得津津有味。

为什么？他们身体里面的神需要！身体本能需要它。

纳豆的好不是靠科学研究发现的，而是依靠人的本能，发现这个东西变成这样以后，尽管闻着不好闻，但吃进去以后，"化"的功能提高了！

甜东西吃多了会伤肾

梁冬："消"和"化"有什么区分呢？

徐文兵：消是物理变化，一块大猪肉嚼成小块猪肉，最后变成了乳糜状的，但它还是猪肉。化是经过你的酶，将猪肉、蛋白质分解成氨基酸，氨基酸再重新组合变成人肉。很多人不健康，其实是不消化导致的。有人是消不良，有人是化不良——消是胃的问题，化是小肠和三膲的问题。

根据中医的理论，"物无美恶，过则为灾"，吃甜的、甘淡的东西对脾胃好，那我就吃甜的，最终吃了个啥结果？

梁冬：土克水，多吃甜的东西，估计对肾不好。

徐文兵：首先表现在牙不好，"牙为肾之余"，肾主骨、生髓，牙是骨之余。所以，小孩子吃糖多了就会有龋齿，其实就是把肾伤了。

有个成语叫"囫囵吞枣"，什么意思？枣是补脾胃的，枣是甜的——"大红枣儿甜又香"，但是，吃甜多了会伤肾。

> "物无美恶，过则为灾"，小孩子吃糖多了就会有龋齿，其实就是把肾伤了。

有个哥们儿很聪明，他说——那我就不拿牙咬它了，直接吞进去。他这种思路是对的，因为他知道吃甜多对肾不好。但是他以为不经牙咬就不接触牙了——其实，经过脾胃吸收消化以后，体内血糖增高，照样会伤肾。

大家记住，吃甜的多了就会伤肾。第一个表现，吃甜多了以后，小便就哗哗哗的，肾固不住水，闭藏功能不行了。如果女的吃甜的多了，白带就会异常增多。有人说，这是真菌感染、霉菌感染，其实那是湿气！就是说营养的东西太多了，要从那儿往出走。还有的女性会变得肥胖，肥胖就会导致闭经，不来例假了。男人吃甜过多则是阴囊周围出现粘汗，有的人阴囊周围会出现湿疹。

> ▶ 吃甜的多了就会伤肾。第一个表现，吃甜多了以后，小便就哗哗哗的，肾固不住水，闭藏功能不行了。如果女的吃甜的多了，白带就会异常增多。

我看到很多人在那儿坐着，一会儿揉揉这儿，一会儿动一动腿，很可能是裆下有湿。所以，甜的东西吃多了，对脾胃好，但对肾不好，对生殖功能也不好。

老百姓有句俗话说"母鸡肥了不下蛋"——吃胖了以后它就不排卵了。因为肾主生殖，吃甜的东西就抑制了它这种功能。另外，母乳喂养期间也是如此，当母亲去生产甘甜的乳汁的时候，是没有月经的。当她一回奶，停止给孩子哺乳了，月经就来了。

> ▶ 肾主生殖，吃甜的东西就抑制了它这种功能。

梁冬：土是克水的，木是克土的，但如果土更强的话，会不会反侮其木呢？

徐文兵：那就更复杂了，我们只说一个最基本的关系。土不足，正好肾水还挺足，我们可以给他补。补到一定程度，就不吃了。我很反感有些大夫一开药就是半年或者一年。你要看自己开的药有效还是没效。有效，那病人的症状就变了，再吃你的药就不对了；如果没效，多吃半年的药干嘛呀！

所以大家一定要尊贵点儿，找大夫去看，望、闻、问、切，开出一副适合自己的药，顶多吃上三五个星期，然后就停药、换药。

"胃不和则卧不安"

梁冬：如果要捏一个穴位，或者是敲一敲胆经、带脉，做哪一个动作，是有助于脾的健康的？

徐文兵：脾有多个穴位，最有代表性的就是脾经上的"太白穴"。太白穴就是我们经常出现痛风的地方，在大脚趾的内侧，那个褶子关节的后面。太白穴后面有个穴位叫"公孙"。这两个穴位在足底按摩的时候，一个代表人的甲状腺，另外一个代表人的胃。按摩这两个地方，能够促进人脾胃的消化和吸收。特别是公孙穴。

梁冬：有些人吃些东西肚子就觉得特别胀，是不是脾胃能力不强？

徐文兵：那就是胃的问题。

梁冬：胃胀了之后会不会睡不着觉？

徐文兵：会，"胃不和则卧不安。"

麻辣鲜咸的东西吃多了耗元气

梁冬：按照"五行"的观念，无论是气味、颜色、方位、时间、动物、五脏，其实都可以归入所谓的五行系统。那么，"其味甘"的"甘"请再解释一下。

徐文兵："甘"是甜的意思。还有一个意思，就是"淡"——没有味道的那个味道。

梁冬："淡出鸟来"。

> ◀ 按照"五行"的观念，无论是气味、颜色、方位、时间、动物、五脏，其实都可以归入所谓的五行系统。

徐文兵：这个是《水浒传》里边的一句话。好汉们经常大块儿吃肉，大碗儿喝酒。几天不这么吃，嘴里就会"淡出个鸟来"……嘴里没味。

我们喝的水是淡水，有的人也管它叫甜水。有些地方的水是苦涩的，不能喝。而能喝的水井我们管它叫甜水井，不能喝的水井叫咸水井、枯水井。另外，淡水的味道也是归到脾里边的。

现在流行一句话叫"平平淡淡才是真"。如果饮食里面麻辣鲜咸的东西太多了，想过一种平平淡淡的生活，就过不了。因为这些物质，或者这些气、这些信息，会在你的肚子里边闹腾。

真正想过平淡生活的人，是很容易满足的，只吃甘淡的食物。古人讲"嚼得菜根"，菜根没什么味道，但如果你吃菜根的时候，能甘之如饴，觉得能吃出味道来，就说明你的元气足。

食物是谷气，我们的身体是用元气来化谷气的，把它们化成我们需要的营养和物质。如果一个人元气耗尽，给你再多的食物，你也吃不了。所以道家说，人这一辈子的吃饭是有定数的。不是说外面的食物有限，而是你身体一生中化食物的元气是有限的。你吃了很多不必要的东西、吃了很多难以消化的东西，就要多损耗元气，就会折寿。所以，吃得平淡一些、吃得少一些，不要吃太撑、太饱，元气就节约了下来，你就会活得长、活得好。

"甜"边儿上有个"舌头"什么意思

梁冬："甘"和"甜"，有区别吗？

▶ 如果你吃菜根的时候，能甘之如饴，觉得能吃出味道来，就说明你的元气足。

▶ 道家说，人这一辈子的吃饭是有定数的。不是说外面的食物有限，而是你身体一生中化食物的元气是有限的。

徐文兵："甘"可以包括"淡"的味道。比如说，我们嚼一口馒头，刚吃进去是没味的，但待一会儿，就觉出"甜"来了。

我们的唾液里边有唾液淀粉酶，能把淀粉多糖变成单糖，多糖是没有甜味的，单糖有甜味。由甘变成了甜，这就是"甘"和"甜"的区别。

"甜"就是在"甘"的旁边加了个"舌头"。你吃进去食物以后，经过了舌头的搅拌、唾液的分泌，把它"化"了一些，"化"成了容易消化和吸收的东西。

梁冬："甜"边儿上有个"舌头"，就说明我们在吃饭的时候，多嚼几口，营养就可以更好地被消化吸收。

徐文兵：或者说，你更能体会到食物的滋味，有一种跟食物沟通的感觉。现在很多人吃东西都是"猪八戒吃人参果"，嚼都没嚼一口就吃进去了，还有人吃饭狼吞虎咽，吃饭特别快、特别急，不嚼就咽。有的人恨不得从嗓子眼里伸出手去碗里抓饭吃。这种人表现出来的不是消化问题，其实是一种"欲火"——欲火焚身，是他心情焦虑和急躁的外在流露。

> 现在很多人吃东西特别快、特别急，不嚼就咽。这种人表现出来的不是消化问题，其实是一种"欲火"——欲火焚身，是他心情焦虑和急躁的外在流露。

要长寿就得多吃苦、少吃甜

梁冬：饥和饿是不一样的，对吧？

徐文兵：饥是胃肠空了，饥肠辘辘，饿是主观感觉。这个人胃肠很空了，可他感觉自己不饿——"不想吃东西"；还有的人肚子里塞得满满的，但这个人可能感觉很饿，还想吃。这是不一样的。

甘是入脾胃经的。也就是说，甘甜的东西能够增强脾胃的功能，或者说增强土这个五行系统的功能。

前面讲过，身体有一个形，或者说有一个脏、腑强了以后，肯定有一个别的地方就会弱。吃甜的太多了以后谁会变弱？

梁冬：土克水！

徐文兵：水是什么？

梁冬：水就是肾。

徐文兵：肾、膀胱、牙齿、骨头这一系列都会变弱，甚至是头发的颜色也会变。因为肺主皮毛，中医认为头发长与不长是跟肺有关的，但头发的颜色取决于肾，所以说肾"其华在发"。

你吃多了甜东西，对脾胃好，对肾却不好。很多小孩子喜欢吃甜食，吃到龋齿，掉牙了，豁牙漏嘴、牙齿发育不好。还有人淡水喝多了，最后伤肾了——喝完水以后人就不停地排尿。

肾有封藏的作用，但这些人却在漏，他们还引以为自豪地说"我在排毒呢"。其实他们不是在排毒，而是在流失自己宝贵的体液。"甘甜甘温"（包括人们现在吃的一些补品、巧克力等）的东西吃得太多，就会削弱骨和髓，使人的骨骼和骨髓变得很弱。所以，如果你想长寿，要多吃苦、少吃甜。如果贪图一时之快，老吃那种甜，包括我们说的牛奶——牛奶尽管没有甜味，但它是一种甘淡的东西，甘淡的东西也会入脾。如果老喝牛奶，就会增强脾胃的营养，但最后会削弱肾的功能。

梁冬：按你的逻辑来讲，牛奶是伤骨骼的，而不是壮骨的？

徐文兵：牛奶是伤骨骼的。你可以跟踪一下最先进的科技报道，看看西方科学家现在对牛奶是怎么认识的。我不从

▶ 中医认为头发长与不长是跟肺有关的，但头发的颜色取决于肾，所以说肾"其华在发"。

▶ 如果你想长寿，要多吃苦，少吃甜。

科学角度说，而是从哲学角度讲，只能说牛奶是一种富含高营养的、味道甘淡的、有助于脾胃消化的饮料，但由此推论，喝多了是要伤肾的。

美国人分析为什么自己国家的糖尿病发病率这么高，他们认为跟这种饮食习惯有直接的关系。美国那些杂志封面广告都是些电影明星端一杯牛奶，刚喝完，嘴上留一个白圈叫牛奶胡子，然后有一句广告词，Do you milk? 你喝牛奶了么？这是美国牛奶产业协会的广告，并不是一种科学的或者严谨的健康认识，这是为了卖它的牛奶，它会制造出很多东西来推销他的牛奶。

中国人认为，牛奶是给孩子喝的，是调治一些非常严重的、虚弱的、脾胃的阴虚症的。正常人不适宜天天把牛奶当水一样地喝，这种甘的东西摄入太多，伤的就是肾。

梁冬：从中医的角度来看，牛奶不一定是补骨骼的，甚至对于某些人来说，是会伤害骨骼的。

徐文兵：牛奶会补脾胃，但是会伤到肾。中国是完全可以发展很好的畜牧业的，然后也让大家一人一杯奶去喝，但事实上我们没有这么做，是因为我们人种的体质不适合吃它，或者从理论上、从根儿上来讲，牛奶是一种给纯阳之体的小孩子喝的东西。

还有人喜欢喝蜂蜜，总是要搞点甜的东西去犒劳自己。早年给外国人看病的时候，我劝他们说，你不要吃巧克力了，人家回答我"那我还活着干什么？"

梁冬：这是和他的幸福有关的。

徐文兵：很多人说，在失意、失恋的时候就吃巧克力、血糖暂时升高了，能给人一种欣慰感，甚至快感。但血糖高了以后的代价是有损健康。

◀ 美国人分析为什么自己国家的糖尿病发病率这么高，他们认为跟这种饮食习惯有直接的关系。

◀ 从中医的角度来看，牛奶不一定是补骨骼的，甚至对于某些人来说，是会伤害骨骼的。

　　大家要学哲学，就应该学到一种阴阳的、互相生克、制化、平衡的思想，什么东西都不要多，多了以后就要出问题。

　　梁冬：前面，徐老师讲到要想长寿就要多吃点儿苦，从哲学的角度来看其实还是很深刻的。

凡事要找根本原因。

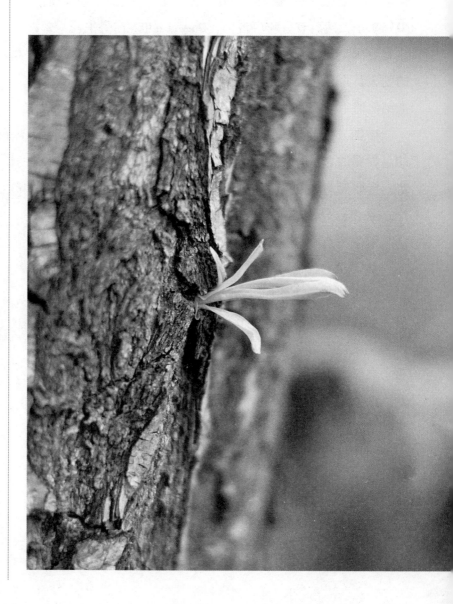

6. "其类土"

与土地接触少了，人容易脾虚

人算不如天算

徐文兵：前面我们讲过，肝是"其类木"；心是"其类火"；那么，位于中央的脾，就是"其类土"。现在城市大都市化以后，出现一个特别有意思的现象：人们见不着土了！为什么见不到土了？第一，都是柏油马路或石板水泥路面，稍微有点儿土也被美化了，都给种上草皮了。见不着土以后，人就会脾虚。

现在城市的孩子都是科学喂养的，我见过几个高学历父母的科学喂养方法，每天严格到几点几分喂孩子，要加什么素，然后给孩子吃，只闹得孩子"哇哇"地哭。孩子饿的时候他不给吃，认为没到点儿，等孩子饿过劲儿不饿了，他认为到点儿了，一定要孩子吃，吃到最后，活活地把孩子养成一个"非洲难民"。其中有一个孩子还闹成了白血病。那个孩子的奶奶特别心疼，但是在家里又插不上话，孩子生病了以后，孩子的奶奶说了：这还真不如我们的土办法养孩子好。

什么叫土办法？最原始、最传统、最接近自然、不人为作"伪"的方法。人算不如天算，你算了孩子外面摄入的这个量、那个量，却算不出孩子里面分泌的酶——消化酶和各种激素的量，这貌似科学，其实是反科学的一种方法。

现在城市大都市化以后，出现一个特别有意思的现象：人们见不着土了！见不着土以后，人就会脾虚。

说到土，我们家前面有块绿地，我特别欣赏一个园艺师，他在绿草中间留了一个圆形的池子，用石头砌了一圈儿，里边儿放上土和沙子。每天早晨，这个园丁过来把土垒成圆锥形。白天小区里的孩子都在那儿玩，把土刨得满世界，第二天他再垒。

小孩子玩土就是天性，再撒点儿尿和点儿泥，也是天性使然。他们在刨土扬灰的时候，那些土对孩子的身体就有一种刺激，而这种刺激正好是补益孩子脾胃的。所以，现在不玩土的孩子长大了后脾胃功能都差。

▶ 针对这些脾胃功能差的孩子，我们给他们用药，直接用的就是土。

针对这些脾胃功能差的孩子，我们给他们用药，直接用的就是土。

梁冬：是敷呢，还是喝呢？

徐文兵：煎汤煮水。这个土叫灶心土。以前我们烧柴火、烧炭，需要垒一个灶，灶是拿石头垒的，里面糊上黄泥巴。为了增加泥巴的粘合度，还要拌点稻草、秸杆儿。经过火烧炙以后的黄泥巴，就叫灶心土。

灶心土还有一个别名叫伏龙肝，"伏"是潜伏的"伏"，"龙"是青龙的"龙"，"肝"是肝脏的"肝"。这味药针对那些五行里面缺土、脾胃功能极其弱、吃什么吐什么、吃什么就拉什么、什么都存不住的人很有用。这些人面黄肌瘦，吃什么都不长肉。治疗时我们要先用开胃药——伏龙肝，药房里就有这味药。

梁冬：现在从哪儿去挖那么多灶心土呢？

徐文兵：农村里还有这种灶，北方很多农村每年都要烧炕，或者是重新把灶掏一下，重新抹泥、重新砌，替换下来的土就是我们的药。

因为火生土，火是土的妈妈，所以火烧过以后的土带有一点热性和火性，它能恢复人的食欲。另外，火烧过的土，经过历史验证，是质量最好的，补益脾胃的虚寒是最好的，这就叫"其类土"。

为什么动物会含一口土去冬眠

徐文兵：我接触过一些人，他们从国外特别干净的地方回来，刚回来时很健康，但是在北京待一段时间，可能就会出现一些咳喘的症状，等好不容易适应了，再回到国外那个所谓干净的环境，又不适应了。

水土不服其实跟人呼吸的空气和接触的环境有关系。比如，在日本出现过很多异位性皮炎的病人，他们到中国以后，接触当地的水土，特别是接受这种皇天后土，皮肤病都有大的好转。现在流行沙浴，就是把人埋在沙子里面，或埋在土里面，都是让人接触土，这种土在你没有意识到的情况下，会跟你的身体产生和谐共振，会增强你的脾胃功能。

梁冬：听说有一些动物冬眠的时候会含一口土，我记得南怀瑾老师的书里面就讲过这一段。

徐文兵：讲过。我在临床中调治过很多孩子，他们出现疳积，小肚子挺挺的，青筋暴露、四肢消瘦，就是典型的食积消化不良。这些孩子有一种本能的求生反应，就是挖土吃、抠墙皮吃、吃那种石灰碱性的土，其实这是人和动物的一种本能——他知道吃什么香。等疳积调治好的时候，你再给他墙皮吃，他就不吃了！

◀ 火烧过的土，经过历史验证，是质量最好的，补益脾胃的虚寒是最好的，这就叫"其类土"。

◀ 现在流行沙浴，就是把人埋在沙子里面，或埋在土里面，都是让人接触土，这种土在你没有意识到的情况下，会跟你的身体产生和谐共振，会增强你的脾胃功能。

7. "其畜牛"

脾胃虚的人，要多喝点牛肉汤

梁冬："其畜牛"是不是说，没有土的话，吃点牛肉也有好处呢？

徐文兵：它们是一类的。

梁冬："中央"主土，主黄色。脾胃虚的人，是不是可以多吃点牛肉呢？

徐文兵：是吃牛肉补脾胃，还是喝牛肉汤补脾胃？

梁冬：我觉得是应该吃牛肉更好吧？

徐文兵：错了！牛肉纤维很粗。以前的牛是干活的，肉纤维比较多、比较柴，不好嚼烂。我们现在吃的涮牛肉，肉特别嫩，因为现在喂牛的饲料变了。所以，真正滋补的东西，可溶性的那些营养——脂肪或者蛋白，都在汤里面。

什么叫"畜"？"畜"是我们从狩猎民族变成农耕民族，把野生动物驯养成家畜，把它畜养起来。这叫家畜（xù）或者叫家畜（chù）。

前面讲补肝的时候，我们说到了鸡；讲补心的时候，我们说到了羊，鸡和羊都很热。鸡更火爆，羊偏温；牛肉是非常平和的，它不急不燥，正好符合脾胃处在中土，上不热、下不寒的中间状态，这是牛肉的第一个特点。牛肉的第二个特点就是牛肉滋补脾胃的力量非常和缓。我说这个滋补脾胃，说的是牛肉汤。

▶ 真正滋补的东西，可溶性的那些营养——脂肪或者蛋白，都在汤里面。

▶ 牛肉是非常平和的，它不急不燥，正好符合脾胃处在中土，上不热、下不寒的中间状态，这是牛肉的第一个特点。牛肉的第二个特点，就是牛肉滋补脾胃的力量非常和缓。

古人调整虚弱的脾胃，让它慢慢强壮，是怎么吃呢？先吃小米饭，就是先消化植物蛋白；慢慢地，植物蛋白能消化了，有点馋，想吃点肉了。这时候炖上牛肉汤，浇在小米干饭上吃，吸收利用的效果最好。如果脾胃功能想再恢复点儿，那就直接去吃牛肉吧！

《水浒传》里面的梁山好汉一住店，一打尖儿，就说"老板切几斤牛肉！"我当时一看羡慕得要死，在我小时候，国家还比较困难，粮食、肉都得凭票供应，能吃上几斤牛肉简直香死！但是真正补益脾胃的是牛肉汤、浓汁。而且古人把这个牛肉炖得特别烂，做成那种"肉皮冻"，还有的提出里面的胶，叫"黄明胶"。

滋补就是"补"，你有漏——老拉肚子，或者是老吐、老出汗，还有的女性有那种慢性的漏——来例假的时候，沥沥拉拉不止，就要用这种黄明胶去补"漏洞"，效果特别好，粘合度特别好。

梁冬：中国人的这个思考真是"取类比象"啊！

徐文兵：思维很跳跃。很多人跟中医吵架说："你凭什么说牛跟脾胃有关系？"

我反问："你凭什么说一加一等于二？"

现在科学体系是建立在"一加一等于二"这个公理的基础上，但这公理还没被证明，陈景润研究那么半天"哥德巴赫猜想"，刚接近一加一等于二，还有一加二等于三没有证明呢！你说不出来一加一等于二，你凭什么让我解释清楚牛肉和脾的关系？所以大家要各让半步，别较劲，较劲较到头儿上，你就是"五十步笑百步"。另外，最好的牛肉是什么牛肉？

梁冬：不是号称"神户雪花"的牛肉吗？

徐文兵：据说是拿啤酒喂的。牛一定是吃草的。现在的

> 滋补就是"补"，你有漏——老拉肚子，或者是老吐、老出汗，还有的女性有那种慢性的漏——来例假的时候，沥沥拉拉不止，就要用这种黄明胶去补"漏洞"，效果特别好，粘合度特别好。

人干好多缺德事儿，愣让吃草的牛去吃肉，最残忍的是让它去吃同类的肉。把牛的内脏、骨头磨碎了，然后掺到牛的饲料里让牛去吃。本来一个吃素的动物，愣让它吃肉，最后闹得牛火大了，火大了以后就得了疯牛病，活活把牛给吃疯了。还有的人更可恶，在牛的饲料里边加尿素。

梁冬：有什么作用呢？

徐文兵：有的人发现，你在牛吃的草里边撒泡尿，牛吃得特别香，就开始在牛饲料里加尿素。尿素其实是一种氮肥，氮肥的最基本元素就是氨。现在人喂牛，改变饲料，其实改变了牛的很多属性。所以现在吃什么都很难说安全。中医古籍上记载，滋补脾胃最好的牛肉是黄牛肉。

梁冬：黄牛和黑牛（就是水牛），到底有什么区别呢？

徐文兵：黄牛偏温，水牛偏寒。现在人们吃火锅时涮的牛肉，很多都是水牛肉，因为它嫩，但是水牛肉偏寒，这种牛肉偏于猪的性质。

▶ 中医古籍上记载，滋补脾胃最好的牛肉是黄牛肉。

8. "其榖稷"

小米是最补人脾胃的

祭祀土的仪式叫"社"，"稷"是谷神

梁冬："其榖稷"是什么意思呢？

徐文兵：什么叫"稷"？

梁冬："稷"的解释是"谷子"，什么叫谷子？

徐文兵：我们现在离农村越来越远，越来越都市化了，变得五谷不勤。古代人则大部分都是农民。

梁冬：以前北京的二环，建国门外都是农田。

徐文兵：我上大学的时候，中医学院在北三环，和平街北口。那会儿的学校大门口边上都有个猪圈，后面全是菜地。现在都变成了黄金地带，都是市中心了。以前人耕读都不分的，现在的人却离自然越来越远。

"稷"的左边是"禾木"旁，右边的结构是上面一个"田"，底下有点像梭的那个下边。我们单说"稷"，这个字大家可能不熟悉，但是说一个词儿，大家都知道——"社稷"。

梁冬：江山社稷。

徐文兵：什么叫"社稷"？中山公园里最有名的就是"社稷坛"里面放着五种颜色的土，正中间有个石柱。这个土是皇帝祭祀用的，祭祀土的仪式叫"社"！

鲁迅写过《看社戏》，我们农村还有"闹社火"。这个

◀ 我们现在离农村越来越远，越来越都市化了，变得五谷不勤。

"社"就是部落首领或者一国的君主，举行一个非常庄严、肃穆、隆重的仪式，去祭祀上天赐予我们的这片土地。在土地上生长着的所有能吃的粮食，我们称之为"百谷"，高粱、豆子、小米、大米……那么，祭祀这些养育我们的粮食，给它们找一个总的代称，就叫"稷"。

"稷"是谷神，就是代表百谷的神。社稷坛中间的石头柱子代表"社"；还有个木头柱子代表"稷"。所以，社稷坛的祭祀作用有两个：一个是祭祀"皇天后土"，另一个是祭祀土地上出产的这些粮食。

故宫的格局是严格按照以前道家的文化来布置的。故宫的午门外面，左面的太庙就是现在的劳动人民文化宫。歌剧《图兰朵》据说就是在太庙演的。太庙是皇帝的家庙，是祭祀自己的祖先的，也叫"宗庙"。它的右边就是祭祀社稷的，祭祀老天给你的疆土，还有土地上出产的粮食作物，祈祷丰收的。

所以，广义的"稷"代表所有的百谷；狭义的"稷"单指小米。小米，我们叫"粟"，上面一个西方的"西"，底下一个"米"——沧海一粟的"粟"。粟裕将军的姓就是这个"粟"。粟就是狭义的"稷"。

有人研究谷子是怎么变化过来的？其实就是古代我们说的"神农氏"，既然叫"氏"，就说明神农氏不是一个人，它是好几代人。"神农氏尝百草，一日遇七十毒，得茶而解"。你让一个人去尝百草，一天碰七十种毒，早玩完了！氏族的"氏"代表一个群体。这个神农氏把野生的植物慢慢培养，优胜劣汰。

谷子最早的母本是狗尾巴草。植物慢慢地选择淘汰，杂交育种，最后变成了我们现在吃的这个谷子——小米。农民每次都选颗粒饱满的、个儿大的、抗病虫害强的，留下来做种，把相反的东西淘汰掉，慢慢地就这么选择、培养出来了。

我们前面讲的补心的黏糕时提到了"黍"，它的母本是"糜子"，糜烂的"糜"。现在陕西和山西还做糜子面儿的窝头，或者是糜子面儿的粥。"黍"是从糜子中慢慢选出来的，通过不断挑选黏度比较高的植株做种，最后变成了现在的黍。

牛肉补益脾胃的力量强；小米最容易补人的脾胃——对于中原地区发展起来的中国人来说，吃小米对补益脾胃功能是最好的。

◀ 牛肉补益脾胃的力量强；小米最容易补人的脾胃——对于中原地区发展起来的中国人来说，吃小米对补益脾胃功能是最好的。

吃小米最好加点糠

梁冬：我听说，在南宋的时候，就开始出现了脚气病，就是跟精米有关。

徐文兵：制作成精米后，原来富含在植物里面、种子里面的那些维生素B族的东西全给淘掉了。古人吃小米，绝对不是像现在这样喝小米粥，你知道怎么吃吗？有人说过，"你知不知道你能吃几碗干饭？"所谓的干饭就是小米干饭。把小米像蒸大米一样蒸熟了，然后你可以有两种选择：第一，你就这么吃，这叫干饭。还有人不喜欢它，认为有点硬，就拿勺子或者是圆东西杵，将小米杵黏了、烂了，变成圆团，然后再吃。

新中国成立以后发工资，都发小米。那会儿法币贬值，国民党发的那个金元券贬得不成体统，只好拿实物来替代工资。

梁冬：通货膨胀。

徐文兵：当时人们最需要的，不可或缺的东西又是什么呢？是小米。那会儿，几级干部，一个月多少斤小米都有规定。所以，小米跟咱们中国人的感情是很深的！

梁冬：我觉得，有些人应该按照你说的那样，吃那种特别原生态的小米。

徐文兵：前面，我们说过"黍"，就是那个黄黏糕。真正讲究的人是吃带糠皮磨出来的黍子。我们老家叫"黍黍糕"，那个糕吃起来有点糙、有点牙碜，但是它相当于全麦饭，绝对健康。现在人吃的是精米、精油、精面，号称把最好的东西留下来。其实，植物是一个相辅相成的整体，不可分割。在阳高这个地方，当地人熬小米粥还加糠呢。

我发现，穷苦时候我们过的生活反而是最健康的。现在貌似越吃越好，其实是越吃越不好。穷的时候粮食不够，所以熬小米粥时加半瓢或者几碗糠，熬出来一起喝。现在来想，那才是真正健康的吃法。

▶ 穷苦时候我们过的生活反而是最健康的。现在貌似越吃越好，其实是越吃越不好。

9. "其应四时，上为镇星"

土星的变化会影响人的脾胃功能

梁冬："其应四时，上为镇星"这个"镇星"是指什么？

徐文兵：镇星就是土星。也就是说，古人认识到了太阳系的五大行星对地球以及地球上的动物、植物的影响，包括对人的影响。中央的脾对应的就是土星。

◀ 中央的脾对应的就是土星。

万事万物之间都相互联系、相互影响。

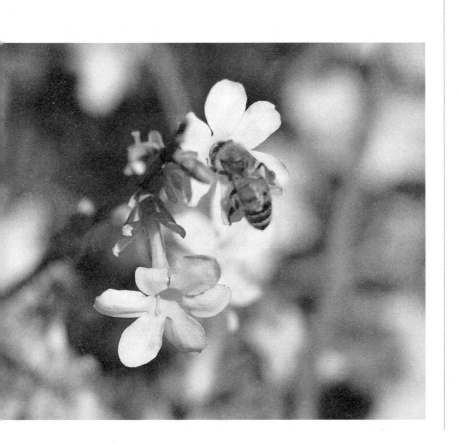

10. "是以知病之在肉也"

脾胃有了问题，反映在外面就是肌肉有了病

徐文兵：如果脾胃出现了内在问题，反映在外面就是肌肉有了病。

梁冬：当年有部电视剧，叫《过把瘾就死》。王志文主演的剧中人，就得了这个重症肌无力。我的第一位老师——邓铁涛老师，是调治重症肌无力的高手，他就是用补脾的方法来调治。

徐文兵：原来东直门医院儿科有几位老师也是研究这个的，他用的是一个特别毒的药叫"马钱子"。

梁冬：这是拿来干什么的呢？

徐文兵：它其实是一种神经的麻痹药。有些轻度的肌无力的人，表现出来的状态就是眼睑抬不起来。上眼皮儿，一侧或者双侧眼皮儿老那么耷拉着，这是轻度的肌无力。重症肌无力的表现就像王志文演的角色，开车时突然拉不动把手了。最严重的时候，控制我们呼吸的这个肌肉没有力量了，人就会活活地憋死。

所以，这个肉的问题很复杂：第一，没肉，我们说这个人活得不丰满，肌无力的这些人就没肉，形销骨立，跟芦柴棒儿似的。

没有肉的人，一看就是脾胃弱。脾胃弱的人，就"病在

▶ 有的没有肉的人，一看就是脾胃弱。

肉也"。

第二，有些人光有其形，没有其气——有肉，但是没有力量，就是说有肉无肌，不会发力。这也是脾胃的问题。所以，检查这些人出现了肉的问题，第一想到的就是脾胃。最简单的一个方法，就是把食指和大拇指合并起来，看看合谷这地方鼓没鼓起一个肉。一看，哎哟，肌肉萎缩了。好多人节食，或者是减肥、绝食，第一个消下去的就是肉。把肌肉里边储存的蛋白、脂肪、能量，全给分解掉。

梁冬：像有些人胖胖的，是脾虚呢，还是脾实呢？

徐文兵：当然是脾实了！

徐文兵：什么叫"虚"啊？该有的东西没有，这儿该长肉你没有长肉，那叫虚。

梁冬：长上了不该长的肉，就要少吃一点。

徐文兵：要少吃，而且少吃那种油腻、痰湿的东西。要多吃点啥才能化痰湿呢？脾属土。谁克脾呢？谁克土呢？

梁冬：木克土。

徐文兵：多吃辛辣、芳香的东西，把那些痰湿化掉。

梁冬：怪不得有些人喜欢吃川菜和湖南菜，那是有道理的。

◀ 好多人节食，或者是减肥、绝食，第一个消下去的就是肉。把肌肉里边储存的蛋白、脂肪、能量，全给分解掉。

◀ 什么叫"虚"啊？该有的东西没有，这儿该长肉你没有长肉，那叫虚。

11."其音宫"

奏起do调儿来，能让脾感到高兴

梁冬："其音宫"是什么意思呢？

徐文兵：奏起什么调儿来，能让脾感到高兴呢？

梁冬：就是这个"宫"。"宫"就是do、re、mi、fa、so、la、xi中的do。"其音宫"，就是说如果你脾弱的话，就多听do的音。

徐文兵：多听宫调。宫调是一种四平八稳的中庸的调，那个角（jué）调就有点争斗意思。

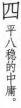"其音宫"，就是说如果你脾弱的话，就多听do的音。

四平八稳的中庸。

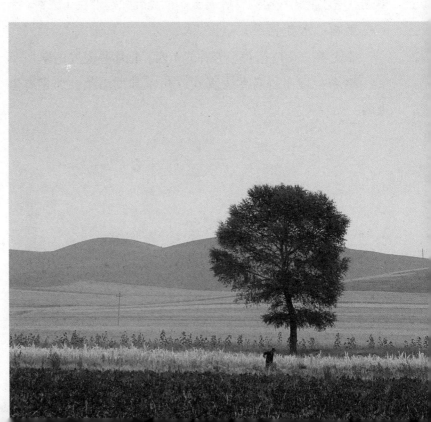

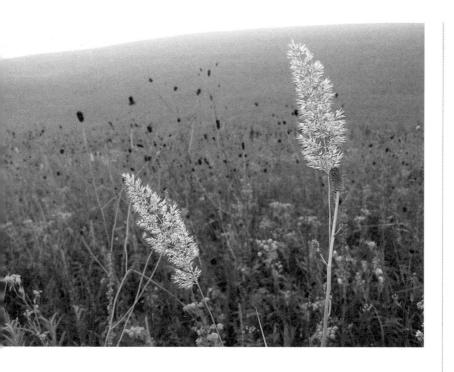

12. "其数五"

脾胃弱的人要多用"五"和"〇"的数

梁冬："其数五"作何解释？

徐文兵："五"和"〇"归到脾胃。所以脾胃弱的人要多用"五"，为什么我们皇上叫"九五之尊"。

梁冬：说的是正中？

徐文兵：正中，这是"河图""洛书"规定的。"河图"把"五"放在了中间。然后"洛书"中，那个"九"在最高点。所以说皇帝是"九五之尊"，就是从"河图""洛书"来的。对应到中央，中是"五"，央是"九"。

▶ 脾胃弱的人要多用"五"，"河图"把"五"放在了中间。然后"洛书"中，那个"九"在最高点。所以说皇帝是"九五之尊"，就是从"河图""洛书"来的。

13. "其臭香"

香的本意是五谷的香

"甘受和，白受彩"：其实吃一碗白米饭，是不需要菜的

梁冬："其臭香"是什么意思呢？

徐文兵：我们再回忆一下这个"木"，就是木和肝，"其臭膻"，就是吃草的东西都有膻味儿。到了这个"火"字呢，是"其臭焦"。到了脾胃呢，什么能让脾胃活跃起来，鼓动起来？是香。

梁冬：这个"香"是指什么呢？

徐文兵：香的本意是指五谷的香。它上面是个"禾"，古人吃饭，吃的是五谷。那些菜、肉是帮助下饭的。

梁冬：广东人称所有的肉菜为"餸"。

徐文兵：红叶老师讲课说过，古人说过一句话，叫"甘受和，白受彩"——吃五谷，就像一个纯白的东西，可以涂抹最漂亮的图画。甘淡味道的五谷，正好就是滋养脾胃最好的东西。你在里面加点儿色彩，加点菜、加点肉，就更好了。

现在人颠倒了，整天吃肉、吃菜为主。所以，真正的"香"是指粮食的香，麦子有麦香，米饭有稻香。泰国香米一蒸出来，它有一种异香。小米饭焖出来，也有一种香，那种香真是沁脾的，让人不由得十指大动，想吃。

▶ 甘淡味道的五谷，正好就是滋养脾胃最好的东西。你在里面加点儿色彩，加点菜、加点肉，就更好了。

其实吃一碗干饭，小米饭或者白米饭，是不需要菜的。稍微有点酱油，有几根咸菜，或者有块酱豆腐，吃起来会特别香。而且，你吃进去以后，特别妥帖、舒服、舒坦，一点都不闹腾。

相反地，你吃点大油大腻的东西以后，整个人就没有精力、心神干别的了，你那点元气都去跟油腻的食物干仗去了——等把它化完、分解了，该排出去排出去，该吸收的吸收完，老天给你的精气神就用得差不多了。所以，修行悟道的人，都是在饮食上十分讲究的人。人家的讲究是吃五谷，加点蔬菜。

"芳香醒脾"

徐文兵："食谷者慧"——老吃五谷的人会开"慧"。老吃肉的那些人就没有这种"慧"——"肉食者鄙，未能远谋"。所以，香最早指的是五谷之香。当你吃五谷都吃不出香味的时候，那只能来用其他的食材或者药材去调味了。这时候"香"就变成其他的香了。

炖肉的时候要放肉药，要加点香，王守义制作的调料"十三香"中，香的功效就是唤醒脾胃的功能，让你闻着香味，口水流出来了，就想吃了。意思是，我准备好了来消化这个东西。

如何让人提高脾胃功能呢？中医专门有种调治方法叫"芳香醒脾"。醒脾，就是把呆滞了、被蒙蔽了的脾唤醒。这些芳香醒脾的药里边有很多都是从南方过来的香料。历史上，中国人和中东、波斯人做生意，最早就是在广州卖瓷器和丝绸，以换取对方从热带，或者赤道附近运过来的香料。所以，

> 如何让人提高脾胃功能呢，中医专门有种调治方法叫"芳香醒脾"。

125

中药里面很多香料药都是从外国进口来的。

我们经常用的什么砂仁、安息香、龙涎香、木香、沉香，还有那种比较凉的冰片、麝香，其实从根儿上来讲，都对脾胃功能有刺激。很多人中暑以后，就是处于一种蒙蔽状态——不吐，也不泄，整个人就好像被冰镇住了，这时候就要用那种特别香的药。

此时，我们会用"藿香正气水"，若不太管用，"十滴水"更香，实在不行，我们还会用到苏合香丸，而苏合香也是一种香。中药店里边有很多这种奇珍异香。

▶ 很多人中暑以后，就是处于一种蒙蔽状态——不吐，也不泄，整个人就好像被冰镇住了，这时候就要用那种特别香的药。

人间万事看遍不如读书好，世上食材尽尝莫如菜根香。

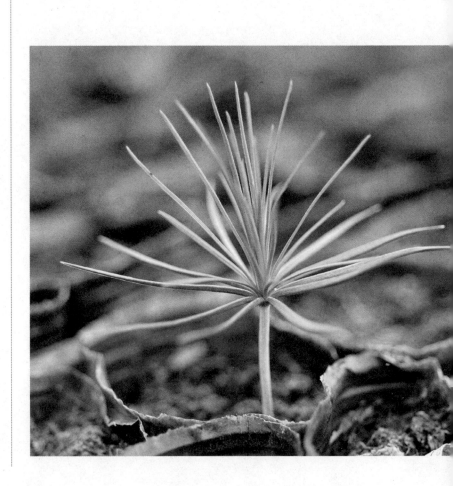

梁冬： 前面说到这个沉香，为什么叫"沉香"呢？

徐文兵： 这种木头是沉在水里面的。越南就出产很多好的沉香。一般我们闻到木头点燃后的那种香，都有点燥。但沉香是一种硬木，是沉在水底下以后再捞上来做成的香，它的烟不燥，可以治病。

总的来说香是入脾胃的，再往下细分，不同的病就要用不同的香。

梁冬： 中古时期，西方人受宗教限制不能洗澡，所以发展出了强大的香水行业。有一部纪录片就是这么说的——那时候洗澡是件邪恶的事情。所以，西方上至皇帝，下至平民，很多人一辈子都不洗澡。因此，香水行业特别发达。

徐文兵： 中医认为洗澡也要适当。不洗不对，天天洗也不对。

◀ 沉香是一种硬木，是沉在水底下以后再捞上来做成的香，它的烟不燥，可以治病。

大米入肺，滋阴润燥，可以补肺气。

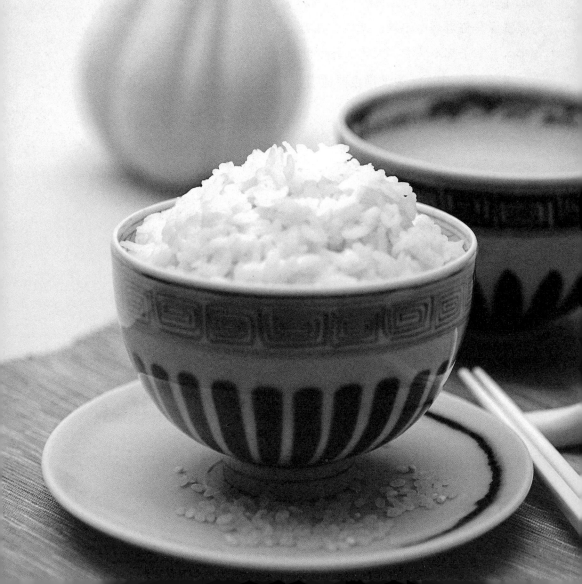

第十章
人的肺是与西方、
白色和谐共振的

- 西方、白色是与我们的肺系统有感应的
- 肺有毛病，会体现在鼻子上
- 肺的精华藏在肺脏，出现问题会体现在背部
- 身体进了风寒、湿气，吃辛味的东西可以散出去
- 肺在五行中属金
- 滋补肺的肉当属马肉
- 大米入肺，滋阴润燥，可以补肺气
- 金星的变化会影响到人的肺、大肠、皮毛等功能
- 人的肺系统有问题，就会反映在皮和毛上
- 听发 re 音的歌曲能养肺
- 如果你肺气弱，就多选用"四"和"九"的数字
- 腥味能提高、补益人的肺气

经文：

　　西方白色，入通于肺，开窍于鼻，藏精于肺。故病在背。其味辛，其类金。其畜马。其谷稻。其应四时，上为太白星。是以知病之在皮毛也。其音商。其数九。其臭腥。

1. "西方白色，入通于肺"

西方、白色是与我们的肺系统有感应的

梁冬："西方白色，入通于肺"，怎么解释？

徐文兵：把"中"定了以后，就知道西方指哪儿。"中"是指中原地区。西方就是中原地区往西，相当于现在的甘肃、陕西、新疆、青海这一带。

梁冬：美国，算西方还是东方？

徐文兵：当然算西方了。地球是圆，以谁为坐标？朝鲜为什么叫"朝鲜"？"朝"，就是朝（zhāo），是朝（zhāo）日新鲜的意思，它在我们的东面。日本呢，据考证，它的名字来源于唐朝，那会儿，中国皇帝对日本人说："你们是从日出的地方来的人。"就是太阳从那儿升起。这个"本"是树干，不是根。日本也在我们的东边。这就是我们的定位。西方人把我们叫远东，他们也承认自己在西方。西方白色，西方人都是白色人种。

梁冬：所以西方人结婚要穿白婚纱，那个时候中国人就不能穿白婚纱！

徐文兵：中国人把白色当丧服。现在都乱了！以中原地区为中，中原地区的西边，我们定为西方。跟西方能产生和谐共振的那个颜色，是白色。

梁冬：光谱也是有波长的吧？

徐文兵：有波长，振动频率不一样。我们经常说，"东

◀ 跟西方能产生和谐共振的那个颜色，是白色。

131

方青龙","西方白虎"。"青龙""白虎"都跟星象有关系。

"二月二，龙抬头"的时候，是指东方代表青龙的星象刚刚露头儿。西方白虎也指星象。我们到故宫参观的时候，从午门进去以后，左边是"青龙"，右边是"白虎"，后面叫"玄武"。唐代在西安有个"玄武门之变"，就是李世民篡党夺权，把兄弟杀了，自个儿当皇帝。故宫北边的门也叫玄武门。后来因为康熙避讳（康熙叫"玄烨"）"玄"字，就改成了"神武门"。

"玄"与"神"、"空"、"黑"，都是一个意思。在神武门往北一看，就是景山；再往西北看，就是北海，就是这么一个方位。所以，"白色"对应到"西方"，它能感染、能收受，或者是呼应到我们内在的肺的系统，叫"入通于肺"。

梁冬：如果人的肺不好的话，就要往西走，穿白色的衣服。

▶"白色"对应到"西方"，它能感染、能收受，或者是呼应到我们内在的肺的系统，叫"入通于肺"。如果人的肺不好的话，就要往西走，穿白色的衣服。

2. "开窍于鼻"

肺有毛病，会体现在鼻子上

梁冬："开窍于鼻"是什么意思呢？

徐文兵："开窍于鼻"，就是说，肺你看不到，但肺连通外界，跟天气、外界沟通的窍道是鼻子。也就是说，肺有毛病会体现在鼻子上。鼻子如果吸入了一些不干不净，或者是六淫的邪气，就会先伤鼻、后伤肺。

感冒的早期症状就是鼻塞——鼻子突然不通气了。有的人的表现是鼻孔轮流不通气——一会儿左鼻孔不通、一会儿右鼻孔不通。

因为人的器官是交替工作、交替休息的，鼻孔也是这样。平常我们鼻子没堵的时候，也是一边强，一边弱。你如果把某个鼻孔堵住以后，再呼吸就有点费劲。打开那个鼻孔的时候，就会顺畅。

人的身体变化，对应的时间，都有个交替，它是换班、轮岗的。所以，一个人感冒之后，首先表现的就是鼻子出问题，有的人鼻子痒、打喷嚏；有的人流清鼻涕，流清水。

梁冬：有些时候，我的鼻头会很痒，这是什么原因呢？

徐文兵：鼻头很痒是过敏了！但是它的根儿在哪儿，它的物质基础在哪儿？"藏精于肺"——它内在的根据地在肺。

▶ 鼻子如果吸入了一些不干不净，或者是六淫的邪气，就会先伤鼻，后伤肺。

133

看相不要相信形，要看形背后的能量

梁冬：古代的面相书说，一个人的鼻根高比较好，因为可以通天地之气。从中医的角度来看，鼻梁比较高意味着什么？

徐文兵：中国人在重视"形"的意义上，更重视"气"。就是说，形状大小不重要，功能才重要。有的人鼻子、鼻孔很大，未必就呼吸顺畅；有的人鼻孔不大，未必整天堵鼻子。

所以，我们要重视形和气的关系。所谓有形无气，就是说，这个人来上班了，人到了，但是他整天想家里的事儿，或者说炒股票，上 QQ 聊天，这叫有形无气——人来了，功能没发挥。所以，鼻根高或者鼻孔大并不重要，还是要看功能。

> ▶ 相面也好，相人也好，或者看风水也好，真正的高手都是看功能。看背后的神气或者神韵，而不是看外在的形。

相面也好，相人也好，或者看风水也好，真正的高手都是看功能。看背后的神气或者神韵，而不是看外在的形。现在人都是拿肉眼凡胎看形：一看这个地儿不错，这条山"青龙"，那条"白虎"，前面还有一条河，后面怎么怎么着……这都是瞎扯。千百年来没地震，地表的形没变，为什么风水会变？所以形背后的能量更重要！

3. "藏精于肺，故病在背"

肺的精华藏在肺脏，出现问题会体现在背部

梁冬："藏精于肺"，《黄帝内经》谈到"脏"，会说"藏精于脾""藏精于心"等等。所谓"藏精于肺"，怎么解释呢？

徐文兵："六腑"是"传化物而不藏"，"五脏"是"藏精气而不泄也"。"藏"和"脏"是一个字，就是把我们最宝贵的东西封藏在里面。

梁冬："故病在背"怎么解释呢？

徐文兵：为什么"病在背"？

梁冬：肺出现问题的话，会在背上体现出来——"故病在背"。

徐文兵：我讲站立姿势的时候说过，人的后背有两个肩胛骨。肩胛骨应该是平的，或者是圆的，能把后背盖住、罩住。现在的人老是挺胸抬头，把自己变成半个鸡胸——胸挺出来，然后后背凹进去，肩胛骨翘起来。这样做，人特别容易得肺的疾病，因为后背那儿，就是平第二胸椎那个棘突下旁开一点五寸有个穴位叫"肺腧"——肺的气从那儿输到体表。"肺藏魄"，肺腧边上再旁开一点五寸，就在肩胛骨边儿上，是第二膀胱经经过的路线，这里有个穴位，就是我们说的"魄户"——魂魄的"魄"。

我们经常说，"要练出一个健强的体魄"，当你睡觉了以

◀ 现在的人老是挺胸抬头，把自己变成半个鸡胸——胸挺出来，然后后背凹进去，肩胛骨翘起来。这样做，人特别容易得肺的疾病。

后，"魂"休息了，"魄"还在工作。最大的一个体现就是，如果一个人的肺受伤了以后，"魄"就会受影响，所以很多人在睡觉中会被憋着打呼噜……这都是魄的问题。

梁冬：我以为是喉咙或者里面那个小舌头的原因？

徐文兵：为什么那个小舌头白天不堵你，非要到晚上堵？这就是控制它背后的气有问题。控制背后那个气的就是"魄"。

什么是"魂魄"？白天叫"神"，到了晚上，分两拨儿：一拨儿休息叫"魂"，藏在肝里面。还有一个在继续工作，维持呼吸，这个就是"魄"。

所以，背受伤以后，第一，气会沿着肺腧伤害到你的肺里面。你的魄户本来是关着的、挺好的，你给它打开，会伤到你的体魄。这个肺腧上面，就是肺腧第三胸椎棘突下，旁开第二胸椎棘突下旁开1.5寸有个"门穴"，叫"风门"。

你老这么站着的话，风又会从"风门"穴进去，一进去，人就开始过敏，出现皮肤发痒，然后发咳——是咳，不是嗽。

梁冬：咳和嗽有什么区别呀？

徐文兵：一个人把气管里边的痰液、粘液排出来，叫咳；把胃里面、食道里面的粘液排出来，叫嗽。所以，咳是肺有问题，嗽是脾胃有问题，确切地说是胃有问题。好多人找我看病说："徐大夫，我咳嗽好长时间了。"

我说："你是咳呢？还是嗽呢？"这不一样！

梁冬：现在很多女青年喜欢穿露背装，后背耸出一个特别性感的肩胛骨，翘翘的。有的人因为参加什么活动，还穿身晚礼服，整个上半身全露了，这样穿衣很容易伤到肺。

▶ 什么是"魂魄"？白天叫"神"，到了晚上，分两拨儿：一拨儿休息叫"魂"，藏在肝里面。还有一个在继续工作，维持呼吸，这个就是"魄"。

4. "其味辛"

身体进了风寒、湿气，吃辛味的东西可以散出去

梁冬："其味辛"是什么意思呢？

徐文兵：好多人出现了肩背的问题，或者是症状。包括伏案工作的人，出现了颈肩综合症，动不动肩背就疼，这些从根儿上捯，就是伤到了肺，还跟吸入了很多冷的空气有关系。那么，已经吸入了这种风和寒，或者湿气，怎么办？应该把它散出来。

梁冬：怎么散呢？

徐文兵："其味辛"——吃一些辛辣、辛热、辛温，或者辛凉的药，把进去的气散出来。

受风以后的人的感觉就是痒。风"善行数变"，在身体里面四处游走，人就会出现痒，这就是我们现在说的过敏。

梁冬：痒这个东西到底是什么？

徐文兵："诸痛痒疮皆属于心"，痒是一种主观感觉，但是又达不到疼和痛的级别，是一种撩拨的感觉——拿个小羽毛撩拨你，这种感觉叫痒——其实就是一种轻度的风袭。

梁冬：什么东西是辛的呢？

徐文兵：薄荷、肉桂、麻黄、细辛。

梁冬："麻黄附子细辛汤"是《伤寒论》里面很著名的汤剂。

◁ 风"善行数变"，在身体里面四处游走，人就会出现痒，这就是我们现在说的过敏。

徐文兵："麻黄附子细辛汤"是调治少阴病和"但欲寐"——一天到晚都是迷迷糊糊、没精打采醒不来的。辛味的药有一种宣散的作用。中医方子里面有很多调治这种受风感冒，风热、风寒的药，用的都是辛温，或者清凉解表的药，都有从里透达皮毛的效果。

肺主呼吸、主人的皮毛，皮表也是有呼吸功能的——把它散出去，腠理开放，把邪气赶走，就要吃辛味的。

梁冬：所以，理论上来说，有些人把鼻子堵住了不呼吸，也是能够维持生存的哟？

徐文兵：对！我听说，某些人能够在水下闭关好长时间。

梁冬：他在水里面，皮肤也不能呼吸，怎么能够坚持很长时间呢？

徐文兵：水里面也有氧气呀！鱼在水里面怎么能活着呢？我认为，人就是从水里面来的——海洋是万物之源。有几个证据，第一，人的体毛比较少；第二，人有泪腺。泪腺其实就是人体排除多余盐分的一条途径。海洋里边有很多哺乳动物都有泪腺，如海豚等。所以，我认为，人是从海里过来的。

梁冬：还有一个证据，就是人在胎盘里时，都是在水里呼吸。

徐文兵：对，羊水嘛，一个人的胚胎发育过程，就重复了人类进化的一段历史。一开始像个小蝌蚪，后来像条小鱼，最后像头小猪……

> 肺主呼吸、主人的皮毛，皮表也是有呼吸功能的——把它散出去，腠理开放，把邪气赶走，就要吃辛味的。

5. "其类金"

肺在五行中属金

梁冬："其类金"作何解释？

徐文兵：这是我们五脏的五行分类——肝是木，心是火，脾是土，肺是金，肾是水。补充一点，我们经常戴个玉镯子，这个"玉"属于金玉一类的，就是所谓的"金玉良缘"，温润如玉。

从地域上来讲，西方不是皇天后土，而是戈壁沙漠比较多。所以，那里不是一个出产粮食庄稼的好地方，那儿的水土跟中原的水土是完全不一样的。但是，西方的矿产和玉是最好的。

梁冬：新疆出产"和田玉"，这个跟地域有关系。

◀ 从地域上来讲，西方不是"皇天后土"，而是戈壁沙漠比较多，所以，那里不是一个出产粮食庄稼的好地方。

6. "其畜马"

滋补肺的肉当属马肉

梁冬："其畜马"，奇怪了，之前不是说马属热吗？火马，午马。为什么在这里是"其畜马"了呢？

徐文兵：《黄帝内经》是"黄帝学派"的集大成书，中间各章节会有差异。在有的章节里边，说的就是"其畜狗"。我体会了一下，补益我们肺的这些食物，不管是动物或者是植物，都有一种润燥的功能。秋天，秋高气爽，爽过头了就变成干燥了。但是，老天爷是平衡的，到秋天就会出产很多丰富的好东西——水果，然后让你可以滋阴润燥。

所以，我认为，《黄帝内经》说的"马"，就是比较合适的，它有一种润燥的功能。你要是把它变成狗，狗可是特别升阳动火的一种动物，特别热。

补益肺和肾的那些食材都偏凉。马肉偏酸、偏寒。你如果没吃过马肉，到内蒙肯定喝过马奶子酒。你喝羊奶会上火，喝马奶子酒就不上火。

吃过驴肉的人一定知道有一味著名中药——阿胶，滋阴润燥的效果特别好。而且它用的水特别讲究，用的是东阿古井里面的水。这种井水极其阴寒，而且里边含的矿物质特别多，矿物质多说明水沉，属金。所以阿胶的滋阴补血效果特别好。

梁冬：滋阴又怎么补血呢？按道理来说，应该是阳气补

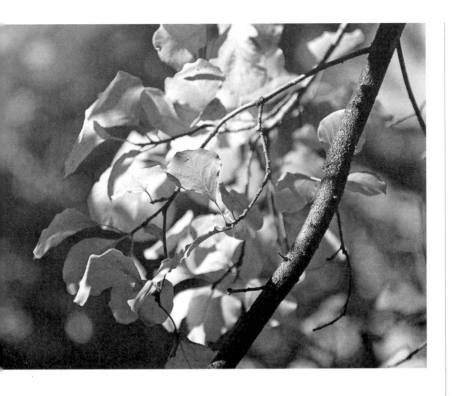

秋天，秋高气爽，爽过了头就变成干燥了。

血啊？

徐文兵：如果血的容量不够，是气不够，还是血不够？如果血的动力不足了，它不流动了，这是气不够。如果本身血管一按下去是空的，就说明血容量不足，这叫"阴不足"；血不运动，这叫"阳不足"，需要分清楚。

比如泡茶，《茶经》里边说水——山泉水最佳，井水最次。因为井水太沉！煲汤炖肉用井水特别好。如果是泡茶，想把那个茶的馨香（茶叶是得肝气的精），把那茶气泡出来，用井水的话，任你烧开到100℃都没用。我们中国人研究水，不光看水里边含有什么物质，还要看水气。所以，用山泉水——山上，"咕嘟""咕嘟"从地上冒出来那个水泡茶最好。

◀ 如果血的动力不足了，它不流动了，这是气不够。如果本身血管一按下去是空的，就说明血容量不足，这叫"阴不足"。血不运动，这叫"阳不足"，需要分清楚。

141

7. "其穀稻"

大米入肺，滋阴润燥，可以补肺气

吃素的人怎么补肺

梁冬："其穀稻"是什么意思呢？

徐文兵：滋补肺的动物，或者是肉类，我们说了马、驴，或者阿胶。那么，碰到一个吃素的人想补肺、益肺，吃什么？难道是吃麦子吗？不是！吃黍子、吃小米吗？不对！这些都偏温，麦子偏热，黍子偏热，小米偏温，你想润燥，吃这些就不合适了。那吃什么呀？"其穀稻"——磨出来的，就是我们现在吃的大米、糯米。

梁冬：有些朋友肝不是很好，是否就应该少吃点大米，多吃点小米什么的？

徐文兵：肝不好的人，要看他的肝是虚是实？是寒是热？我们讲过，如果他是肝气虚、寒，就吃小麦；如果他有实火、实热，就吃荞麦。根据他的寒热、虚实来用不同的麦子。

"其穀稻"就是说，大米能够入肺，能够滋阴润燥，能补肺气。比如吃小麦做的馒头，嚼一嚼，觉得是甜的。而吃大米，除了甜以外，还能体会到一种酸的味道。

梁冬：生活需要慢慢品味呀！坦白地说，我觉得绝大部分的人不会慢慢去吃大米，是吧？

徐文兵：大米嚼一嚼是酸的。所以，南方人酿酒、做

▶ 如果他是肝气虚、寒，就吃小麦；如果他有实火、实热，就吃荞麦。根据他的寒热、虚实来用不同的麦子。

醋，都是用大米。因为大米含蛋白质偏少，含糖、淀粉偏多。所以跟麦子、黍子、小米来对比，大米还是偏凉的，尤其是水稻，当然也有旱稻。水稻生性就更凉，而它的滋阴、润燥、补肺的功能就会更强，所以，老天爷正好平衡了——南方热，就出产大米。

北方人最好少吃大米

徐文兵：北方人最好少吃大米。我们上大学的时候，南方的同学一吃那个馒头、面条，便觉得吃不下去，发硬。我们北方人到南方吃人家的大米，吃几顿以后，便觉得受不了，开始胃酸。这就是说，一方水土养成了你这种消化食物的功能状态，突然变换水土，你就会适应不了。

所以，北方人想吃大米又不想胃酸的话，就要想办法。第一，平衡它的寒性；第二，平衡它的酸性。这就要加一些辛温的东西。我看到南方很多人，焖米饭的时候，里面要加上香料，加一些桂皮。有的时候，有些人家还要加点孜然、小茴香、紫苏叶等辛温芳香的东西。我去巴基斯坦的时候，我发现当地人也吃大米。他们吃的大米，就是那种不粘的大米——一粒儿一粒的，互不黏连，是独立守神的大米。他们也在里面加香料。土耳其的一些朋友，米饭里边有时候还要加那种比较贵的藏红花，这些都是辛温的。这样吃大米的话，保证你不会胃酸。

梁冬：印度人会在米饭里加上咖喱，咖喱其实是各种香料粉磨在一起的。

徐文兵：到印度闻那咖喱味，真让你受不了。天气又热。

梁冬：人家到中国，还觉得没咖喱味受不了呢！

▶ 一方水土养成了你这种消化食物的功能状态，突然变换水土，你就会适应不了。

水 土相服需要时间。

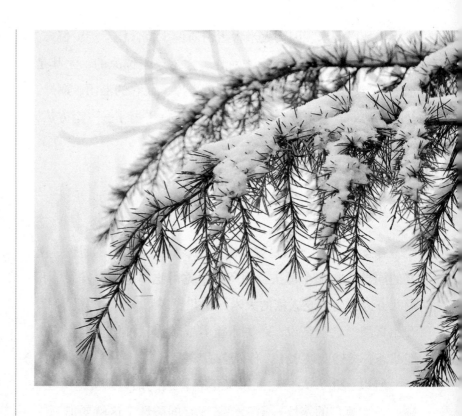

▶ 把大米饭过一下油，一炒，这时候你吃了就不会胃酸。

徐文兵：实在加不了香料，你就吃炒米饭。把大米饭过一下油，一炒，这时候你吃了就不会胃酸。所以，北方人想适应南方的生活，服水土得服一阵儿，南方人到北方也一样。

吃什么并不重要，怎么嚼怎么咽却很重要

梁冬：有些时候我觉得在北方生活时间长了以后，晚上应该经常吃点馒头，现在我几乎很少见到大家晚上在家里面吃饭的时候吃馒头下菜的，是吧？

徐文兵：因为米饭容易做嘛。我后来觉得，你别从化学成分上研究食物，吃饭这个动作就会直接影响到你的消化。

梁冬：此话怎讲？

徐文兵：你吃馒头嚼得多，还是吃米饭嚼得多？

梁冬：馒头嚼得多一点儿。

徐文兵：因为米饭本身就是颗粒。扒拉扒拉一放嘴里，一搅和就咽了，馒头你得细嚼。我突然发现，吃惯米饭的人，省略了这个咀嚼的功能以后，吃进东西就不好消化。我小时候吃馒头，啪一下把馒头拍扁了再吃。我的同学就说，"你要吃饼呀？"

馒头是虚囊的，一口咬下去，就会把嘴闪一下。把馒头拍扁，好像有种踏实、有着落的感觉。所以吃饭嚼多少下，嚼不嚼，都会影响到你的消化。现在人吃饭，都跟喂猪一样，呼噜呼噜就吃进去了。

对于这个嚼，我们说要细嚼慢咽。其实，吃什么并不重要，怎么嚼怎么咽却很重要。

梁冬：以前我们在学校读书的时候，有些西藏的朋友吃馒头，都拿在手上捏一捏，捏很紧了以后才吃。

徐文兵：现在，有些地方能种两季稻，甚至三季稻，但是，土地的营养就那么多，真正种这么几季稻出来的大米，口感、营养都比较差。

梁冬：所以，小孩子不要发育太早。一下子发育成熟了，吸收天地能量的时间就不够了。

徐文兵：光追求亩产量，不重视产出的种子的质量，我觉得也是个不好的趋势。

◀ 对于这个嚼，我们说要细嚼慢咽。其实，吃什么并不重要，怎么嚼怎么咽却很重要。

8. "其应四时，上为太白星"

金星的变化会影响到人的肺、大肠、皮毛等功能

梁冬："其应四时，上为太白星"什么意思？

徐文兵："太白金星"太有名了。为什么有名？咱们都知道《大闹天宫》里，太白金星奉玉帝之旨，下凡招安孙悟空，封孙悟空当了个"弼马温"。

梁冬：所以，太白星就是金星。

徐文兵：对。金星的变化运行会影响到人的肺、大肠、皮毛的功能，甚至会影响到水稻的产量。

梁冬：就是说，从中医的五运六气来讲，金气太过，水稻收成就好吗？

徐文兵：金气太过，稻子就会好，麦子就会差。这是我们的推论，对不对呢，大家可以去实践。

▶ 金星的变化运行会影响到人的肺、大肠、皮毛的功能，甚至会影响到水稻的产量。

146

9. "是以知病之在皮毛也"

人的肺系统有问题，就会反映在皮和毛上

梁冬："是以知病之在皮毛也"是什么意思呢？

徐文兵：前面，我们说过"脾胃病在肉"。"肺主皮毛"——人的肺系统出了疾病，就会反映在皮和毛上。

梁冬：这个毛，特指什么毛？

徐文兵：我个人理解，包括所有的毛，还有发。狭义的理解，就是指人的汗毛。"皮之不存，毛将焉附"，如果肺出问题了，表现在体毛上，就是人会脱发，还包括一些腋毛、阴毛，都会脱落。

梁冬：有些女子就是"白虎星"，说的是不是这个？

徐文兵：不是，那是天生的。有种叫"席汉氏病"的，就是女性产后流失大量的血液，伤到了精气，就会出现阴毛、腋毛脱落，卵巢萎缩，这是一种病。

梁冬：有一些人的腋毛长得不多，是不是不健康呀？

徐文兵：腋毛不多，一个是肺的问题，另一个是心的问题。我看到有些人乱服发汗药——阿斯匹林，有人说，防止血栓形成，就整天吃阿斯匹林。

《伤寒论》中提到，人要发汗了，叫"遍身漐漐微似有汗者益佳,不可令如水流漓"。最好不要出太多汗，因为"汗为心之液"，你出汗太多，会伤到体液、伤到心、伤到肾。可是有些人老吃阿斯匹林，就会闹得腋毛开始变枯、变黄，最后

◀ "皮之不存，毛将焉附"，如果肺出问题了，表现在体毛上，就是人会脱发，还包括一些腋毛、阴毛，都会脱落。

◀ 腋毛不多，一个是肺的问题，另一个是心的问题。

全部脱落。

中医认为，所有的皮肤病，根儿都在肺上

▶ 中医认为，所有的皮肤病，根儿都在肺上。

徐文兵：中医认为，所有的皮肤病，根儿都在肺上。我最近调治了一例牛皮癣。这位牛皮癣患者来找我，我问他："你怎么知道我能调治牛皮癣？"

他说："徐大夫，我不是让您来治我病的。我是听您的广播说，人受了寒凉刺激以后会出现很多奇怪的病。"

我说："那你受什么刺激了？"

他说："我跟工厂的朋友们打赌，说我能洗冷水澡。结果有一天，我正冲热水澡的时候，来了一个家伙，弄了一盆冷水，哗啦就泼在了我背上……"

他在热的时候，忽然一下受了凉，当时一口气提起来就没放下去。二十多年后，他还有这个毛病，就是老吸半口气。

他问我："我是不是被激着了？"

我说："你肯定就是被激着了啊！"

既然知道这个病由，就是皮肤出的问题，肯定是"形寒饮冷"伤到了肺，然后出现这么个病。

当时，我没按皮肤病调治，就按他本身是热，突然受了冷来治疗，具体通过扎针的办法给他做调治。扎针以后，他觉得背热了，而且平常都不出汗，现在有点出汗了。经过慢慢调治，他原来特别厚的皮肤开始变薄了，这说明皮毛的功能开始恢复了，邪气在退。

▶ 看似是皮毛的小问题，其实从根儿上说是肺的问题。

所以，看似是皮毛的小问题，其实从根儿上说是肺的问题。肺的问题就表现在这位患者总是吸半口气——外面受刺激影响到他的呼吸功能，本来一呼一吸很正常，他老掐半口

气儿，老在那儿好像下不去。这就是影响到肺了。

人的呼吸就好像一个泵一样，不停地把体液输送到体表，如果这一功能被破坏了，末梢会出现病变。等一个人的肺恢复到正常工作的节奏以后，那些健康的营养液就能到达末梢。然后，那些污浊的废液也能被回收，这个人的皮肤就会变得光泽，恢复到正常。

梁冬：重庆的女娃子个个皮肤都很好，据说是因为吃辣椒吃的，有道理吗？

徐文兵：重庆是火炉，还是三条江的汇合之处，湿气很大的。如果在一个湿气不大的地方像重庆人一样吃辣椒，然后围着火锅流汗，那绝对要出问题。所以，一定要因时、因地、因人制宜。不能说人家吃辣椒，你也吃。人家吃了辣椒，皮肤光鲜；你吃了辣椒就会满嘴起泡，脸上还长包儿。

人的呼吸就好像一个泵一样，不停地把体液输送到体表，如果这一功能被破坏了，末梢会出现病变。

10. "其音商"

听发re音的歌曲能养肺

梁冬："其音商"就是"宫、商、角、徵、羽"的"商"。

徐文兵：是1、2、3、5、6的哪个？

梁冬：是re（2）。

徐文兵：中医经络上有很多穴位的命名，都跟"商"有关系。比如说，手太阴肺经有11个穴，就是起于中腑，从胸走到手，它的末端在我们手大拇指的内侧指甲的边角上。手太阴肺经的第11个穴叫"少商"。少商，好像是比"商"稍微低半个音阶，但还是"商"调。因为do、re、mi、fa、so、la、xi是七个音，我们才五个音，不够，所以有个"少商"。还有，手阳明大肠经有21个穴，它的第1个穴叫"商阳"。商阳在食指的指甲边上，是大肠经的第1个穴。这些穴位都跟"商"有关，跟肺有关，跟金有关，跟re这个调子有关。

▶ 手阳明大肠经有21个穴，这些穴位都跟"商"有关，跟肺有关，跟金有关，跟re这个调子有关。

11. "其数九"

如果你肺气弱，就多选用"四"和"九"的数字

梁冬："其数九"如何解释？

徐文兵："四"、"九"都跟肺有关。如果你肺气弱，就选"四"和"九"。

梁冬：每一个东西，真的是与全息宇宙统一，跟数字、音阶等都有关系。

徐文兵：关键是这些都是我们的先人"悟"到的，"智"是靠意识，有些东西是用意识解释不了，是靠"慧"解决的。

梁冬：我们前面讲到三和八有关系，现在看来四和九也有关系。

徐文兵："五"和"〇"、"五"和"十"、"六"和"一"都有关系。

◀ 每一个东西，真的是与全息宇宙统一，跟数字、音阶等都有关系。

12. "其臭腥"

腥味能提高、补益人的肺气

梁冬：什么是"其臭腥"？

徐文兵：什么味是腥的？鱼腥味。写《汤液经法》的那个真人、那个厨子，叫伊尹。伊尹做了一顿特别好吃的饭，汤王吃得很有滋味，便问伊尹："为什么你的饭做得那么好？"这一典故，《吕氏春秋》和《淮南子》里面都有记载。

伊尹认为，每种动物都有它特殊的味道——"食草者膻"，吃草的动物有膻味儿；"食肉者骚"；水生者，有腥味儿。所以，不光是鱼有腥味，水也有一种腥味。

那么，腥味怎么跟"金"联系起来呢？铁生锈以后味道是腥的。所以，腥味是一种金属的味道。同时，当你闻到这种腥味的时候，你就能意识到这种腥味能提高你的肺气，能补益你的肺气。大家经常说，追腥逐臭（chòu），可见腥是我们不可缺少的一种味道。

梁冬：你之所以要"追腥"，就是缺腥，需要腥这种气味。

徐文兵：到海边闻的海风的味道，就是腥味。

绝对不能用铁锅来煎药

徐文兵：因为味道会影响到人的脏腑的功能，所以中医

> 腥味怎么跟"金"联系起来呢？铁生锈以后味道是腥的。所以，腥味是一种金属的味道。

煎药的时候，特别讲究用器具，绝对不能用铁锅来煎药。如果你用铁锅煎药，就说明你在大夫开的药里边又加了一味补肺的药。如果这个药是补肺的倒罢了，如果正好是跟肺相反的——人家肝气弱，要补肝，你却拿铁锅煎药，就等于给人家弄了一副毒药，所以古代人煎药都是用陶瓷器皿。

陶瓷是土的，中性的，不偏不倚的。实在不行的话，穷人家用铜锅，铜锅的腥味儿不重，比较中和。皇室讲究用金锅银铲。同仁堂制作"安宫牛黄丸"用的就是金锅银铲。金本身有镇静和安神的作用。早期的"安宫牛黄丸"还用到金箔，就是把金子打成极细的箔，包裹在上面。现在用某种学科去研究，"这是无稽之谈"，"这根本不会有用"。但是中医认为，金属有重镇安神的效果，可以入药。

我调治过几个小儿夜啼患者。古代遇到这种情况，人们都是贴个纸条放到路边的电线杆子上，"天皇皇，地皇皇，我家有个夜哭郎，过路君子念三遍，一觉睡到天大亮。"借路上行人的念发个愿，然后让我们家孩子平安……这是古代"祝由科"的一个方法。

梁冬：祝由科在唐代的时候还是属于十三科，属于主流科目。现在都没落了，开慧的人越来越少。

徐文兵：真正调治小儿夜哭，就需要重镇安神。老百姓知道，在孩子枕头底下放点桃木，或者放把剪子什么的。

有个外国病人问我："你让我放把剪子在小儿枕下，我是不是应该拿块布包起来？"

我说："如果要放把刀，是不是还要带着个鞘？"这就是现代人的问题，他们不懂中医的玄妙之处。

调治小儿夜啼，有一个非常切实可行的办法，就是用金戒指。给患儿开点安神的药，比如说用些茯神、生龙骨、生

> ◀ 古代人煎药都是用陶瓷器皿。陶瓷是土的，中性的，不偏不倚的。

> ◀ 真正调治小儿夜哭，就需要重镇安神。老百姓知道，在孩子枕头底下放点桃木，或者放把剪子什么的。

牡蛎、菖蒲等，煎药的时候，把金戒指洗得干干净净的，放到锅里一起煮，那个效果与不放金戒指差很多，因为金子能起到重镇安神的作用。

金戒指能够令人镇静，钻石会让人更兴奋

梁冬： 要让女青年镇静下来，送个金戒指就可以。

徐文兵： 千万别送钻石。钻石是火中金啊，会让人家更兴奋。

中国古代讲究"金玉良缘"，一个是送金，一个是送玉，这是我们的传统，符合我们中国人的心性和体质。现代人都盲目西化——求婚就来个"钻"吧，其实那不就是一块碳吗？还不如送一堆铅笔算了！

梁冬： 理论上来说，真正奢侈的药房应该有五个锅，针对不同的药材分别熬药。

徐文兵： 以前老的药房，比如同仁堂，熬药的人拿的工资最高。为什么？很简单，不同的人泡出来的茶，味道完全不一样。不同的厨子炒出来的菜，味道也不一样。懂得煎药的人、用心煎药的人、用意煎药的人，煎出的药都不一样。所以，古代同仁堂的煎药工拿的工资是最高的，不像我们现在，随便用大锅一煮。

梁冬： 现代很多人煎中药都是用铁锅来煎，是吧？

徐文兵： 现在流行用煎药机。《伤寒论》中的方子用的药味少，但是用量特别大，煎出来以后，要分几次服。后来，用量变小了，一天煎一包，每天喝两顿或者三顿。

现代的煎药机则是把几副药放在一块儿煎，有它的方便之处，但这不好的地方在哪儿——先煎的怎么办？后煎的怎

▶ 懂得煎药的人、用心煎药的人、用意煎药的人，煎出的药都不一样。

么办？这就需要煎药的人不厌其烦地更换，把泡好的药煮上，把没煎的药先拿冷水泡上。

一味药能不能煎出疗效来，跟泡药时间长短有很大关系。好多人说，自己煎的药跟饮料似的，透亮、清淡，这药就是没泡！所以，先煎的，跟泡好的药一煎，然后快开锅前一两分钟把那后下的药放进去，后下的药味儿一出来，马上开锅出药，封药。

煎药必须得用心，就像泡茶、炒菜一样。煎药也是调治的一个过程。如果大夫给你开好药了，最好是找个砂锅泡药，先煎后下，在旁边静静地闻着药香。

人治病都是靠"服气"嘛——如果闻着药味儿可以把病治好，就没必要非得等苦汤子进口。大夫用心开方，病人用心煎药、服药，"两好"合"一好"，效果最好！

梁冬： 完成了一个和谐统一的过程，它是个互动的过程。

滋阴润肺，这样炖鱼、煲鸭汤补肺效果最好

徐文兵： 说一下"淡水鱼对肺的作用"。淡水鱼有鱼腥味，它的气味既然对肺有影响，能够增强肺的功能，它的肉同样也有类似的作用。

通过临床观察到，有一种皮肤病叫"鱼鳞病"，就是皮肤开裂，最后，那些裂的口子一个个都能见到血丝儿。这种鱼鳞病怎么调治？首先给患者炖鱼吃，让他喝鱼汤，但是别吃鱼肉。或者将鱼肉、鱼汤放一段时间，出肉皮冻后，吃那个皮冻。但是真正做这种鱼，拿鱼鳞也可以做肉皮冻。

南方有一种鱼叫石鱼，是带着鳞吃的，但有那么细腻的鳞的鱼不多。我们就用普通的鲤鱼、鲫鱼、草鱼，把鳞刮下

▶ 人治病都是靠"服气"嘛——如果闻着药味儿可以把病治好，就没必要非得等苦汤子进口。大夫用心开方，病人用心煎药、服药，"两好"合"一好"，效果最好！

来，先洗后蒸，蒸完了以后出来的肉冻就能调治鱼鳞病。

现在很多人说："我这个病是遗传、是什么基因问题，所以好不了。"遗传是因，有因不见得有果，遗传病不见得不能治。所以，我们一般用鱼的鳞、鱼的肉、鱼的汤，起到滋阴、润肺的作用。

飞禽中，鸭子是比较腥的，因为鸭子是水禽。鸭子、鹅，都比较腥，而且鸭蛋、鹅蛋最腥，只能腌咸蛋吃。如果要像炒鸡蛋一样炒鸭蛋、鹅蛋，里面必须要放黄酒，或者放白胡椒面儿。否则，炒出来有很大的腥味，一般人受不了。反过来讲，鸭肉的滋阴润肺的功效特别好。煲个老鸭汤，再放点虫草，正好用来调治肺的阴液不足、干咳、皮肤干燥、毛发脱落。

▶ 煲个老鸭汤，再放点虫草，正好用来调治肺的阴液不足、干咳、皮肤干燥、毛发脱落。

洗头、洗澡方法不当也会招病

梁冬：前面讲到"西方白色，入通于肺"。话题讲完了。有什么要补充的吗？

徐文兵：我们讲到"皮毛"的时候，说到洗澡的问题。我提了一下，我不赞成人经常洗澡。洗澡有两个说法：一个叫"沐"，一个叫"浴"。

梁冬：这两个有什么区别呢？

徐文兵："沐"单指洗头发。古代有一个典故，说周公"一沐三握发"。就是说，他在洗头的过程中，不断地有人来拜访他，他当时正在招贤纳士，要处理国家的事儿，就只好不断地把头发先握起来，或者是包住，然后出去见客人，回头再洗。

周公还有个典故叫"一饭三吐哺"，就是说，在周公吃饭过程中，又有人来了要找他处理国事，他就吃了半截儿，饭在嘴里还没咽下去，只好先吐到碗里，办完事儿回来接着吃。后来，曹操写"对酒当歌，人生几何"的时候，提到"周公吐哺，天下归心"。意思是说他和周公一样勤奋，为皇帝办事不辞劳苦，兢兢业业。

现在有很多人洗头不当，以致得病。我前面说过，女性来月经的时候，洗头方式不当能把月经激回去、闭回去。比如，用凉水洗头，或者是用热水洗了头，没吹干就睡了，睡了以后还做恶梦，第二天身体就有变化，这叫招病。

▶ 女性来月经的时候，洗头方式不当能把月经激回去、闭回去。

有一个长期找我看病的人，是严重的失眠加荨麻疹。他有三十多岁，担任厅局级干部，工作压力大，荨麻疹反反复复不好。但是在我的调理下，他的睡眠改善了，荨麻疹也减轻了。后来，这个人又得到提拔，工作又上了一个台阶。但是他又落下一个毛病——脖子不能向左转，一转就天旋地转开始晕。

人得病以后，就开始找同类，他发现身边这些中高层干部不少人也有类似问题。他有一个朋友是大老板，有辆挺好的车，但是不能开。因为他不能往右转，开车不能右转弯。到医院检查，大夫说，内耳（耳朵里面有个掌握平衡的内耳系统）充血、水肿的时候，人就是晕的。

这位患者每次到我那儿调治后，睡着了，不晕了，过一段时间又犯了。后来，他夫人陪他一起来看病。

他夫人说："徐大夫，我听你这节目快一年了，但是我老公有一个恶习，到现在都不改。"

我说："什么恶习呀？"

他老公每次出门都是衣着笔挺、皮鞋锃亮，是特别注意仪表的一个人。他有一个习惯就是：不论春夏秋冬，每天早晨出门前都洗头，然后打发胶，不等头发干就出门，因为有专车接送。他夫人对他说："你头发还湿着呢，就这么出去？"

"没事儿，有车呢。"他回答。

我认为，这位患者的荨麻疹，还有眩晕的病根儿，就是洗头方式不当造成的。头发一湿，然后被风一吹，虚邪贼风夹着湿气就进去了，进去以后这人就肿。

人跟鸭子不一样，不要天天洗头

徐文兵：大家可以洗头，但是不要天天洗，为什么呢？人跟鸭子不一样，鸭子是水禽。鸭子浮在水上没事儿的时候，它老拿嘴往后叼，然后在身上啄来啄去，因为它尾巴那儿有个分泌油脂的腺，叫皮脂腺。它用"喙"——鸭子嘴把油脂挤出来，然后均匀地涂抹到羽毛上。这时候它在水里面就不沾水，水就对它没有伤害。鸡就没有这种功能。所以，鸡进到水里面，就成了落汤鸡。

人本来皮肤上有油脂，头发上有油脂，也有一种自我保护的作用。然而，现在的人们洗一遍头不够，还得拿热水，还得用香波，香波不行再打肥皂……把自己那点油脂全洗没了。洗没了以后，人体就没有了保护。所以，老洗头发的人，先伤头发，再伤皮肤，最后自己的防线就会被攻破。

喝酒、洗澡、房事后，人的气会往外散

徐文兵："浴"在古代就是洗身子了，也有人解释为洗脸。我感觉日常生活中有几个事儿是散气的。第一个是喝完酒以后，我能明显感觉到自己的气在往出冒、在散气。为什

▶ 现在的人们洗一遍头不够，还得拿热水，还得用香波，香波不行再打肥皂……把自己那点油脂全洗没了。洗没了以后，人体就没有了保护。

么喝完酒以后，人在冰天雪地中也不怕冷？因为里面的气在往外散。第二个就是洗完澡以后，气是往外散的。怎么发现的呢？有时候，我出了一身汗，先洗个澡，再去站桩。然后，就发现自己特别困，神凝不住，收不回来。平常没事儿，一站桩、一入定，很快就会感觉全身发热，因为气脉在流通。后来，我专门请教过我的形意拳老师——马世琦老师。

马老师说："你也有体会呀？我忘了跟你说了，洗完澡以后不能站桩！"

梁冬：这都是属于秘传，最后的时候才告诉你一点小秘诀！

徐文兵：真传一句话。洗完澡后，这会儿气是散的。还有一种气散——房事以后，气是散的。这和我们前面讲的"聚精会神"、"独立守神"，正好相反。房事之后人本来就魂不守舍、魂飞魄散，然后还去不停地洗澡，很容易招病。

所以，洗澡不当会影响你的身体健康。人体设计了一套防线，挺好。但是很多人一洗澡，往往搓揉一两个小时，恨不得把自己那层皮搓烂了，这有点强迫症了。

梁冬：如果有一个人喝完酒，洗完桑拿，再入房，"砰""砰""砰"连追三枪……

徐文兵："神"了。

梁冬：我有一个小小的体会，很多年前，有一次，人家带我去那种北京的老澡堂子去洗澡。结果，他用那种搓澡巾给我搓身，搓出来的泥都够捏一个泥人了。那次洗完澡之后，我感冒了好几天。

徐文兵：你以为那是泥吗？其实是你脱落下来的皮屑，还有一些刚刚生长出来的小的细胞，都给你搓下来了。所以，搓澡要谨慎，不是应该老干的事儿。

> 房事之后人本来就魂不守舍、魂飞魄散，然后还去不停地洗澡，很容易招病。

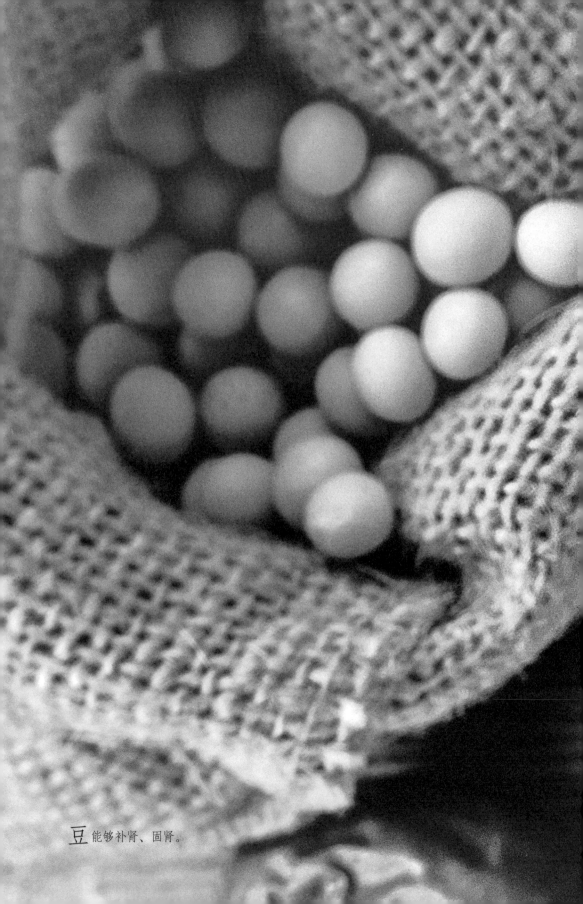

豆 能够补肾、固肾。

第十一章
人的肾是与北方、黑色和谐共振的

- 北方、黑色正好对应沉静、内敛，含而不露的肾
- 人的两阴是与肾相通的
- 肾系统的精华藏在肾脏，发病多在身体小块肌肉的接缝处
- 咸味能润肾
- 肾是属水的
- 补脑髓最好的肉是猪肉
- 豆能够补肾、固肾
- 水星的变化会影响到人的肾功能
- 骨头的病都要从肾上去调治
- 多听la音，多用"六"和"一"的数字对肾水不足的人好
- 调治肾病用腐药

经文：

北方黑色，入通于肾，开窍于二阴，藏精于肾。故病在骺（xī）。其味咸，其类水。其畜彘（zhì）。其谷豆。其应四时，上为辰星。是以知病之在骨也。其音羽。其数六。其臭腐。

1. "北方黑色，入通于肾"

北方、黑色正好对应沉静、内敛，含而不露的肾

梁冬："北方黑色，入通于肾"什么意思？

徐文兵："北方"就是我们北半球的北方。

梁冬：那南半球的北方又是怎么处理呢？

徐文兵：如果你到南半球，到澳大利亚、南非以后，五行正好是相反的，越往北越热，越往南极越冷。

我们中国处在北半球，以黄河、长江为界，越往北走越冷、越寒。

黑色还有好多其他的名字——"皂"，穿青挂皂；"玄"，玄铁，就是说，黑到了极致，黑到了极处；"乌"，乌云蔽日。这些都是黑色，正好对应了北方的方位，对应了我们五脏中沉静的、内敛的，含而不露的脏——肾。

前面我们说到肺，中医用很多入肺经的药都是白色的。比如山药，又叫"薯蓣"，它可以补肺气。

现在很多人都知道喝山药薏米粥。其实，那个粥最好在立秋，气候干燥以后补肺的时候喝。我们经常吃的梨，北京有著名的京白梨，甜甜的、酸酸的，能够补肺。还有我们经常用的贝母，它是古代调治肺里面有空洞、有破损的最好的药。调治肺部虚损也可以用贝母。贝母有两种，一种是川贝，个头比较小，价钱比较贵；还有一种叫浙贝，浙江出产的贝

◀ 黑色，正好对应了北方的方位，对应了我们五脏中沉静的、内敛的，含而不露的脏——肾。

163

母，又叫大贝母，或者叫象贝，也是白色的。

最厉害的一味补肺药，叫白芨。糊窗纸来不及打浆糊的话，就到中药店抓白芨，然后碾成末儿，拿开水一浇，就是一盆稠稠的浆糊。它补肺的效果特别好。还有一味中药，叫"续断"。

梁冬：续断有什么用呢？

徐文兵：腿骨折了、断了，加这味药，叫续断。

梁冬：前面讲到白色"入通于肺"，黑色肯定就"入通于肾"了？

徐文兵：你会观察到一些颜色偏黑的，或者看起来乌黑锃亮的那种东西，都会跟肾有一种共振的频率。比如，何首乌、黑木耳、黑豆和黑芝麻。

还有最黑的一味入肾的药叫地黄。它出产的时候是黄色的，但是经过炮制以后变成黑色了，叫熟地，也叫地髓。

梁冬：就是传说中的"六味地黄丸"。

▶ 你会观察到一些颜色偏黑的，或者看起来乌黑锃亮的那种东西，都会跟肾有一种共振的频率。比如，何首乌、黑木耳、黑豆和黑芝麻。

2. "开窍于二阴"

人的两阴是与肾相通的

梁冬："北方黑色，入通于肾，开窍于二阴"。这有什么说法吗？

徐文兵：人一共有九窍，头颅上边有七个窟窿眼儿。我们说，这人七窍流血，是能看得见的。但人还有两窍，中医含蓄的说法叫前后二阴，因为它藏在阴部，比较隐、比较藏，不露在外面。但两个窍是控制大小便的，主管它们的脏腑叫肾，因为"肾主封藏"。人到快死了，大小便就会失禁。

梁冬：有些时候，我跟人谈事儿，有些人一会儿起来上回厕所，一会儿又去上厕所。一看，这哥们儿应该吃点黑木耳，马上点两个黑木耳吃，以示赞助。

徐文兵：什么叫"看人下菜"？高手给人点菜，都是看今儿什么季节，我们在哪儿，你什么体质，别上来就点"你这儿什么菜最贵，来一盘"，穷得只剩下钱了！

梁冬：什么叫"开窍于二阴"？

徐文兵："脏"是藏在里面，含而不露的。但是它有一个Window，向外开放，你可以通过窥视这个Window或者检查这个窗户，来了解它内在的变化。

中医反对把人开膛破肚打开看，为什么呢？第一，"身体发肤，受之父母"，不要毁伤。第二，你打开看又怎么样？你看到的永远是那个"像"，至于谁让它长的肿瘤？谁给它提供

> ◀ 什么叫"看人下菜"？高手给人点菜，都是看今儿什么季节，我们在哪儿，你什么体质，别上来就点"你这儿什么菜最贵，来一盘"，穷得只剩下钱了！

窥
一
斑
而
见
全
豹
。

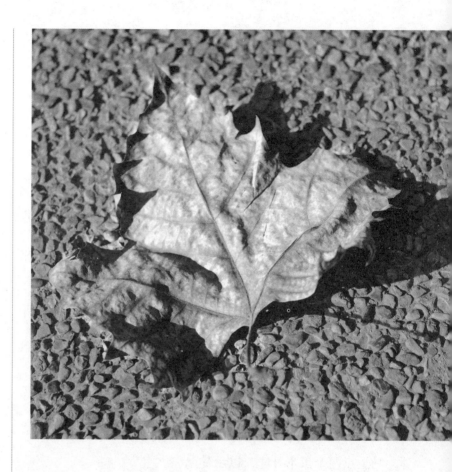

的能量？谁给它提供这种支持？背后那种无形的东西，你看得见吗？与其那样，还不如不打开。但是通过一些窍道，你可以窥见，"窥一斑而见全豹"。

也就是说，当人的大小便出现问题的时候，你除了要考虑跟它紧密相联的膀胱、直肠，或者是大肠以外，还要想到总负责的肾。所以，很多人在漏，什么叫漏？不停地撒尿，或者不停地拉肚子。这种漏，就不是大肠的问题了，你跟大肠较劲，也解决不了它根本的问题。

▶ 当人的大小便出现问题的时候，你除了要考虑跟它紧密相联的膀胱、直肠，或者是大肠以外，还要想到总负责的肾。

3. "藏精于肾。故病在谿"

肾系统的精华藏在肾臟，发病多在身体小块肌肉的接缝处

梁冬："藏精于肾，故病在谿（xī）"。

徐文兵：肾臟出现问题以后，它会表现在一些对应的穴位上，而这些穴位处于小块肌肉的接缝处。《黄帝内经》中有一句话，叫"肉之大会名曰谷"，这一般都是对应脾胃的穴位，就是大块肌肉的接缝儿。

我们上次说，看一个人肌肉有没有萎缩，脾胃有没有毛病，就把大拇指、食指一夹，合谷穴这儿就会拱起一块肉，叫"肉之大会名曰谷"。

什么是"肉之小会名曰谿"，"谿"的简体版是三点水，一个姓奚的"奚"。人体上面最著名的一个"谿"叫"太谿"，它在脚踝，脚的内踝高点与跟腱的中间那个位置。穴叫太谿。太谿那儿没肉，它是跟腱，筋膜。你要在太谿扎根针，穿过去，对面就是昆仑。

我们经常说，把一个人的武功废了，怎么废呀？就把他那个脚筋挑了。把那儿一挑，这个力就发不出来了，这个力就断了。"力由足起，气由脊发"，这个力就断了。没有力，哪有气？刘翔跑步拉伤的就是这个地方。"谿"——肌腱、筋膜，还有它那个小的肌腱、筋膜的接缝处，它那儿肉不多，但是受劲、受力比较大。

◀ 肾臟出现问题以后，它会表现在一些对应的穴位上，而这些穴位处于小块肌肉的接缝处。

还有一个"谿"，叫"后谿"。后谿是小肠经的第三个穴。它在我们的小拇指前面，就是掌指关节的前面；离指尖很近的那个穴，是小肠经的第二个穴，叫"前谷"，它的后面，叫"后谿"。后谿属于小肠经的穴，但是它通督脉。所以，很多人有颈肩问题要在小肠经上找，因为小肠经过肩胛骨，过脖子。还有，腰背的问题要在督脉上找，因为督脉整个贯穿人的正中间。

▶ 很多人有颈肩问题要在小肠经上找，因为小肠经过肩胛骨，过脖子。还有，腰背的问题要在督脉上找，因为督脉整个贯穿人的正中间。后谿是通督脉的，所以这个穴一扎，能够解决很多腰背疼的问题。

后谿是通督脉的，所以这个穴一扎，能够解决很多腰背疼的问题。因为腰背疼表现在很多叫"谿"的接缝处。

所以，检查肾有没有问题，第一件事，就是按太谿。看太谿和昆仑，一捏，薄如蝉翼——您老人家虚得快崩溃了！

梁冬：一个朋友告诉我，他观察一个女孩子，好不好看、优不优雅，主要看小腿下面跟脚跟关节那一块。有些女孩子很宽，就不优雅，有的女孩子很窄，就显得优雅。其实那块儿很窄是肾虚的表现，是吧？

徐文兵：消耗过度，要么就是先天不足。你说的也有道理，因为在消耗中才磨练出那种优雅。要娶媳妇的话，还得娶一个厚一点儿的。

梁冬："故病在谿"，"谿"指四肢上肘、腋、膝、胯处的大关节，对吗？

徐文兵：《黄帝内经》这本书就跟《红楼梦》一样，一本书养了几千几万人——都在那儿说《红楼梦》，挤兑《红楼梦》，我也是其中一家。众说纷纭，莫衷一是。可以根据你的理解去选一个你认为是对的。

梁冬：读书就应该如此，否则，多无趣啊！

4. "其味咸"

咸味能润肾

梁冬: "其味咸",怎么看这个"咸"?

徐文兵: 咸能润肾。学《黄帝内经》,你把里面所有味道与五臓的对应归结起来,就会发现其中有很多比较乱、而且互相矛盾的地方。有的说这个入心,有的说那个入肾。后来,我们又学了一个传承叫《汤液经法》,是厨子伊尹写的。有的网友给我留言,你管人叫"厨子"是不是有点不尊重?我说,这叫"仁者见仁,智者见智"。我本身不当大夫,就想当个厨子。厨"子(zǐ)"的发音与孔"子(zǐ)"、孟"子(zǐ)"类似,我将来想做个厨子(zǐ)。我想成为的人,你说我不尊重吗?

伊尹对味道的把握比较好。任何一个臓,一般都有两三个味道对它起作用,绝对不是一对一的。酸可以入肝,酸还入肺——望梅还能止渴嘛!

"咸"能润肾。肾如果封藏太过,就会产生结石,肾里边产生肿瘤或者是癌症的时候,就好像要推动一块粘连在一个地方的大石头,你加点咸,就能推动它,就像加了润滑油一样。苦味药能坚肾,能把肾固住。也就是说,如果得了肾结石,或者肾生了肿瘤,你就要少吃苦,多吃点咸的药,润一下。《黄帝内经》有一句话,叫"肾苦燥,急食咸以润之"。

梁冬: 如果这样的话,把黑小豆拿盐水泡过吃,会不会

◀ 如果得了肾结石,或者肾生了肿瘤,你就要少吃苦,多吃点咸的药,润一下。

169

万
物
调
和
，
方
能
达
到
好
的
效
果
。

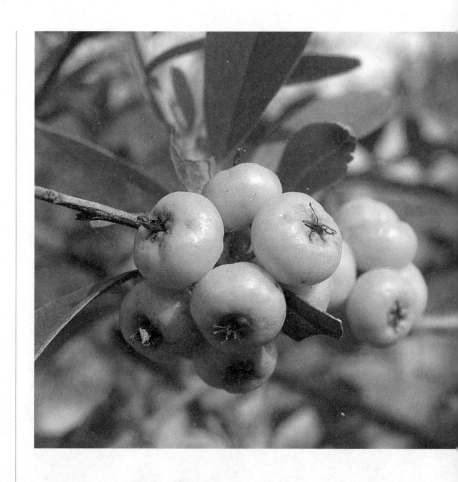

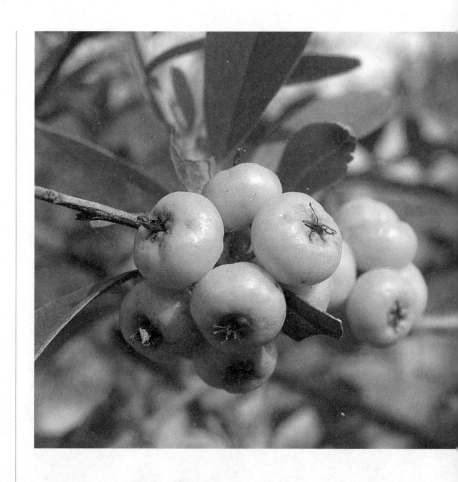 有道菜叫"豆豉鲮鱼油麦菜"，古人早就发现，老吃豆子会吃出肾闭藏太过。怎么办？反佐一下，加点咸。

很补肾呢？

徐文兵： 你说得太对了！古代人吃黑小豆这些豆类的，都得加点盐。最典型的叫"豆豉"。豆豉就是黑的，味道是咸的。有道菜叫"豆豉鲮鱼油麦菜"，古人早就发现，老吃豆子会吃出肾闭藏太过。怎么办？反佐一下，加点咸。

5．"其类水"

肾是属水的

梁冬："其类水"，怎么解读肾和水之间的这种关系？

徐文兵：肝，"其类草木"；心，"其类火"；脾，"其类土"；肺，"其类金"；肾，"其类水"。当然，这个"水"不是地上的水。"黄河之水天上来"——肾的水是从"天上"降下来的。所以，有个地方叫"天水"——"天一生水，地六成之"，说的就是这儿。

为什么"水"对应黑呢？地球上有生命，就是因为"地气蒸腾为云，天气下降为雨"。一番云雨过后，才孕育出生命。

梁冬：人间也是如此嘛。

徐文兵：下雨的时候云是黑色的乌云——黑云压城城欲摧。乌云下的水是诞生生命的水。大海里的水是咸的，你在那儿游，能把你渴死。但是，这时候天降大雨，赶紧舀一瓢，一喝，就是淡水。

◀ 地球上有生命，就是因为"地气蒸腾为云，天气下降为雨"。一番云雨过后，才孕育出生命。

"元""首"两字有什么区别

我们身体里边最高处是头颅，头颅又叫首级、元首。人们经常说"国家元首"，我说，"是国家元，还是国家首？""元"和"首"有什么区别？我们用数字来表述一下。

"首"应该用"一"，排行榜位居首位；"元"是零、玄，是看不见的。"首"是你的头，又叫脑袋——装脑的一个袋子，只不过它硬了点儿；"元"就是你的脑髓。

梁冬："无极生太极"嘛！

徐文兵：我们的水在哪儿？举个例子，塔楼里面有个水箱，水箱在楼层最高处。"水箱"就相当于我们的脑袋。脑袋里面装的全是脑髓，脑髓就是我们的"天水"，它慢慢沿着脊髓往下渗，然后再渗到我们的四肢、骨骼，变成骨髓，这就是我们的"水"，本元的水。

梁冬：那这里能装新东西吗？

徐文兵：女性在28岁之前，是递增：不断地补益精髓，吃五谷，化成精髓，渗到骨空里面；28岁以后，还在补充，但是用得多，补得少。男性的分界点是32岁。你之前在补，慢慢就在漏、最后全漏干。漏干后大脑萎缩、脊髓空洞，就是"水"干了。这个水，可不是说你拿一瓢冷水，或者喝一杯冰红茶就能补上去的。那么，你想补益脑髓，吃什么最好呢？《黄帝内经》接着就说了……

▶ 女性在28岁之前，是递增：不断地补益精髓，吃五谷，化成精髓，渗到骨空里面。28岁以后，还在补充，但是用得多，补得少。

6. "其畜彘"

补脑髓最好的肉是猪肉

梁冬："其畜彘"是什么意思呢？

徐文兵：彘就是猪肉。

梁冬：猪肉是补脑髓的吧？

徐文兵：没错，关于猪肉有个特别著名的故事。毛主席写东西太多，很操心，劳神太厉害，需要补补脑子，这时他会马上叫厨师做一碗"红烧肉"——"毛氏红烧肉"。毛主席是伟人，大哲学家。他为什么那么倡导中医？因为中医药是伟大的宝库，应该加以发掘、提高。毛主席举手一挥，"西学中"，让一帮西医来学中医。

梁冬：现在都是"中"学"西"了。

徐文兵：现在都不是学习，而是叛习，全叛变了。毛主席的有些想法与《黄帝内经》的思想很相似。他的保健医生写过一本书，描述了给他看病的过程。保健医发现毛主席牙龈感染了，白细胞有点高，然后，就给他用抗菌素，建议他要漱口、刷牙。毛主席就来了一句："老虎从不刷牙，为什么它的牙不会掉？"

梁冬：这个问题问得太好了，答案是什么呢？

徐文兵：大自然天造地化，给人和动物都设计好了一套系统，我们叫"自愈"——自我修复、自我康复这套系统，本身就有，只不过我们人为地把它搞得退化了。退化以后，

◀ 大自然天造地化，给人和动物都设计好了一套系统，我们叫"自愈"——自我修复、自我康复这套系统，本身就有，只不过我们人为地把它搞得退化了。

173

你不去想办法修复本身就有的系统，却急于借助外力。

古代都是用盐水漱口，古代还有竹盐，竹子是苦的，盐水是咸的，正好是一个搭配。

漱口远比刷牙效果要好。刷牙和剔牙有什么缺点呢？有人特狠，把自己的牙能刷出沟槽来。还有人剔牙，把牙缝剔得特别宽。现在人用牙线，这是在一条错误道路和错误方向上做了一点对的事儿。

毛主席说老虎不刷牙，其实老虎的唾液腐蚀性特别强。我们吃个馒头，能吃出甜味，充其量就是把植物蛋白给化了一下。老虎的唾液很厉害，能够把吃进去的生肉消化掉。它的自洁系统没有得到异化，还保存了一种天真。

另外，毛主席支持中医还有一个很大的原因。就是毛主席在延安的时候，住的窑洞有点潮，再加上他常年征战，关节就有点风湿。延安当地有个著名人物叫李鼎铭先生，是一位特别好的中医，他给毛主席做针灸、开中药，调治以后，毛主席的风湿关节炎完全好了。所以，毛主席对中医有特别好的印象，要大力发展中医。最著名的典故就是毛主席说，"脑子累了，吃碗红烧肉"。他能感觉到，吃完这个猪肉以后，对肾精的补益效果非常好。

古代对猪有几种叫法：一个叫"彘"。这个比较有名，就是在"鸿门宴"上，项羽招待刘邦、张良，范增屡屡举起自己的那个玉玦，示意项羽把刘邦宰了。项羽没宰刘邦有一个原因，就是后来樊哙进来了，当时，樊哙的表现特威猛。项羽赐给他一块生猪肉——彘肩（翻译成现代话叫猪肘子）。樊哙接过来以后，就放在自己的盾牌上，"咔、咔、咔"一切，生吃。项羽本身是一个武夫，是个莽汉。"同气相求"，他就欣赏这种生猛的人，所以樊哙的表现——生吃猪肉，多多少

▶ 古代都是用盐水漱口，古代还有竹盐，竹子是苦的，盐水是咸的，正好是一个搭配。

少削弱了项羽杀刘邦的心。

猪还有一种称谓叫"豚"。豚和猪有什么区别呢？唐宋的时候，家养的猪叫"豚"，野猪叫"猪"。野猪的肉味特别香，特别冲。家猪的肉就比较柴。

阳气不足的男子吃猪脑容易阳痿

梁冬：猪肉怎样做最好吃？

徐文兵：这要根据人的体质来看。猪本身是水性，肉很嫩。在大部分的肉类中，比如，羊肉、鸡肉、牛肉、驴肉、马肉里面，猪肉最嫩。为什么说猪肉"水性杨花"呢？，因为它百搭——跟所有的菜都能配。

自个儿没个性，嫁给谁就是谁的老婆，这是一种非常好的品格。"水利万物而不争"，不显摆自己。不像羊肉，一炒盘羊肉，膻味马上就出来了；切盘牛肉，马上卡牙缝，纤维的粗糙劲儿就出来了。猪肉是最随和的。

什么叫随和？逆来顺受，它跟所有的菜都能配上。四川人把猪肉做到极致——川菜把猪肉做绝了。

要想发挥猪肉滋阴的效果，可以炖。如果说，你想中和一下它的阴性、寒性，不想自己吃得跟猪一样胖，那就烧，或者是在里面多加点佐料。能提高猪肉鲜味的最好的佐料是八角茴香，也叫大料。大料是提升猪肉鲜美味道最好的佐料，能反佐猪肉的寒性。但是，如果炖羊肉的时候放大料，那就是巨蠢。你如果放大料进去，羊肉的鲜味就没了。想衬托羊肉的鲜美香味，一个是放葱，另一个是放姜，再一个就是放小茴香、放孜然。

梁冬：好吃的羊肉是拿清水煮的。

◀ 要想发挥猪肉滋阴的效果，可以炖。如果说，你想中和一下它的阴性、寒性，不想自己吃得跟猪一样胖，那就烧，或者是在里面多加点佐料。

▶ 猪肉里边最寒的部位是猪脑子，天水。猪脑子凉到什么程度？它能把阳气不足的男人弄成阳痿。

徐文兵：清水煮也行，加点盐就可以了。猪肉里边最寒的部位是猪脑子，天水。猪脑子凉到什么程度？它能把阳气不足的男人弄成阳痿。

梁冬：我以前高考的时候，隔壁的阿姨说，你要补补脑油，她便拿猪脑和鱼脑炖起来给我吃。

徐文兵：你那会儿多大？

梁冬：十八九岁。

徐文兵："相貌堂堂真男子，未亲女色少年郎"，那会儿阳气足，能把它化掉补你的脑子。如果人到中年了，还出去吃火锅，然后涮几片猪脑子，回去以后就起不来了。但相反来讲，如果碰到一个阴虚火旺的人——阴液极端不足的人，整天手心、脚心烧，然后心烦，盗汗，容易"哄"一下子就热起来，然后无故发脾气——更年期。这种人就需要滋阴。

中医里边有个方子叫"大补阴煎"。大补阴煎里面有知母、黄柏，这副中药里边，主药是猪脊髓——猪腔骨里边的脊髓，功效仅次于猪脑子。所以，一般用草木的药滋阴没有效果的时候，就用这个。

吃排骨前掂量一下自己的阳气

徐文兵：有人爱吃腔骨，有人爱吃排骨。吃排骨的人要掂量一下自己的阳气。

梁冬：排骨是很寒的，对不对？

徐文兵：排骨比起腔骨来，不寒，因为它里面没有脊髓。腔骨是猪的脊椎骨，是带脊髓的。羊蝎子的脊髓比猪的腔骨要好一点，它是热的。而且，羊本身就是热的。

梁冬：前些年，北京特别流行吃羊蝎子。

徐文兵：羊蝎子特别热。我们再说猪肉，吃猪肉有讲究。比如有的人爱吃猪头肉。吃猪头肉有个讲究：第一是要加蒜泥，或者加大瓣蒜；第二，吃猪头肉的时候，一定要喝"二锅头"。

梁冬：猪头肉到底是指哪一块肉呢？

徐文兵：古代祭祀要用"三牲"：牛头、猪头、羊头。这是最高级别的祭祀。祭祀完神，神一看，你们的诚意到了，心领了。然后，人们把猪头、羊头、牛头拿回去，就可以吃了。吃猪头肉的习俗是从这儿来的——把祭祀品放冷了剔下肉来做成凉菜，下酒非常好。

吃猪头肉一定要下酒。如果你喝着凉啤酒，还吃猪头肉，那就叫作"病"——有的人在做事儿，有的人在做人，有的人在作病。

"祭孔"的礼仪虽说比不上祭天那么隆重，但是也得用猪头。有的时候会用点腊肉。祭孔不用豆腐，因为豆腐是淮南王刘安发明的，是道家传承。道家历来看不起儒家，认为这帮人玩形式主义，玩虚的，违背自然。所以，祭孔都不用豆腐，但一定要用猪肉。祭完孔子以后，"分而食之"。所以儒生们又被称为"吃冷猪肉的"。或者人们挤兑那些假模假式的"腐儒"时，就叫他们为"吃冷猪肉的"。

《老残游记》里边有很多情节，都是对这些人的讥讽和挖苦。我们在临床上看到很多人得了阴寒内盛疾病，这些人居住在内陆，很少有机会接触海鲜，所以，他们的疾病一般都是吃猪肉不当造成的。

梁冬：吃猪头肉，是整个猪头上各个部分的肉吧？

徐文兵：猪耳朵是剔下来以后压制成的，猪皮很有胶性和粘性。所以，猪耳朵叫"千层脆"。通常，我们把一层一层

◀ 吃猪头肉一定要下酒。如果你喝着凉啤酒，还吃猪头肉，那就叫作"病"——有的人在做事儿，有的人在做人，有的人在作病。

的猪耳朵压实了，一切，里面有脆骨，外面有皮、有胶，很好吃。

我毕业后留在东直门医院，东直门医院往北就是簋街。因为食堂饭不好吃，我和同事就跑到簋街上吃饭。那里的猪耳朵是我吃过的最香的。

猪皮冻最能养人的皮和肤

徐文兵：滋阴效果最好的药就是猪皮冻。拿猪皮做成的皮冻叫肉皮冻。现在的人们觉得它就是一般的菜。其实，猪皮冻最能养人的皮和肤。

▶ 滋阴效果最好的药就是猪皮冻。现在的人们觉得它就是一般的菜。其实，猪皮冻最能养人的皮和肤。

有时候你想不到的东西，都是好东西。

7. "其穀豆"

豆能够补肾、固肾

梁冬："其穀豆"是什么意思呢？

徐文兵：先复习一下五谷。肝对应的是麦子，"其穀麦"；心，"其穀黍"；脾，"其谷稷"，社稷的"稷"；肺，"其穀稻"；肾，"其穀豆"。豆的形状就像人的肾。

补充一点，还有一个特别好的滋补肾的菜叫炒腰花。我们一到饭店马上点一个"火爆腰花"。为什么叫火爆一下？油温比较高，另外，腰子比较脆，你切好以后，基本上爆一下就行了，但是必须要爆。另外，一定要把腰子收拾干净。因为腰子是个泌尿器官，它把血液里边的尿液通过肾盂过滤出来。所以，如果不把里边那个白色的筋——老百姓管那个筋叫"臊筋"，就是把有尿臊味的白筋儿——切干净，腰子就会有一股尿臊味。话又说回来了，你就是切得再干净，它还是会稍微有一点味的，所以，做火爆腰花必须用大量的香菜与之相和。

我见过一种最蠢的做腰花儿的方法，就是做凉菜。做凉菜，不火爆，然后加点其他的调料，而且那个腰子也没收拾好。吃完几口以后，我的胃就受不了，只得冲到洗手间全部吐掉。这就叫胡闹！古代人做菜，宫爆鸡丁、鱼香肉丝，有几百年的传承。意思是说，古人试过很多遍了，这么搭配是最好的。

◀ 古代人做菜，宫爆鸡丁、鱼香肉丝，有几百年的传承。意思是说，古人试过很多遍了，这么搭配是最好的。

179

梁冬："其穀豆"，豆豉鲮鱼炒腰花，这味菜就很猛了！

徐文兵：这就叫"同"了，不叫"和"。豆子的形状，本身就像腰子，就是我们说的"取类比象"。另外，豆子在五谷里面的蛋白质含量是最高的。如果你能把豆子里面的蛋白质转化成你身体的精，然后再储存起来，这个利用价值是最高的。但是问题在哪儿呢？蛋白质含量越高，越不容易消，也不容易化。

▶ 如果你能把豆子里面的蛋白质转化成你身体的精，然后再储存起来，这个利用价值是最高的

多吃米糊糊可以防癌

徐文兵：最容易被我们消化利用的，是跟脾胃匹配的小米。很多人大病一场，脾胃刚恢复，这个时候熬米粥，把熬粥时最上面那层米精、米糊糊喝下去，身体就会越喝越壮。

▶ 最容易被我们消化利用的，是跟脾胃匹配的小米。

我的一个病人得了胃癌。他是一个大公司的老总，做完手术后，给他送礼的人很多，全送好吃的。我去看他的时候，因为我们私交不错，我就说："山西广灵的小米最有名。他们给您送那么多海参、燕窝、海马……虽然海马能壮阳，但您别碰，只要是动物的蛋白您都别碰，要熬小米粥喝。您别怕浪费，把小米粥熬得稠稠的，将上面的米精盛出来喝。"

一个人官儿做大了、位置坐高了，他出点什么问题，帮他出主意的人会很多——这个说东、那个说西。好在这人听我的话，他就喝小米粥，最后养过来了。现在胃癌术后两年了，活得都挺好。每次见面，他就跟我说："徐大夫，得谢谢你这小米，我什么都没吃，就是喝这个小米粥，养过来了。"

后来，我专门派人到山西搞了一点农家拿石碾子磨的小米，送给了他。我对他说："你要是吃这个小米，再带点儿糠，那就更好了。"

肿瘤是你的身体长出的另一个"精"

徐文兵：古代称食道癌为"噎膈"，就是噎东西咽不下去，或者是"膈拒"，就是吃进去"呱"又给顶出来了。

中医调治食道癌，有个著名的方子叫"启膈散"，就是开启膈。这是清朝著名医家程国彭研究出来的。他写了本著名的书叫《医学心悟》，这本书是我妈妈当年跟她的师父（大同的一位名医叫马衡枢）学医时的课本。

"启膈散"调治早期胃癌或者早期食道癌，用的全是养阴、化瘀血的药，其中专门加了一味药就是麦糠。

人吃五谷之精，本来是补你的精，如果它没走到正地儿上，就会另起炉灶长出个"精"——肿瘤来。然后，这个"精"又长出个"神"——跟你的"神"不一样——开始无限扩张。所以，你想把这个多余的"精"干掉，可以多吃点糠。

上世纪六七十年代的农村粮食不够吃，很多人的主食都是"熬点儿小米粥放点儿糠"，其实，这是在防癌呢！

梁冬：中医里面，没有那么多吓人的病名。比如，"噎膈"用现代医学的称呼就是食道癌，那就吓人了。所以，我觉得西医给疾病起了那么多吓人的名字，纯粹是一种自我保护。目的是告诉你这东西不可以治，所以你也没有办法去指责他。

徐文兵："你得了该死的病，不是我没能力救活你。"

梁冬：得宽容处且宽容，得善良处且善良。

腐竹是豆子里的精华

徐文兵：豆能够补肾、固肾（或者叫益肾）。但是豆子有个最大的问题——不好被消化。我们炒一盘黄豆，一嚼，

> ◀ 人吃五谷之精，本来是补你的精，如果它没走到正地儿上，就会另起炉灶长出个"精"——肿瘤来。

嘎嘣嘎嘣；蚕豆又叫铁蚕豆，很硬，不好嚼。还有"豌豆"，关汉卿自比——"响当当、硬梆梆，蒸不熟、锤不烂的一颗铜豌豆"。可见，这豆子结实、硬，不好消。

梁冬：吃豆子要放屁是这个原因吗？

徐文兵：放屁是不好化的原因。不好消就是说，你得牙口好，得用肾的延展——牙去咬碎补肾的豆子。这是你利用它的前提。古代中国人除了四大发明以外，还有一项最伟大的发明就是豆腐。豆腐是道家或者叫中医对中华民族的最大贡献，它很好地解决了豆子不好被人消和化的问题。所以，做豆腐又叫磨豆腐，什么叫磨？

梁冬：就把它磨碎！

徐文兵：磨豆腐的过程是消的过程。常言道："一物降一物，卤水点豆腐"。先把豆子磨成液体，叫悬浊液，因为豆子的蛋白不溶于水，煮开了、煮熟了，就是豆浆。熬成豆浆后，再用卤水把豆浆点了，豆浆便会凝结，变成豆腐。

现在的人们流行使用豆浆机，早上打一碗豆浆喝。其实，喝豆浆并不好消化，这和"吃完豆子会放屁"的道理相同。有的人放不出屁，就会肚子胀，胀得鼓鼓的。吃豆子的问题就是胀气、不化，然后放出恶臭的屁。为什么叫"恶臭的屁"？蛋白最基本的分子是氮，就是氨基酸的成分。氨基酸如果没有很好地转化、分解，就会散发出特别臭的味道。这叫"不好化"。

做豆腐怎么能够把氨基酸化了？就是用卤水点。卤水性特别热，甚至是毒。《白毛女》中杨白劳自杀，喝的就是卤水，它能让人的蛋白质凝固。

我们熬豆浆的过程中，豆浆上面会浮出一层油皮，拿根黍秸秆或者筷子，把油皮往起一挑，然后挂起来，就像一张

▶ 豆腐是道家或者叫中医对中华民族的最大贡献，它很好地解决了豆子不好被人消和化的问题。

纸一样。

梁冬：那是豆皮吗？

徐文兵：对，豆皮就是腐竹。

梁冬：那个东西好吗？

徐文兵：腐竹是豆子里面最精华的东西。就好像熬小米时，上面浮出一层米精一样，那是它最容易被人消化的东西。所以豆皮，或者叫腐竹是豆子里面相对容易被人们利用的。剩下的部分就是被卤水点好的豆腐，将其压成型，再去做成菜，也很容易被人消化、吸收、利用。

是什么体质，就选择什么样五谷去吃

徐文兵：中国人在肉食性蛋白严重不足的情况下，能保持民族的延续，保持自身大脑的发育，靠的就是豆腐！如果没有豆腐，你可以想象，就好像闹饥荒的时候没饭吃，那哥们儿来一句"何不食肉糜啊"？吃什么肉，哪有肉？没有肉的情况下，我们怎么保持我们的精和神？所以，豆腐对我们的贡献太大了。但现在存在的问题是什么？很多人拿石膏点豆腐。而学过中医的人会知道，白虎汤里面用石膏，是清热的。

梁冬：以前点豆腐不是用石膏吗？

徐文兵：当然不是，是用卤水点。

梁冬：卤水是什么东西呀？

徐文兵：盐卤。四川自贡出的井盐，就是把氯化钠等杂质过滤出来，剩下那些含其他矿物质的东西——氯化镁、矾、碱什么的，过滤出来的水，就是卤水，含有其他那种矿物质，是一种热性的、特别毒的东西，它能让人的蛋白质凝固。以前是用盐卤点豆腐，现在都改成用石膏点了。

> ◀ 中国人在肉食性的蛋白严重不足的情况下，能保持民族的延续，保持自身大脑的发育，靠的是豆腐。

梁冬：这有什么不好呢？

徐文兵：用石膏点豆腐，可谓"寒上加寒"。所以，现在的豆腐也不好消化了。还有一种办法就是用酸汤激豆腐。用酸的东西有一种收敛凝滞的作用，可以把豆腐悬浮在水里面的蛋白凝聚起来。酸汤也不是热的，偏寒。所以，我们现在吃的豆腐都偏寒，所以，你要吃这种豆腐，我建议红烧、锅蹋，或者做麻婆豆腐。

我小时候在农村——山西阳高，人家都用大锅煮豆浆、挑油皮、出豆腐、压豆腐，最后，锅底下有一层锅巴似的东西，当地人叫锅碗儿，铲起来吃特别好吃。那会儿的豆腐，拿到家里就可以浇点麻油、辣椒油，放点盐、葱花一拌，味道很香。或者是小葱拌豆腐——一清二白。

梁冬：传说中的豆腐脑，是那个东西吗？

徐文兵：这不是豆腐脑，而是现成的东西。豆腐脑的凝固程度不如豆腐厉害。豆腐脑还是属于那种半糊糊的状态。

五谷之精都是补益人的精髓的，都对应人体的脏腑——对应肺的稻子偏寒，对应肾的豆子也偏寒。麦子和黍偏热，正好可以平衡。你是什么体质，就选什么五谷吃，自个儿去找对应。

梁冬：相对而言，如果年轻人长暗疮的话，吃馒头要比吃米好喽？

徐文兵：长暗疮的人都是肾里面的虚火浮上来，脾胃特别弱导致的。李可老先生的一个理论叫"甘温除大热"，像这种虚火必须用一些温补脾胃的东西把肾里面的虚火压下去。这些人都是吃寒凉的东西把脾胃败坏以后，肾里面的火才冒出来——土克水，土制不住肾火了。前面讲的灶心土就有这种作用。

▶ 长暗疮的人都是肾里面的虚火浮上来，脾胃特别弱导致的。

常吃臭豆腐可以补肾

徐文兵：豆腐还能衍生出很多食品——豆腐干、豆腐皮、酱豆腐、臭豆腐。为什么叫"豆腐"？那种嗅味——"腐"正好对应肾。

梁冬：所以，没事吃点臭豆腐可以补肾。

徐文兵：当然了。日本人喜欢吃纳豆，把豆子发酵以后一拌起来都能拉丝儿，味道特别臭，他们就喜欢吃这个。东北人喜欢吃黄豆发酵做成的大酱。酱发酵起来特别臭，但是入肾，对肾有补益作用。我的老师移居到北京以后，老是怀念东北大酱，试图在自家阳台也酿一缸，结果未遂。东北的冰冻时间比较长，北京则不及。东北出的大豆是最有名的。你怎么不到上海去种一片豆子？它不是那个味儿。

梁冬：东北人老吃这个豆，会不会导致这个地方的人总体而言，肾精是比较足的呢？

徐文兵：出生在比较凉的地方的人肾精固涩得比较足，所以发育得也好、块头也大。另外，东北是黑土地，什么叫黑土地？腐殖层比较厚，什么叫腐殖层？落叶落下来，一层、二层，十年、二十年、几百年，最后就形成了一种非常好的有营养的土壤。北大荒开垦的时候，抓把土都能捏出油来，那会儿东北有句歌谣，"棒打狍子瓢舀鱼，野鸡飞到铁锅里"。

前面讲党参的时候我说过，中原接近黄河的长治、上党地区、黄土高原的党参是最好的，是补脾胃的。补肾的是什么？就是东北的人参——吉林参、辽参。

人参可以大补元气，把元气补得不漏了，你才有心、身、神在，所以东北是个好地方。我有一位朋友，刚从长白山回来，对那边赞不绝口，说得我心驰神往。

◀ 出生在比较凉的地方的人肾精固涩得比较足，所以发育得也好、块头也大。

185

8. "其应四时，上为辰星"

水星的变化会影响到人的肾功能

梁冬："其应四时，上为辰星"中的辰星就是水星喽？

徐文兵：没错。

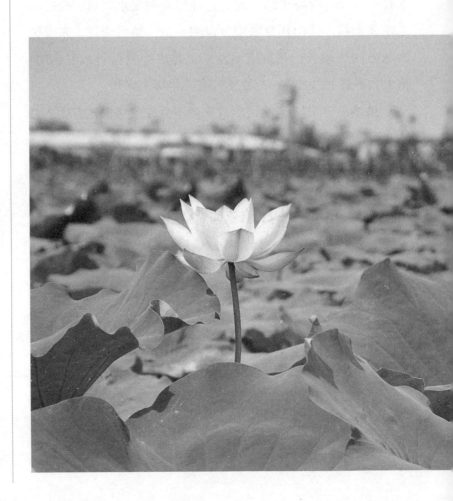

9. "是以知病之在骨也"

骨头的病都要从肾上去调治

肾虚是该有的东西没有，肾实是有了不该有的东西

梁冬："是以知病之在骨也"是什么意思呢？

徐文兵：肾要是得病了，那就病得很深了。我经常说"肾主骨生髓"，骨头的病、骨髓的病都要从肾上去论，从肾上去调治。

梁冬：肾病分为两种：一种叫肾阴虚，一种叫肾阳虚，到底怎么区分呢？有时候，大家都说肾有问题，说肾虚，那到底是应该补呢，还是润呢？

徐文兵：肾有阴的问题，有阳的问题；有虚的问题，有实的问题。

梁冬：怎么分清楚阴阳虚实？

徐文兵：简单来说，阴是指物质不足，阳是指能量不足。你家里没有粮，这叫"阴不足"；有粮吃但不出去干活，这叫"阳不足"。虚是该有的东西没有，实是有了不该有的东西。

这些基本概念搞清楚以后，再去分析。肾阴不足，从骨子里说就是精髓不足。我们讲"肾主水"，这个水指的是我们的体液，而不是喝的那个水。我有时候一摸病人的肚子——"咕咕咕"全是水。说不好听的话，"您这一肚子坏水儿"——

▶ 阴是指物质不足，阳是指能量不足。你家里没有粮，这叫"阴不足"。有粮吃但不出去干活，这叫"阳不足"。

这是水毒、是湿，是进脾胃的东西。喝再多的水只能是增加自己的水和湿，补不了肾，所以，很多人越喝水越渴。

好几个病人都说："徐大夫，我现在不老抱着水缸子灌水了，不那么渴了，也不那么燥了。"

因为他肾的功能恢复了。肾的功能，就是有效地把我们自身储存的精髓，结合外面摄入的水液一块儿做成了我们的体液，输布到全身。具体叫津和液——稀薄的叫"津"，粘稠的叫"液"。全身如果不缺津和液，你的肾阴就是足的。

我们说一个人长得水嫩，眼波流转，顾盼生辉，皮肤吹弹可破，掐一下都能掐出水儿来，是说这个人肾水很足。

肾水足的人眼眸特别亮——一双水汪汪的大眼睛。周恩来总理"目光炯炯有神"，说明他的肾精很足。水液如果缺乏了，皮肤就会发干，头发也会脱落，眼睛也会干——还得整天半夜上好闹钟起来滴人工泪液，要不眼睛干得受不了。

梁冬：睡着觉还能滴啊，太了不起了吧？

徐文兵：上闹钟啊！你的眼睛如果没有这种滋润和保护的话，角膜马上就会出问题——角膜坏死。有人给你捐个角膜，你就换个角膜。没人捐，你就戴一层毛玻璃，只能看到一个浑沌的、不清晰的世界。

肾虚分肾阴虚、肾阳虚两种

徐文兵：眼干、鼻子干、嘴干、阴道干涩，这些都是肾精不足的表现，这就叫阴虚了。干到一定程度就开始着火了，锅里没水就开始火旺了。有的人就要发低烧，有的人就会"烘"一下热起来，这就叫阴虚，开始生虚热了。

所谓阳虚，就是说肾有一种功能，它能把我们的精散出

我们说一个人长得水嫩，眼波流转，顾盼生辉，皮肤吹弹可破，掐一下都能掐出水儿来，是说这个人肾水很足。

去，就好像给你一块冰，你把它烧开了变成水，然后给把它散出去。这个散精的地方我们叫"丹田"。如果你的肾的阳气不足，你本来有精，精髓都挺足，但是锅里边儿这个水的温度上不去，就不能有效地把你的精转化成液，更不能把这个液转化成能量——元炁（qì）。这时候人就会憋不住尿，不停地上厕所，晚上还起夜。还有人憋不住精，就早泄了，一、二、三就完事了，这叫阳气不足。我们说的虚指的就是肾阴和肾阳。

肾阴太实会出现什么问题

梁冬：肾阴太实又会怎么样呢？

徐文兵："实"就是"有了不该有的东西了"。你的肾是封藏的，但是封藏太过会出现什么问题？尿不出来。

梁冬：拉不出来屎算吗？

徐文兵：也算，肾司二便嘛！所以，解决便秘问题，我们不调治大肠，而是去调治肾。还有的人尿里面出现了结石——尿道结石、膀胱结石，或者有肾盂肾炎，有肾结石，肾里面儿长出肿瘤，脑子里面儿长肿瘤，这些都是有了不该有的。

梁冬：肾太实。

徐文兵：这就太过了。阳气太实，就是肾本来是把我们的精转化成气就完了，但是你如果烧得太过了，生长发育就会特别快，脑子里会长个垂体瘤，不停地分泌激素，然后就疯长，一下子长得就没边儿了。长得比姚明还高，但是不匀称。姚明的可爱之处是——人长得高，但人家一点儿都不傻，还经常蹦出点儿特别有幽默智慧的语言，他是匀称发育。

▶ 肾司二便所以，解决便秘问题，我们不调治大肠，而是去调治肾。

189

以前，我们看过几个篮球队员——一看就是四肢发达，头脑简单。这种过快的发育，包括我们现在说的一些甲亢等腺体的功能亢进，都是属于肾的阳气太过，也属于实症。还有，泌尿系出现了感染，尿血，一尿起来烧得慌，然后有的时候尿出来能看见血，一查里面儿有潜血。这都是阳气太过。

所以，阴阳、虚实、寒热都不一样，健康人最好就是守中，收放自如。

撒出来的尿有很多泡泡代表什么

梁冬：有一些人，撒出来的尿跟啤酒一样，会起很多泡泡，那是什么呢？

徐文兵：漏精。

梁冬：这是属于阳虚，还是阴虚呢？

徐文兵：固不住，有的人会有几种情况：一个是他摄入东西太多以后，分解不是那么彻底，尿出来的尿就会特别臊。还有人遗精是逆射精，遗精没排到体外，反而跑到膀胱里面去了。第二天一撒尿，尿出来的全是精液，很浑浊，这也是一种问题。

肾病多发生在骨骼里

梁冬：病在骨，就是肾的问题病在骨骼，白血病算是骨病吗？

徐文兵：是髓病！髓就是我们说的精髓，它是制造人体所有体液的根。血液也是液，它也是从我们的精液化来的，这个精液不是指狭义的男人射的精液，是精髓化来的。

▶ 髓就是我们说的精髓，它是制造人体所有体液的根。

古人讲：一滴血，十滴精。献血的人是非常伟大的，他们把自己的一部分精拿出来，用于拯救别人。

有些人说：献血对身体有好处，可以加速血液细胞的生长分泌。这种说法是错误的。血液是髓化生的，为什么好多白血病需要去做骨髓移植呢？就是因为他们的髓不工作了，要再找一个同型匹配的。

现在，小儿白血病的发病率为什么这么高？就是伤髓了。所以，孩子最好出生以后留点脐带血，因为不知道将来要发生什么。

现在伤髓的东西太厉害了，包括一些污染的问题和乱用药物的问题。核辐射，还有饮食不当的问题都会伤髓。

肾是水，克水的是脾土。我们以前说过：老吃甜的东西对牙不好、对骨头不好。所以，现在好多人得了骨质疏松病。既然知道病在骨，那么为什么会伤成这样了？肯定是吃了很多甘、甜的东西，而且是大量地摄入。甘、甜的食物都是性质偏温、偏热的。肾是水——它是寒的，最怕甘、温的东西。

滥用激素就是在透支生命和生活质量

徐文兵：李老说过：甘温除大热，当你一发烧，烧得不行了，我一用，这甘温除大热，你的烧马上就退下来了。你猜是什么激素！激素是干什么的？激素就是一看你热，我就想办法把你的骨髓弄出来烧，让它变成水，把你那热盖住。所以，滥用激素的人，烧是退了，却伤到骨和髓了。现在，很多人滥用激素后的代价就是骨质疏松、股骨头坏死，而且这种坏死都是不可逆的。

梁冬：多喝点骨头汤有帮助吗？

▶ 很多人滥用激素后的代价就是骨质疏松、股骨头坏死，而且这种坏死都是不可逆的。

徐文兵：没帮助，你想把你吃的东西变成精和髓是很不容易的。所以，千万不要伤到自己的骨和髓。有个杂志曾采访我，说他们报道了一个孩子得了白血病的事，募捐了30万块钱，救了孩子一条命。虽然骨髓移植能救孩子的命，但是即便血型匹配得很完美，也有排异反应。

所谓命，现在的观点认为是，你还活着，还有喘气，还有心跳。但没人会想，那个活着的人有多痛苦。很多人倾家荡产，终于找到了对应自己型号的骨髓，配上了。但是，排异反应会让人的整个脸都变形了。其实就是体内两种东西在打架。要么就抑制它，抑制的结果就是稍微风吹草动，它就会受感染，因为身体的免疫系统被抑制了；要么就不抑制，人就会很痛苦。

梁冬：真要发生这种事情，怎么办呢？

徐文兵：只能很痛苦地活下去。

梁冬：中医有什么办法吗？

徐文兵：预防，不要伤到自己的骨，不要滥用药物。我们现在稍微一感冒，马上就用抗菌素，用激素。用激素治感冒，就好像是用原子弹打蚊子，不值。现在的人都认识不到肾精的宝贵价值。一用激素，很快、很灵，但你不知道，你在透支后面几十年的生命和生活质量。

梁冬：还有一些人得了骨刺，椎间盘突出。

徐文兵：这叫实，有了不该有的东西。我特别反对人们瞎补钙。还有一种情况，我们知道，小儿出生以后，他的囟门是开着的，一呼气，头顶的头皮就会跟着呼扇呼扇。

梁冬：那个骨头是打开的，对不对？

徐文兵：为什么开着？小孩首先要顺产，通过产道出来。脑袋长大了不行，出不来。但是，人类这么聪明智慧，

▶ 现在的人都认识不到肾精的宝贵价值。一用激素，很快、很灵，但你不知道，你在透支后面几十年的生命和生活质量。

就是因为我们脑容量很大。直接一点就是说，既为你出生方便，又为你将来智慧的需要，老天爷就给你设计了一套方案：先让你长出来，但是留有余地，让你的脑子留个缝隙。然后，等出生以后，再进行母乳喂养、化精。母乳本来就是母亲的精血所化，小孩子是纯阳之体，吃进去马上就变成自己的精，变成脑髓充盈到自己的脑子里；随着小儿的成长，脑子也在往大长，长到一定程度以后，囟门就开始闭合。这是多么奇妙的一种程序！

一个孩子如果出问题的话，比如，先天母乳或者是其他的奶制品喂养不足，就会变成什么——脑子里边就开始出现水。曾经，有些丧天良的人做假奶粉，给农村的孩子吃，使孩子们一个个成为了"大头娃娃"——脑子里面没补上精，全是水。有些孩子就会出现一个问题——囟门到一定岁数以后仍闭合不住，或者脑子本身发育就不好。这时候，我们中医必须给他补肾，这也是"是以知病之在骨也"。

另外，我见过几个病人，一生下来，爸妈就给补钙，导致囟门提前闭合。本来老天造这孩子，还给留个余地，让孩子多充盈点脑髓。结果爸妈太愚蠢，给孩子提前补钙，使得孩子的囟门过早闭合。

现在流行一种叫"拳头脸"的美女，她的脑袋就跟壮汉子的拳头差不多大。

梁冬：据说一些女主持人、女演员，非要把自己的脸弄小，其实说的也就是这个事儿。现在有一种美学，就是说脸要小，而且头的比例在整个身体里面要小一点，一比九的比例，九头身，穿起衣服来比较好看。但其实这对智商都是有影响的，是吧？

徐文兵：对。

> 母乳本来就是母亲的精血所化，小孩子是纯阳之体，吃进去马上就变成自己的精，变成脑髓充盈到自己的脑子里。

10. "其音羽。其数六"

多听la音，多用"六"和"一"的数字对肾水不足的人好

梁冬："其音羽"，羽相当于简谱当中的 La，"其数六"，天一生水，地六成之。

徐文兵："一"和"六"都代表肾水。肾水不足的人多用"六"和"一"，要经常过个"六一"儿童节。人说六六大顺，对谁顺？对那些肾水不足的人顺，如果这个人本身心火不足、心动过缓，然后再去用"一"和"六"，就会往心梗上走。

梁冬：我听一个朋友说，医生治病就是用术数来治，五颗豆，六颗豆，是补肾的，是吧？

徐文兵：对。古代人开方用药，用几两都有讲究的。比如用栀子，要用十四枚。宁波有个古代流传下来的图书馆，叫天一阁。图书一怕虫蛀，二怕湿，三怕火。所以，"天一阁"取的意思就是，"天一生水，地六成之"，不会闹火灾。

中药有个方子是专门调治肾结石，或者是暑天出现高烧，但是肚子又是冰凉、没有大小便这种毛病的。人到病危的时候，肾的解毒排尿的功能便没有了，血里面所有的毒素全留在体内。很多人喝醉后会吐，吐到最后，什么都吐不出来，也尿不出来尿了，这就很危险。怎么办呢？赶紧让肾恢复排尿的功能。用的一个方子就叫"六一散"，里面就两味药：滑石、甘草。该药名取其能通利小便之意，能让水代谢起来。

好多人尿不出来尿，而且口干舌燥，整个制造水的系统里，堵车了、塞车了，旧的不去，新的也来不了。所以，六一散取"天一生水、地六成之"的意思，里面滑石用六、生甘草用一。

六一散效果特别好。如果还有其他的一些病症，就在这个基础上加点儿别的药。比如一个人高烧特别厉害，心火特别旺，可以在里面加一个青黛（大青叶）——板蓝根长出来的叶子，磨成粉放进去，叫碧玉散。如果这个人发烧，又不出汗，闷烧，可以加点薄荷叶，放进去后能起到"提壶揭盖"的作用，就是茶壶倒不出来水，你把壶盖打开，让空气进去产生压力。然后，肺气一开通，尿就出来了。

六一散很有名，方子很小，但是效果特别好。

六一散效果特别好。如果还有其他的一些病症，就在这个基础上加点儿别的药。

195

11. "其臭腐"

调治肾病用腐药

梁冬："其臭腐"，古代用于调治肾病的药中有很多腐药，对不对？

徐文兵：古代人经常用腐的味道做药引子。

▶ 什么是药引子？引子就是归经，引你往那条路上走。

什么是药引子？引子就是归经，引你往那条路上走。这个药引子其中的味道很重要，你想给患者芳香醒脾，就多用些香味药，因为脾是"其臭香"。你想让患者的心火鼓动起来，那就"其臭焦"，抽根烟、闻点艾灸的味儿，都是焦。你想让药引子入肾，用点啥味？"其臭腐"。

我们经常说"永垂不朽"，不说永垂不腐，什么叫腐？腐怎么写？

梁冬：腐字下面有肉。

徐文兵：肉体被微生物给分解了，是为腐；树被微生物给分解了，是为朽。所以，孔子说"朽木不可雕也，粪土之墙不可圬也"。朽木不可雕也，枯木是什么？树的水分干了，成了一块干木头，可雕吗？当然可雕。但如果它被虫子蛀了，被细菌给分解了，拿手一碰就掉渣，这叫朽木，不能雕刻。

肉体被微生物分解之后叫腐。马王堆出的干尸叫永垂不腐。干尸的肌肉还在，还有弹性，它还没有被微生物给干掉。

梁冬："其臭腐"是这个意思。所以豆类为腐就是豆腐，因为它的蛋白质过多。

徐文兵：豆腐这个东西是介于肉和植物之间，吃素的人会做一些人造肉，原料就是豆制品。我接触过几个病例，一个是刘力红老师说肝癌病例，医者用腐尸头部下面枕头里的草来给患者止疼。怎么止疼呢？疼和痛都是内心的一种感觉，怎么做才能压制患者的痛苦？鼓动起他的肾水或者可给他用极阴极寒的东西。

梁冬：这东西真的是极阴极寒。

徐文兵：这就是水克火的道理。还有一个我见过的典型病例，就是红叶老师调治一个中年妇女，她是位级别比较高的官员，人到中年，50岁左右，也快绝经了，但她老是眼睛干涩。

以前几个大夫用药都很平稳，因为给高官治病不能大动干戈，一般都用滋阴的，杞菊地黄、六味地黄、知柏地黄。但这个病人老觉得不来劲，恨不得一下就把眼干的毛病治好，于是，她就请了一位大师，这位大师是动手、又动脚。他给她整脊，就在她的后腰那儿顶了一下。

我当时不在场，听病人后来叙述，那位大师是在命门和肾腧那儿顶了一下，顶完以后，患者落下什么毛病？突然涌出大量的白带，又没有感染，我们管这种情况叫白崩。有红崩，有白崩，来例假以后血止不住叫红崩，或者叫红漏、崩漏。这种白带止不住，叫白崩。白崩是女人在流失肾精，比男人的遗精还可怕。男人射精还有个间隔，歇一会儿，缓一缓。白崩则是整天都在漏。所以她又害怕了，后来，就找到红叶老师。

> ◀ 白崩是女人在流失肾精，比男人的遗精还可怕。

红叶老师为了给她固精，就赶紧先给她补肾。在药里还加了一味药引子——臭豆腐，当时，这个高官病人言听计从，就用了很多补肾的药，白崩止住了，病很快就好了。

梁冬：所以，家里面一定要备上一两块臭豆腐，就像安宫牛黄丸一样，束之高阁，关键时刻拿出来吃。

徐文兵：酱豆腐和臭豆腐，我早饭时一定要有一样。很多人喜欢吃烤面包片时抹点果酱，这是西方人的吃法。而我喜欢抹点酱豆腐或者臭豆腐吃。我觉得，那个味道是腐香，通肾，闻着臭，吃着香。

补肾精，第一是补，第二是补的东西味道有点儿异

梁冬：说到"臭"和"腐"这两种味道，其实在我们现实生活中，总有些人喜欢吃那种腐腐的东西，臭臭的东西。有些人就特别迷恋臭豆腐。

徐文兵：还有的西方人吃 cheese，奶酪。

梁冬：奶酪也是腐臭的东西吗？

徐文兵：奶酪味道很难闻的，而且好的奶酪带着那种发霉的绿斑的外表，但吃起来特别香。还有我见的地方吃臭鱼、臭虾，所谓的臭鱼烂虾。它们经过特殊加工以后，变成了那种有点糟朽的东西，特别难闻，吃起来也特别香。

所以，要补肾精，第一是补，第二就是补的东西味道有点儿异味。

梁冬：什么人不能吃腐臭的东西呢？肾太实的人？

徐文兵：肾有实症的人不能吃。心气不足或者心里有点假火的人也不适合吃。

梁冬：刚才说到臭鱼烂虾，还有什么东西是比较腐臭的？比如榴莲这种东西算不算呢？

徐文兵：榴莲是补肾的。很多水果是寒的，但榴莲是热的。北方也有卖榴莲的，但都是没太熟便摘了过来。有一次，

▶ 要补肾精，第一是补，第二就是补的东西味道有点儿异。

我去广州给一个朋友看病。他招待我，专门给我带了个榴莲。广州好的酒店，是不让带榴莲进去的，因为它的味道太厉害，他就千层万裹带进来。

他认为好，己所欲，老要施予人。他说："徐大夫，这次你到广州，一定要让你尝尝这个榴莲。"然后，他先放冰箱里冰镇了一会儿，以期把这个味道收敛一下。然后对我说，你待会儿就可以吃了。

我打开冰箱后，榴莲的味道直冲脑仁。我感觉到它直接能归到我的脊髓和脑髓里面，通神。但是，那味道我实在受不了，感觉就像把臭豆腐放到锅上炒了一样，是热臭。所以，我到现在也不喜欢吃榴莲。

梁冬：榴莲这个东西还是很有意思的。

徐文兵：据说吃的人也很上瘾。所谓上瘾，怎么解释？就是通神，是另外一种通神。

梁冬：比如说，喝酒上瘾，喝咖啡上瘾，抽烟、抽鸦片上瘾，都是通神的。

徐文兵：不健康，但最后都是通神的。

◀ 所谓上瘾，怎么解释？就是通神，是另外一种通神。

猪肉、鸭肉可以做成腊肉，但鸡肉最好不要这么做

梁冬：说到这个"腐"，我就想问一个问题，你说为什么有些肉就生着挂在梁上，后来还可以吃呢？以前我很自恋，经常查"梁冬"这两个字，居然查到一句古诗："将肉悬于梁，冬可食之"。

徐文兵：你的名字也有出处，梁上君子偷吃腊肉，而且还是在冬天。

梁冬："将肉悬于梁，冬可食之"是什么意思？

徐文兵：这就是中国人加工制作猪肉的一个特别好的方法，沿袭了《黄帝内经》的这套理论。第一，选的是猪肉；第二，用的是盐。将盐抹在肉上面，应了"其味咸"，最后把它做成"腐"，就是我们说的腊肉和火腿。为了平衡它，有时候会叫"火腿"，它会放在灶间有柴火熏烤的那个地方。

四川人住在山林里面，家中地上有盆火，永远不灭，天井那儿就挂着肉，叫老腊肉。表皮做得焦黑，还发霉，有绿毛，但有经验的人认为，绿毛越长越好，就跟外国人买奶酪是一样的。

这种腊肉是冬天做成的，对应腊月那个时辰，又应了"其应季"，所以，它是平常能接触到的滋补肾精的最好食物。

我吃过的最香的火腿，是几个病人从浙江给我带的，那个自制火腿就像一件工艺品，切开以后特别漂亮。浙江金华的火腿做得非常香，还有就是云南宣威的宣腿，还有四川的这种老腊肉。

话说，孔子当年带学生怎么收费？不收钱，收"束脩"。所谓"束脩"就是腊肉，所以，腊肉在古代是一件非常珍贵的礼物。在冬天滋阴补肾的时候，火腿是必不可少的，而且火腿会让人吃上瘾的。

梁冬：而且还吃六六三十六片，以应"天一生水，地六成之"。

徐文兵：不要馋，我就吃一片。六和一都应，咱就少吃。

梁冬：还有很多人把鱼也这样做，还有腊鸡。

徐文兵：有腊鸡吗？

梁冬：我以前不知道的，最近，公司一个同事说在四川弄回来一只腊鸡，把一只鸡按照做腊肉的样子做成了。我觉得是不是不太好？因为鸡是入心经的，对不对？

> ▶ 腊肉是冬天做成的，对应腊月那个时辰，又应了"其应季"，所以，它是平常能接触到的滋补肾精的最好食物。

徐文兵：南京板鸭，鸭子是水禽，性比较寒，用点儿重盐，这么做挺好。水性的东西加这么重的盐正好平衡。鸡肉是火性的，再加盐就有点儿火上浇油。所以，猪肉做腊肉好，鸭子这么做也好。把鸡这么做，我觉得近似于毒药，太火。

我们吃的这些东西都有道理，几千年的人体实验，一辈又一辈传下来，你就别出那"幺蛾子"了，北京话说"别乱配果子干儿"。

北京有个小吃叫"果子干儿"，果子干怎么配，用什么果子，什么季节，加什么，都是固定的。我跟孟繁贵、英若诚做节目，跟一帮老北京去吃，找一个小店吃到果子干儿，一看就是这个味。

"乱配果子干儿"是什么意思呢，就是说你乱来、胡折腾。与其那样，不如别干蠢事。

现在的厨子一般都按照古代的方法去做菜，拿火腿吊汤，做高汤，味道鲜美，而且能补精、益肾、通神，真是解馋、又过瘾！

真正的讲究就是明白怎么吃、怎么穿、什么日子干什么

梁冬：有一天晚上，我夜读《礼记》，它有一段专门讲，把那个牛肉、鹿肉和猪肉各一份，剁碎之后，和米粉、和汁，然后拿来煎，说在某一年的某一天吃特别好。

古代人的生活方式很讲究，就是把怎么吃、怎么穿，什么级别的人穿什么衣服，绣什么样的花，穿什么颜色，那一天应该干什么？都列得特别清楚。

徐文兵：孔子一辈子做的就是克己复礼，他就想把以前的 life style 给恢复过来，但他有点强迫症。天时、地利、人和，天时不如地利，地利不如人和，你说的配这肉、配那肉，

◀ 古代人的生活方式很讲究，就是把怎么吃、怎么穿，什么级别的人穿什么衣服，修什么样的花，穿什么颜色，那一天应该干什么？都列得特别清楚。

穷的人没这个肉，难道就不吃了？太固定、太仪式、太格式化也不好，所以，我反对这么做。大方向对就可以了，就是"大行不顾细谨，大礼不辞小让"，这是张良的话，是道家话。

好的普洱茶有一股霉味儿，可以间接补肾

梁冬：前面讲到"北方黑色……其臭腐"。徐老师，是不是还有一些问题再跟大家深度地分享一下？

徐文兵："北方黑色，入通于肾，藏精于肾，开窍于二阴"，就是开窍于尿道和肛门。然后，说到五谷，叫"其榖豆"，豆也叫"菽（shū）"，"草"字头加一个叔叔的"叔"，有的地方写成豆，有的地方写成菽。想滋补肾精的话就应该吃豆，但是豆子不好被消化，中国人很伟大，发明了豆腐，这个豆、腐，说到了入肾的味道就是"其臭腐"。

我们再复习一下肝的味道，肝就是东方的味道，叫"其臭膻"，吃草木的动物有膻味，《黄帝内经》上说是臊。然后讲火对应的是心，"其臭焦"，老闻那个烟熏火燎的味，就容易助心火，把人撩拨得火烧火燎的。

脾是"其臭香"，它的香就是五谷之香。到了肺那儿叫"其臭腥"，就是水生的动植物都有股腥味。到了肾这儿，想补肾叫"其臭腐"。动物和植物利用自身的酶把自己发酵，这是一个转化过程。比如说秋天，绿叶变成了红叶——这是叶子用自身的酶发酵而成的。包括我们说的茶叶，我们说绿茶是不发酵茶，可是经过轻微发酵就变成青茶，就是乌龙茶。

所谓腐和朽呢，不是用自身的酶，而是用的是外界的微生物。

酶是一种蛋白质，活性非常强。但是在自身酶不够的情况下，就要利用外界微生物发酵，比如说我们用在肉身上，

> ▶ 脾是"其臭香"，它的香就是五谷之香。到了肺那儿叫"其臭腥"，就是水生的动植物都有股腥味。到了肾这儿，想补肾叫"其臭腐"。动物和植物利用自身的酶把自己发酵，这是一个转化过程。

就叫腐了，植物就叫朽了。

米发酵以后叫什么名字，糟了。我们说的糟糕，其实就是发酵以后的面食。用微生物发酵的介质我们管它叫曲，酒曲。比如说，我们作酒酿的时候，把米蒸熟或煮熟了放点酒曲进去，然后它就发酵，变成米酒了。

茶呢？用自身的酶发酵，比如说，发酵成乌龙茶、青茶；或者深度发酵，发酵成红茶，这个都是用自身的酶。可是，如果你把青茶窝堆发酵，利用外界的微生物把它发酵或者腐朽了以后，它做出来的茶叶的颜色是黑色的。所以，茶里面有白茶、绿茶、青茶、黄茶、还有黑茶，黑茶中最具代表性的是普洱茶。普洱茶是后发酵茶。

区别在哪儿？红茶是用自身的酶发酵，普洱茶是用外界微生物发酵的。所以，好多人喝普洱茶后，都说有一股六六粉的味儿，或者是一股发霉味儿，或者是那种猪圈的味道。这就是用霉菌发酵的，发酵得非常好的就会有一种沉香。

好多人问我，自己应该喝什么茶？我说，你体质寒就别喝绿茶了，那喝点什么茶呢？红茶或者是黑茶。普洱茶有青饼和熟饼，青饼就是没经过窝堆发酵，自然在那儿风干或者晾干的，所以出来是绿色的。它叫青饼，就是生普。到茶馆，一点茶，你说我要熟普，这就是黑茶，黑茶有入肾的功能，你把这种腐朽发酵以后的东西吃到肚子里边，能唤醒肾的补益肾精的机制，能间接地补肾。

◀ 黑茶有入肾的功能，你把这种腐朽发酵以后的东西吃到肚子里边，能唤醒肾的补益肾精的机制，能间接地补肾。

那些发酵得非常好的食物才对身体有益

徐文兵：上次我们讲到了吃肉，如果你吃肉消化得不好，就吃腊肉、吃腌肉。南方还有的地方吃糟鱼。就是把鱼处理一下，比如说稍微风干一下，然后放到米酒的酒酿里，放到大瓮里、大缸里发酵，发酵以后连米带鱼捞出来，然后一蒸，非常好吃，非常好消化，这也是利用了外界微生物的这个原理。

外界微生物等于是替你干了很多活，节省了你的酶，你的酶就是胰腺蛋白酶，胰腺淀粉酶。这个酶从哪儿化过来的？从肾精。能挣的不如会花的，省下的就等于是挣的。这样来说，吃这些腐的或者说经过发酵以后的东西，就等于节约了你的肾精。

▶ 吃这些腐的或者说经过发酵以后的东西，就等于节约了你的肾精。

腐化不一定是堕落

梁冬：我经常看报纸，上面的健康生活版上曾说，吃了这些发霉的东西之后容易患癌症。

徐文兵：这分什么霉。我们先说腐，单纯的腐没有好和坏，我们只能说它叫腐化。我们经常说这个人腐化堕落。腐化不一定是堕落，腐化也有变好的。

梁冬：就是腐化转化的是吧？

徐文兵：这就说到一个字，什么叫变，什么叫化——女大十八变。

梁冬：样子变了，但是内在没变。

徐文兵：对，人没变。而梁祝化蝶，则是变为异物了。有质的变化叫化。那种量的变化，年龄的增长，从黄毛丫头变成水灵灵的大姑娘，然后再过两年变成黄脸婆了，但我还是我。这叫变，就是任何生命体或者任何物质往它的极端走的过程，叫变，但是到了极点以后，就叫化了。所以，我们说"消化消化"，消是在变，而那个化是整个质的转化，把吃进来的异物转化成身体的一部分。

梁冬：猪肉变人肉。

徐文兵：所以说，当一个人肾精不是很足的时候，首先他的酶，就是那个在三膲工作的酶、元气或者元精就不足。他就不可能很好地把外物化成自己的东西。中医还有一个理论叫：炼精化气、炼气化神、炼神还虚。把精怎么化成你的气？这个东西在哪儿化呢？在丹田。

很多人对大肠嗤之以鼻，恨不得天天去洗肠，洗得干干净净。好多人还吃抗生素，把大肠里的那些细菌全部干掉。干掉以后，出现什么问题了？没精了，突然得白血病了，骨髓不造血了。所以，被我们视为最肮脏、最恶臭的那个地方，它的另外一个角色就是化精的地方。食物在这里先腐，腐了以后，外界微生物帮你分解、发酵，在化。化得好的就好像我们酿酒、做酱——酿出来的东西闻着稍微有点儿臭，吃起来特别香；化得不好，就是把酒酿成醋了，本来是酿酒，一喝酸不叽叽的，酿成醋了，这叫没发酵好。

前面说过，我的一个老师是黑龙江人，怀念自己老家的酱，想在北京也如法炮制，结果就闹了一锅臭汤子，根本就没做成。这叫腐败。酱没发酵好叫败酱。那个味道是一种恶臭，根本唤不醒你任何食欲，也不会让你觉得吃着香。中药里面有个草叫"败酱草"，那个草的味道就跟没发酵好、变得恶臭的酱的味道是一样的。

人如果吃一些发酵得非常好的食物，不管它是肉食或者是植物，都是非常有助于体内肾精的转化，帮助你去消化食物的。

大肠工作好的人比大肠工作不好的人肾精足

徐文兵：我们的肠道有两个肠子，大肠和小肠。

◀ 人如果吃一些发酵得非常好的食物，不管它是肉食或者是植物，都是非常有助于体内肾精的转化，帮助你去消化食物的。

205

梁冬：这有什么区别呢？

徐文兵：《黄帝内经》说得很清楚，小肠是"泌别清浊"，就是你从胃吃进来东西，到它那儿清浊，就分开了。

"小肠者，受盛之官，化物出焉"，提到了一个"化"，我们分泌的胆汁、胰腺等消化酶，都在小肠里面把那些吃进去的东西给化掉了。这是第一道关。第二道关，"大肠者，传导之官，变化出焉"，又一个"变"、一个"化"。人为什么要长大肠？

梁冬：不是光用来装屎的。

徐文兵：就是说，既然小肠泌别清浊，清的吸收到体内，浊的出到大肠。干吗不直接弄个口儿，"叭"挤出去就完了，留那么长一个大肠干嘛？

大肠是又粗又长，小肠是九曲回肠。大肠从盲肠开始，和小肠的接口那儿有个地方叫阑尾。从盲肠开始，升结肠、横结肠、降结肠，最后到直肠、肛门。整个儿盘绕肚子一圈，就像一个"几何"的"几"。

人之所以长这么个东西，是为了留着那些所谓糟粕的东西发酵，寻求变化。如果有好的变化，就是精充血足。很多肾精都是从那儿化生的。但是如果没腐化好，变成腐败了，就会变化出很多肿瘤、恶性肿瘤。你想想这个大肠有多重要。

如果把大肠切了，那糟糕了，只能靠小肠里面那些胰腺自身分泌的酶去化东西，这样就是完全依靠自身的肾精了。如果有个大肠存在，你就可以利用外界微生物帮助你在发酵过程中化一些食物，大量节省肾精。所以，有大肠的人比没大肠的人肾精足，大肠工作好的人比大肠工作不好的人肾精足。

梁冬：大肠对应的是心还是肺？

徐文兵：肺。肺和大肠是肾的妈妈，什么叫金生水？就是说，肺和大肠是水之上源，可以帮助肾生化——就是生产

▶ 有大肠的人比没大肠的人肾精足，大肠工作好的人比大肠工作不好的人肾精足。

出体液，而人们往往忽略了大肠。

梁冬：大肠也是属金的！

调治"五更泄"必须用补肾的药

徐文兵：大肠也是帮助肾去生精、化气，在把精再化成气的过程中担任了重要的母亲之角色。所以，我们经常说"子午流注"，"子午流注"里面大肠的工作时间是早晨五点到七点；下午五点到七点工作的是肾。

好多人早晨五点到七点起来，冲到厕所拉肚子，叫"五更泄"，或者叫"肾泄"。

调治"五更泄"必须用补肾的药，比如补骨脂、吴茱萸、肉豆蔻这些药，说明大肠这个腐化的地方跟肾有直接的关系。

梁冬：我以前听说一个消息，一个人如果大早晨就拉肚子，就会一整天没力气。我当时还觉得很好笑，现在看来还是有点儿道理的。

徐文兵：泄气了嘛！所以现在好多人洗肠子，就是完全不要外界的微生物帮我的忙，把那些化精的可能性全部洗掉了。滥用抗生素的结果也是把有益的大肠杆菌全杀掉。

梁冬：既然"五更泄"不好，那什么时候拉呢？

徐文兵：随便。

梁冬：那五更到七更拉了怎么办呢？

徐文兵：成型便，便完以后很舒服，这是正常排便。我说的"五更泄"叫洞泄，跟开了个洞一样，"哗"一下就一泡黑水全出去了。这就是说腐败了，没腐化好，腐化好就是生精了。

你看到的是码成型，你没看到的是化生精气。现在电视广告卖什么洗涤用品的，就说，"我们孩子手里面有多少细菌，这

> ◀ 大肠也是帮助肾去产生精、化气，把精再化成气的一个重要角色。

对孩子怎么不好，赶紧用某某牌什么肥皂香皂把它们全杀死"。

谎话重复一千遍就是真理，慢慢地给人灌输一种思想，就是细菌是我们的死敌，我们一定要把自己从里到外闹得干干净净。

我调治过好多强迫症的人，洗手洗得脱落皮了。日本人还发明了一种药，说嫌大便味臭，难闻，吃这种药，就可以让大便没味道。还有人天天去洗肠子，觉得肠子里面有点儿屎很难堪。这些行为都是在伤害自己的肾精。

▶日本人还发明了一种药，说嫌大便味臭，难闻，吃这种药，就可以让大便没味道。还有人天天去洗肠子，觉得肠子里面有点儿屎很难堪。这些行为都是在伤害自己的肾精。

"物无美恶"

梁冬： 农村有个沼气池，这是很有用的啊。

徐文兵： 古代都用天然的农家肥，它其实是一种循环。

梁冬： 和谐共生嘛!

徐文兵： 这种农家肥，它不能用生肥，就是说直接排的新鲜的粪便不能用，它必须在那个粪坑里面，自然发酵。这个过程也很有意思，粪便在坑里面放时间长了，上面会结一层皮子，老百姓管这个叫"粪皮子"，这就起到了一个很好的密封效果。然后，粪便在里面发酵，发酵完了以后再运出来，作为农家肥去使用，去给庄稼施肥。

道家有个理念，叫"物无美恶"。你说，很多人都厌恶这个，说粪便屎尿，这么污浊这么不干净，可是庄子说过一句话，"道在屎尿中"。

我在农村待过——农民就把发酵好的肥运到田里以后掺上黄土，然后搅拌均匀以后，就端一个簸箕，为了撒肥均匀，就拿手抓着这个土和粪便的混合物，人家很坦然，没什么觉得不干净，我们现在就觉得这个东西肮脏污浊得不行。然后，发明了抽水马桶。可是你要知道，老闻着那种腐臭味的人，肾精反而足。老闻着香水味的人，肯定就缺一门东西。

梁冬：所以，我认为从某种程度上来说，北京的胡同串子是比较有生命力的。"道在屎尿中"，这话让我想起一本书，叫《疾病的隐喻》。这本书里面讲的就是，任何的疾病后来都被赋予了某种隐喻的意味。其实，我们对身体也是有爱恨憎恶的。比如说，我们觉得眼睛、脸，或者胸部，这些地方是美好的，大便或者耻毛是肮脏的。这里面代表了某种有趣的，值得探讨的话题。

徐文兵：我住集体宿舍的时候，有个同学洗脸和擦脚用一块毛巾。

梁冬："同是一根帕，洗脸又抹胯"，四川话。

徐文兵：后来我发现，毛主席洗脸洗脚也是一块毛巾。而毛主席有个理论，脚比手干净！你的手一天抓多少脏东西？脚不就被那个布，或者袜子包在那儿。它在那儿发酵，味道不好闻，就说它脏，这就是有分别心。

中医使用的很多药物里，包含动物的粪便。这在几年前是被某个研究马列主义哲学的教授攻击的，说，"你们中医怎么能用动物粪便呢？这不就是很肮脏，很那什么吗？"

动物粪便里面有"蚕砂"，就是那个蚕宝宝拉的屎；有"夜明沙"，还有一个"五灵脂"，五灵脂是寒号鸟的粪便。这都是粪便。古代还用"童子尿"作为药物，古代还把甘草包裹好放到粪池子里面儿，然后浸泡很长时间，再用它来作药，调治人元气快脱的时候——吃什么拉什么、根本固摄不住的问题。它为什么固摄不住——肠道里面根本就没有菌了。

现在的人们则是先用抗生素，把身体里面的有益菌、无益菌全干掉，然后再喝某种什么药让你去长。在古代，唯一

◀ 老闻着那种腐臭味的人，肾精反而足。老闻着香水味的人，肯定就缺一门东西。

的方法是用这种腐的，或者是能化的东西帮助你重新培养出来这些有益的细菌。古代用"童便"调治瘀血，特别是能够调治外伤导致的瘀血。古代犯人一蹲监狱先要挨一百"杀威棒"。你要是给人狱卒钱，这一百杀威棒打下来，打得皮开肉绽，伤表皮，但不伤里面儿；你要没给人家钱呢，打你个半死，表皮还不破。另外，你要给人钱呢，挨完打以后，人家能给你送一碗童便。这碗尿喝下去以后，这个犯人马上就尿血，他身体里边那些瘀血，就通过小便排出去了，能够起到活血化瘀的效果。如果你不喝这碗尿，就只能等着瘀血感染，然后化脓，最后患上败血症死掉。所以，童便历来是被用来活血化瘀的。现在的科学家从尿里边提出一种酶，可以抗血栓。

梁冬：所以，那些脑血栓的人应该喝一点这个喽？

徐文兵：当然了。用科学的方法从尿里边提出酶，一喝就科学。我们古代没提炼，直接喝，就是不科学。人们的观点就是这么简单。这"尿激酶"就是"精品尿"。

徐文兵："道"在"屎尿中"，除了尿的问题，还有"屎"。历史上有两个著名的人，没有腐臭的屎就活不下来。

梁冬：哪两位啊？

徐文兵：第一个，卧薪尝胆的"勾践"。大家都知道他卧薪尝胆。他有资格卧薪尝胆还是好事儿，因为吴王夫差打败了他，又把他放回去了。他才有机会十年休养，十年生息，卷土重来。在没放回来之前，他就是在吴王手下当奴隶，整天侍候吴王。

吴王怎么就动了恻隐之心，把他放了呢？有一次，夫差病了。人的身体特点是，"拉屎若不臭，吃饭必不香"。这个人要是拉屎没有味道，或者拉屎反而出现了甜味儿，必得大病。

▶ 这个人要是拉屎没有味道，或者拉屎反而出现了甜味儿，必得大病。

所以，夫差病了以后，勾践就侍奉在左右。有一天，他去尝了夫差拉出来的粪便，然后说，"哎哟，恭喜大王，您要好了。"

夫差说，"为什么？"

他说："您拉的屎有那种臭的味道了。"

臭叫正味儿。果然，夫差的病很快就好了。这件事把夫差打动了，然后就把勾践放回去了。

第二个吃粪便的人是孙膑。"田忌赛马"中指挥田忌赢了的那个孙膑。孙膑和庞涓都跟鬼谷子学兵法。庞涓先出道，到魏国当了将军。后来，孙膑傻呵呵到魏国去投奔他。没想到庞涓是个小人，忌妒孙膑才学比自己高，就设计陷害孙膑——把他关在监狱里，还给他上刑，把他两个膝盖的膑骨给剜去了。孙膑为什么叫"孙膑"呢？就是取自膑骨的"膑"。

结果，孙膑就成了个残废人。孙膑一看，这么下去自己要完蛋了，只得装疯卖傻。假装疯了以后，庞涓就把他关到猪圈里面儿，还不放心，亲自去看他，孙膑就把猪屎往嘴里抹。庞涓看到这儿说，"哦，这厮真疯了。"然后，放松了对他的看押。后来，孙膑找了个机会逃出魏国，在马陵道报了大仇。

梁冬：中国古人真不容易！

徐文兵：当我们读到"其臭腐"的时候应该想一想，污秽、肮脏的东西是不是全部都是无用的。成人喝牛奶，我不提倡，但是酸奶可以喝。为什么？

梁冬：它腐了。

徐文兵：腐化得挺好，还好喝！发酵以后，牛奶就可以喝了。很多茶，绿茶，我不建议大家喝，发酵以后可以喝。这其实都是我从节约肾精的角度上替大家考虑问题。所以，闻闻这种味道，经常吃点腐乳、臭豆腐，吃点醪糟，或者喝杯发酵以后的黄酒、烧酒，其实都能帮助你的身体很好地去化。

▶ *经常吃点腐乳、臭豆腐，吃点醪糟，或者喝杯发酵以后的黄酒、烧酒，其实都能帮助你的身体很好地去化。*

"腐"对人有很大的功德

梁冬：前面讲到"腐"这个字。原来这个简简单单的被我们认为是腐的、甚至引发不美好联想的字，居然有那么大的功德。

徐文兵：那年唐山大地震正好是七月二十八号，正好是数伏天儿，最热的时候。那年我不大，印象最深就是那年我在大同没菜吃，以往夏天菜都特别多。菜到哪儿去了？都支援唐山了。唐山的伤病员陆陆续续地安排到全国各地。但是可以想象得到，在那种酷暑天，在地震废墟里抢救人的那些解放军官兵或者是人民群众，他们最难忍受的是什么？

梁冬：腐的味道，是不是？

徐文兵：尸臭。地震之后往往都是下雨，雨水把尸体一浸泡，然后第二天太阳一暴晒，那个尸臭是最难闻的。很多人闻到后受不了，都中了尸臭带来的毒，好多人的皮肤开始出现溃烂。我看唐山所有报道里面，只有一个班的解放军官兵没有中这个毒。

梁冬：为什么呢？

徐文兵：他们有个老班长是农村来的，他的老家可能有这种说教，就说人的粪尿发酵以后的臭气能够解尸毒。所以，他带领他这一班战士去抢救之前——那会的茅房都是露天的，屎尿都在后面一个坑里——去把粪坑的粪便搅开，然后叫大家去闻，闻完以后再去抢救，甚至跟尸体接触。其他的战士沾上尸体流下来那些液体，皮肤就会溃烂，只有这一班战士得以幸免。这就叫"中国人的智慧"。

所以，把甘草包裹好放在粪池里去浸泡，可以治瘟疫。瘟疫这种毒也是微生物，或者叫病毒，它也是一种非常厉害的邪毒。

▶ 人的粪尿发酵以后的臭气能够解尸毒。把甘草放在粪池里去浸泡，可以治瘟疫。

再比如说用蚕砂可以（蚕宝宝的屎）调治霍乱吐泻，效果非常好。

现在还有的人用那种吃茶叶的小虫子拉的屎入药。你不能因为它是屎，就说它不好。它要是能救人的命，就是好东西。中医还会用人中黄或者人中白，人中黄是甘草，人中白就是小便池里边的尿碱，这种碱是一种硝。因为人是蛋白质组成的，所有蛋白质里面都有氮。氮分解以后就生成一种硝，这种硝可以制造火药。

八路军建兵工厂，制造土地雷、土手榴弹，那会儿设备比较差，没法提炼那种高纯度的硝，只好去收集尿碱制成的硝。它是制造火药的比较好的原料，同时它也可作为药物。

作为药物来说，硝是一种火性特别大的药。我们管这种从尿碱提出来的药物叫秋石。

山西有一个非常著名的药，叫龟龄集，这是最早的矿物药，就是集全道家炼丹技术做的一味药。龟龄集能够滋补肾精，延长人的寿命，里面就用到了秋石。如果说腐不好，或者粪尿不好，就没有这些良药。

梁冬：我听说，有一味药是把牛黄放在竹筒里，然后拿到粪便里头去浸泡。那是什么东西？

徐文兵：我见过的是甘草，牛黄是不是泡进去我不知道，所以这个药叫人中黄。人中白、人中黄都就是中医利用五行的理论来调治一些相关疾病的药。就像前面我说红叶老师调治白崩，加个药引子——臭豆腐，都是一样的道理。

梁冬：我曾经听说过有一些人，喝自己晨起的第一遍尿，说是调治身体。

徐文兵：有这种疗法，我也真的见过这样身体力行的人。但是，我认为是药三分毒，一定要在医生指导下用药，没得那个病，就别去用那个药。

梁冬：只做故事讲述，请大家千万不要模仿啊！

▶ 从尿碱提出来的药物叫秋石。龟龄集能够滋补肾精，延长人的寿命，里面就用到了秋石。

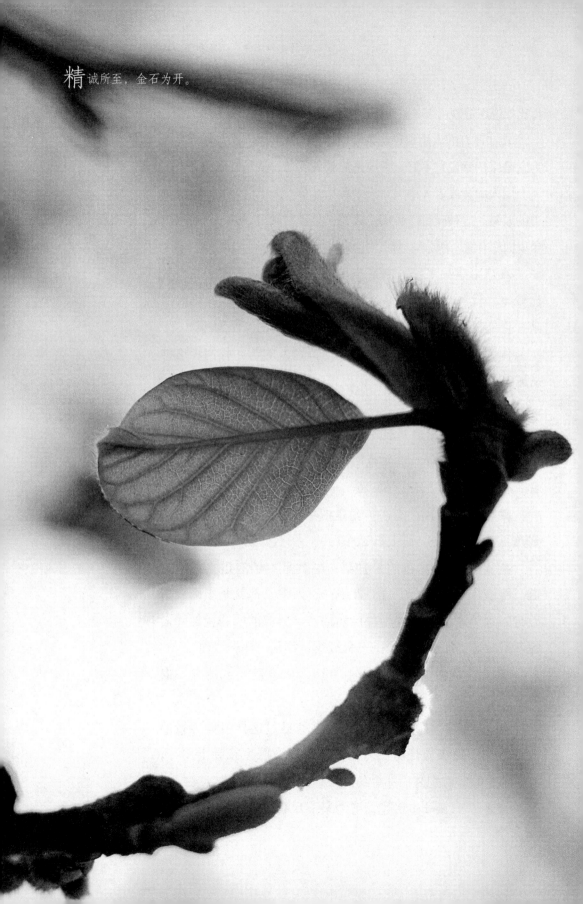

精诚所至，金石为开。

第十二章
非其人勿教，
非其真勿授

- 怎样把握天地变化对人的影响
- 会号脉的人是通神的
- 人的脉是顺着四季变化去跳的
- 脉的跳动也是跟着阴阳去走的
- 号脉时要根据男女的不同体质下诊断
- 好医生看病是替天行道
- 心与精相合，人才会安宁
- "非其人勿教，非其真勿授"
- 人只有开了慧，才能得道

经文：

　　故善为脉者，谨察五臓六腑，一逆一从，阴阳表里，雌雄之纪，藏之心意，合心于精。非其人勿教，非其真勿授，是谓得道。

1. 怎样把握天地变化对人的影响

梁冬："故善为脉者，谨察五脏六腑，一逆一从，阴阳表里，雌雄之纪，藏之心意，合心于精。非其人勿教，非其真勿授，是谓得道。"

徐文兵：这是《金匮真言论》的一个总结的段落，我们先从"天有八风，人有五风"开始，讲了四季变化对人的影响，东、南、西、北刮的不同风对人的影响，后面开始罗列五行分类对人的影响，讲了天、讲了地，最后落实到人，以及怎么去把握那些天地变化对人的影响。

《金匮真言论》讲了四季变化对人的影响，东、南、西、北刮的不同风对人的影响，后面开始罗列五行分类对人的影响，讲了天、讲了地，最后落实到人，以及怎么去把握那些天地变化对人的影响。

把握天地变化对人的影响，人才能活得好。

2. "故善为脉者，谨察五臓六腑"

会号脉的人是通神的

梁冬："故善为脉者，谨察五臓六腑"是什么意思？

徐文兵：把握天地对人的影响，最后落实到人，就是去把他的脉。我们说了解一个人就是"我把准了你的脉了"，说句不好听的就是"你一翘尾巴我就知道你拉什么屎"，这叫"善为脉"。所谓"善为脉者"就是善于号脉的人通过脉象可以体会到内在的五臓六腑的变化。谨是严谨的"谨"；察是警察的"察"，"察"怎么写？

梁冬：有点像"祭"字，是不是？

徐文兵：它本身就是个"祭"字。我去日本访问的时候，特别注意几个字：警察所——相当于我们的派出所。比警察所高的是警视厅。

梁冬：它们是什么关系呢？

徐文兵："视"和"察"是不一样的。东京警视厅的位置很高，具体办事的是警察。我们经常说"视察"。

梁冬："视"和"察"有什么区别呢？

徐文兵：通过号脉去把握五臓六腑的变化，绝对不是去切开人的肚子去看。所以，用肉眼去看东西叫"看"、叫"见"，但不能用"视"，也不能用"察"。视和察都带一个"示"字边。

所谓"视"是处在一种通神的状态下，我们经常说"视而不见，听而不闻"，那个"视"就是说，我在入定的状态下，没有体会到、没有感觉到眼前的东西。

道家修炼中有一个考察学生的方法，比如说咱俩今天晚上开始静坐，正好天上有一个月亮，但我们是在一个密闭的没有窗户的屋子里静坐，所以不知道天昏地暗，也不知道时间过了多久。然后，老师就问，月亮在哪儿？就是考察你在肉眼看不见的情况下能不能感觉到月亮的存在，并确切地指出它的方位。如果你能做到，那么考试通过，你可以去练下一级。

"视"和"察"是要用心才能达到的一种状态

徐文兵：司马迁在《史记·扁鹊仓公列传》里记载扁鹊，说他跟长桑君修炼，服上池水，然后又吃一些药，最后从长桑君手里得到了上古传承下来的典籍。

长桑君把扁鹊培养到了什么程度呢？扁鹊出师时可以视见垣一方人，意思是能够视见墙对面的那个人。这个视就是我前面说的那个状态，是在通神静坐的状态下，感觉到墙对面那个人的存在的。

梁冬：《史记》上是这样记载的？

徐文兵：没错，扁鹊甚至能够描绘出那个人长什么样、穿什么衣服，这叫出神入化。所以，"视"和"察"不是用肉眼，而是用心才能实现的。

徐文兵：古代没有表，大夫号脉的时候要数息。什么叫数息呢？不是数病人"呼哧呼哧"那个呼吸，而是自己调息。大夫根据自己的呼吸节奏，了解病人脉搏的快慢。

◀"视"和"察"不是用肉眼，而是用心才能实现的。

219

一般人的脉叫"一息四至"，就是大夫一呼一吸之间，他的脉跳四下。低于四下、三下，叫迟脉，高于五下、六下，叫数（shuò）脉。司马迁记载扁鹊"可以视见垣一方人"，"以此视病"——用这种方法去给人视病，"净见五臟症结"，没打开肚子，但是你有什么病我都知道，"望而知之谓之神"，"特以诊脉为名耳"。

其实，大家都有过类似的体验。有一次，我在早晨八点起来，在上班路上突然想起一个半年前看的病人，那人姓赵。我当时心想，"这个人有段时间没来，不知道他怎么样了？"

等我一进办公室的门儿，赫然发现那人正坐在那儿等我呢！他没预约，没挂号，临时有点不舒服就来了。

梁冬：有一天，我在马路上突然想到一个以前的同事。我想这个人现在在干嘛呢？然后刚一抬头，这个人就迎面走来了。

徐文兵：老天赋予我们的很多先天的本能，很神奇的。但是，被后天那些自以为很怎么怎么着的意识给蒙蔽住了。当医生的修行到一定程度的时候，能够入定、能够静心的时候，他能体会到很多东西，包括玄之又玄的"悬丝诊脉"。

"男女授受不亲"，公主、皇后出身高贵，不能让一个小破大夫摸来摸去的，所以就在手腕那儿搭根线。搭根线就有动静，就是不搭线，躲在围帐里，医生靠本事也能感觉得出这位高贵病人的病情来。

梁冬："视"和"察"有什么区别呢？

徐文兵："察"带个"祭"，带个"肉"，还摸着肉。"视"是完全不接触。

梁冬：察的哪个部分是"肉"呀？

徐文兵：祭祀的"祭"，上面左边不是个"肉"吗？

▶ 当医生的修行到一定程度的时候，能够入定、能够静心的时候，他能体会到很多东西，包括玄之又玄的"悬丝诊脉"。

梁冬：像"月"字的那个部首。

徐文兵：上面是个"肉"，祭祀是要用肉的。改成"察"以后，还有个肉的接触。所以，号脉有肉的接触，叫"察"。我干脆不摸你的脉，叫"视"。所以，"视"要比"察"高一级别。

梁冬："警视厅"要比"警察厅"高。

徐文兵：所以，警察是接触事主和抓贼的，叫"察"；那个控制警察，不需要亲自下基层的，叫"视"。

是多大的料，就会碰见多大的事儿

徐文兵：脉是我们能摸到的血管的搏动，就是动脉的搏动。我们经常说，中医讲气，你看不见气，体会不到气，但是你可以去摸一下他身体的温度——热的地方叫"有气"，凉的地方叫"没气"这叫卫气。

另外，我们除了心臓搏动以外，跟它同步，是谓"谐"——谐同效应的"谐"。谐的那个东西就是动脉。那也是一种气，我们管它叫营气。我们号脉摸的是动脉的搏动，号的是营气。但是医生还要摸身上其他的部位，包括有的人左半边身凉、右半边身热；有人上面热、下面凉；有人上面凉、下面热，这号的是卫气，叫"尺肤诊"。

摸一下人家的胳膊、皮肤，这都是古代的"察"，都是要肉挨肉、彼此接触的。这个脉跳动的样子，我们给它起个名儿，叫"脉象"。这个"像"是单立人的"像"，就是说，我有脉在这儿跳呢，它是个客观存在；但是同样的脉，不同的人摸完了以后得出的结论不一样，这就是说"脉象"不同，为什么不同？

> ◀ 中医讲气，你看不见气，体会不到气，但是你可以去摸一下他身体的温度——热的地方叫"有气"，凉的地方叫"没气"这叫卫气。

梁冬：因为摸脉的人不同。

徐文兵：简单来说，同样一张 X 光片，不同的大夫看，得出的结论不一样：这个说结核，那个说癌症，那个说就是一口痰堵那儿了。为什么会这样，谁更接近于真相呢？最后只好开胸验肺，看看到底是什么。谁更接近于真相，说明谁的诊断水平就高。所以，想学好中医，必须要提高作为医生的个人素质和修养，提高感觉的敏锐度。

我们以前搞科研，做过脉象仪，就是把脉的波动反映在图纸上。我心说，看到图纸上画的曲里拐弯的那些东西，不同的人得出的结论不一样，与其跟客观的东西较劲，不如提高一下主观的修养。所以，"善为脉者"，指的是有修养、有修炼的人，而不是说自个儿手还冰凉呢，搭人的脉，号了半天什么也号不出来。

梁冬：这话说明，你是多大的料，就会碰见多大的事儿。在你没有修炼好以前，最好的事物迎面而来，也会擦身而过，因为你根本兜不住。

徐文兵：或者本来是个好事儿，也能让你做坏了。

> 你是多大的料，就会碰见多大的事儿。在你没有修炼好以前，最好的事物迎面而来，也会擦身而过，因为你根本兜不住。

什么人能够"不打开箱子，就能确定里面有什么东西"

徐文兵：现在人们提出一个黑箱理论。黑箱、白箱的区别在哪儿？打开箱子才能知道里面是什么，叫"白箱"；没打开箱子，你能确定里面的东西，叫"黑箱理论"，这是高手。很多人说这不是玄乎嘛？其实，"有诸内必形诸外"，中医就通过外在这种能摸到的脉象，去用心体会它内在的一个变化。

汉朝有个名医，叫郭玉，他说过一句名言叫"医者意也"。

他当时给皇帝看病，皇帝不信，说：这人有那么神吗？于是皇帝想考考他，就搭了一个帷幔，让里面的一个宫女伸出左手来，让郭玉号脉，号完了以后，又让一个小太监伸出右手，这个手大概也挺白净、纤细，跟那个小宫女的手差不多。伸左手的人是个宫女，伸右手的是个小太监，让郭玉挨个号脉。郭玉摸完脉，两个都号完了，皇帝就问："怎么样？脉象如何？"

郭玉说："臣行医这么多年，没见过这么奇怪的脉，一雌一雄，一阴一阳。"打开床幔，出来的是两个人！郭玉通过了皇帝的考试，成为御医。

如何让一个病人发自内心地信任医生

徐文兵：现在很多病人去看大夫，一伸胳膊不说话，然后问：我什么病？这其实是一个试探。如果这个大夫通过了，医患之间的信任感一下就建立起来了，这时候你给他用针用药，效果非常好。为什么？病人已经发自内心信任你了。

但是，现在的大夫、医生基本上很难通过这个考试。也有通过的，比如说，病人问："大夫我什么病？"

医生回答："你阴阳不和，气血不调。"

所有的人不能都得出这个结论的。这就是一个诊断的功夫。

通过号脉，通过脉在外面的搏动，你能体会到内在五脏的变化，这叫"谨察五脏六腑"。介绍一下号脉，左右手的脉象是不一样的。有的人说我只有一个心脏，为什么左右手脉象不一样？因为从解剖学上来讲，是有区别的。比如说，左胳膊离心脏比较近；右胳膊离心脏比较远，还是有不同之处的。即便根源相同，还有个位置的不同。所以，中医认为左手和右手的脉象是不一样的。

▷ 现在很多病人去看大夫，一伸胳膊不说话，然后问：我什么病？这其实是一个试探。如果这个大夫通过了，医患之间的信任感一下就建立起来了，这时候你给他用针用药，效果非常好。

在北半球的时候，左手代表生发——太阳从东边起；右手代表肃降。所以，左手食指代表心、中指代表肝、无名指代表肾，肾阴。右手食指代表肺、中指代表脾胃、无名指代表肾阳。这就是通过这三个指头去"谨察"五脏六腑的变化。

有一个离退休军队老干部找我看病，我一摸右手，发现他的脉象很怪，这个脉我没见过，脉的波幅特别长。正常人都是三个指头，到第三个指头，尺脉都偏弱，但是他到四个指头都能摸见。后来，他说了，"我放了四个支架。"

通过号脉，我察觉到了他体内有异常，我说："你有很严重的胃病。"

他说："我吃得香，喝得香，我怎么会有胃病？"

我说："您去查一下吧！"

他后来就去做了胃镜。现在这个胃镜技术也进步了，就好像让患者稍微睡一小觉儿，那胃镜就做完了，没有任何痛苦。当时，胃镜报告证实，他患有重度萎缩性胃炎，有肠上皮腺化生，还有腺体的增生和淋巴结的肿大。再往下一步，肯定就是胃癌了。

最后，他拿着报告单来找我说："徐大夫，你说得对。你看，这怎么办，人家给我开了好多胃药。"

我说："你既然验证了我的诊断，就按我们中医的方法去调治，它是可逆的。"

所有的癌症里边，只有早期的胃癌，我还敢调治。其他的癌症，咱水平不高，不敢调治，为什么呢？因为胃是"腑"，五脏六腑的"腑"，它长在腑上。如果您得了什么肺癌、肾癌、肝癌，那就到了"脏"了，就不好调治了。所以，通过号脉是可以体会到五脏六腑的变化的。

愿意学号脉的话，可以看看李时珍写的《濒湖脉学》。李

▶ 左手食指代表心、中指代表肝、无名指代表肾，肾阴。右手食指代表肺、中指代表脾胃、无名指代表肾阳。这就是通过这三个指头去"谨察"五脏六腑的变化。

时珍晚年就住在"濒湖"，自号濒湖老人。他把二十七种脉象全部以七言歌诀的形式总结出来了。

只有好医生才配叫"人肉CT机"

梁冬：好的医生就是要把自己修炼成为一个人肉 CT 机。

徐文兵：CT 机有局限性，比如说，万一扫描间距拉宽了，肿瘤又正好在那间距里面，可能就扫不到。所以，比 CT 还精细的是 MRA，核磁共振。核磁共振也是局限于物质，只能用眼睛去看。如果懂得号脉，就能体会到患者心情的变化。

有一个外交部的病人，大早上起来找我抄方儿，说别人给他开了个方。我说，号号脉吧。一号脉，我说："你是不是昨天晚上跟人吵架了？"

"啊！"他说，"你怎么这也能号出来？昨天我们楼上那一帮小青年，闹卡拉 OK，不睡，我去跟他们吵了一架，气得我一晚上没睡觉。"

梁冬：人发怒时脉象是在哪个位置上？

徐文兵：整个脉绷得很紧，就是人怒从心头起的时候，整个脉就像绷紧的弓弦一样。所以，脉象的"象"，"象由心生"。你如果有那个心、有那个神，象由心生，你能体会到它的真相。你心里面没那个东西，你就摸脉的时候，数心率还能给人数错。

梁冬：你在什么样的层面上，就能看到什么样层面上的问题。

徐文兵：这些东西只可意会，不可言传，只能反复地跟着老师去号脉。老师号完一个脉，你去体会。中医里边有个"芤（kōng）脉"——草字头，一个孔夫子的"孔"。

愿意学号脉的话，可以看看李时珍写的《濒湖脉学》。他把二十七种脉象全部以七言歌诀的形式总结出来了。

核磁共振也是局限于物质，只能用眼睛去看。如果懂得号脉，就能体会到患者心情的变化。

225

梁冬："芤脉"到底是什么呢？

徐文兵：我们上学的时候学过芤脉，李时珍的《濒湖脉学》上也描述得很清楚："如捏葱管儿。"就是说，你号脉的时候，患者手腕的表皮是硬的，稍微一按，"啪啦"就空了，闪了手，这是芤脉。描写得很形象、很生动，但是我没摸过。但我们大学宿舍里的老七摸到过。他毕业后分到了鼓楼中医院。鼓楼中医院是著名的调治男性不育的医院，查男性不育的时候，患者就要化验精子，专门有个特殊的屋子，让人去采精。采完精以后把精液作为样本去化验，回来再接着号脉开方。

后来，老七说："哎哟，我天天号的都是芤脉。"就是男人在射完精以后，脉象就是"芤脉"——精血空虚的脉。善为脉者，一号脉就查出来了。

女性怀孕后脉象是"如盘走珠"

梁冬：女青年怀孕之后的脉叫弦脉，还是滑脉呢？

徐文兵：滑脉！

梁冬：滑脉是一种什么样的脉呢？

徐文兵：滑脉叫"如盘走珠"。"滑脉如珠替替然，往来流利却还前，莫将滑数为同类，数脉惟看至数间。"这首诗是李时珍编的，告诉你滑脉跟数脉的区别。就是说滑脉跟数脉——跳得"叽叽叽"很快的那个脉有点像，但是滑脉是像小珠子一样，"咕噜噜""咕噜噜"的。具体描述滑脉的主病，他这么说："滑脉为阳元气衰，痰生百病食生灾。"就是说，你摸到普通人有了滑脉，他肯定是体内的元气化不了那些多余的营养物质，于是元气衰了，就会生成痰涎、食积。特别是

▶ 你摸到普通人有了滑脉，他肯定是体内的元气化不了那些多余的营养物质，于是元气衰了，就会生成痰涎、食积。特别是小孩子，一摸是滑脉，肯定是食积顶住了。

小孩子，一摸是滑脉，肯定是食积顶住了。

但是有一种特殊情况，就是女子怀孕。女子怀孕就是体内有"异物"了，脉象是在第三个指头出现滑脉。肾那地方平时是沉潜的，一般摸不着。突然在那儿冒出一个咕噜咕噜的小珠子——滑脉。

我有好几次都遇到了这种脉。我基本上都得给病人扎针，但对方一说该来例假没来，一号出这种脉，我就留个心眼儿，说："你去查个尿吧。"

对方就说："唉！没事儿！没事儿！不可能怀，我这么多年没采取什么措施也没怀上"。

我说："您还是去查吧。"

查完尿回来，她又说："没有。"

我说："你还去查，查血。"

一看，有了。人家怀上孩子了，你再给人扎针，来个见红，就会引起流血、小产，这叫"谋财害命"。所以，我通过号脉避免了好多次事故。

我那会儿在中医药大学的校办副主任叫王义夫，是我的师兄。有一次我们聚会，介绍一帮新朋友认识，一听有中医大夫，伸手都要号脉。我那会儿号脉功夫不灵，但王义夫灵。

当时有一个少妇要号脉。

号完脉以后，王义夫说："你怀孕了。"号完两只手以后，他说："是男孩！"

说得那少妇闹了个大红脸——她都不知道自己怀孕了，她老公也在边儿上，也没当回事儿，继续吃饭、聊天。后来，那位少妇就去检查了，一查，还真怀孕了。九七年的时候，那孩子出世了。九七年是牛年，那孩子就叫牛牛，现在牛牛都长大了。可见，中医的号脉多么神奇！

但是有一种特殊情况，就是女子怀孕。

人家怀上孩子了，你再给人扎针，来个见红，就会引起流血、小产，这叫"谋财害命"。

梁冬：刚才讲到"谨察五脏六腑"，以后我们会有专门的篇章讨论脏、腑。

徐文兵：中医的脏象不是解剖。我们把人肚子剌开看到的那叫"脏像"、是单立人的"像"；不剌开肚子，通过外在"视"和"察"的手段，体会到内在的变化，叫"脏象"，是不带单立人的那个"象"。所以，中医讲气象、脉象、脏象，都是用心去体会出来的东西。

梁冬：像南老说的，"去面对这个问题，搞不清楚先睡觉去。"睡醒了就行了，是吧？

徐文兵：有人问南老信什么教，他说："我信睡觉。"睡觉就是养神。道家把睡觉叫"小死"，人如果不能小死，就得不到"大活"，所以睡不好觉的人没神儿。

梁冬：就像当年买了万科股票的人，这些年什么都不干，一觉醒来，发现自己成为亿万富翁了。你中间折腾，抄盘，买盘，卖盘，那都没用！

▶ 中医讲气象、脉象、脏象，都是用心去体会出来的东西。

▶ 有人问南老信什么教，他说："我信睡觉。"睡觉就是养神。道家把睡觉叫"小死"，人如果不能小死，就得不到"大活"，所以睡不好觉的人没神儿。

3. "一逆一从"

人的脉是顺着四季变化去跳的

徐文兵："一逆一从"说的是人的脉是顺着四季变化去跳的，包括臟腑。《四气调神大论》里边说过，脉象跟四季变化不一样。正常人叫什么：春天——浮起来；夏天——洪大；秋天——毛，开始往里收了；冬天叫"石"、叫"沉"，就像石头进水一样，沉下去。这叫从。

在冬天，如果一人的脉浮起来了，一个是感冒了，阳气鼓动起来；第二，可能是冬泳去了，或者这个人的岁数比较大。

浮脉是什么，"三秋得令知无恙，久病逢之却可惊"。就是说，春、夏、秋三季给老年人摸到浮脉，没事，偶感风寒、微有小恙，都没事，可是如果一个病重的人突然脉浮起来了，"久病逢之却可惊"，那就要准备后事了！

春天本来应该宣发起来，人的脉应该浮起来，可是如果这个人就起不来，就代表他的肝气就不旺，或者冬天没有把精藏好。所以，通过号脉可以看出一个人体内气血的生、长、收、藏的变化跟外界天地的变化是否合拍。如果不合拍，中医可以看出来你得了什么病，"逆春气，少阳不生，得什么病""逆夏气，得什么病"都能判断出来。具体地说，中医一号脉就知道，你现在是不是在拉肚子，是不是在打摆子？很多人说，中医可神了，其实他们的推理、推论是有根据的。

梁冬：一逆一从。

◀ 在冬天，如果一人的脉浮起来了，一个是感冒了，阳气鼓动起来；第二，可能是冬泳去了，或者这个人的岁数比较大。

4. "阴阳表里"

脉的跳动也是跟着阴阳去走的

梁冬："阴阳表里"是什么意思呢？

徐文兵：阴阳是指阴脉和阳脉。我们说浮脉是阳，沉脉主里，"沉潜水蓄阴经病，数热迟寒滑有痰。"就是说，一号到沉脉，肯定是病在很深很里、病在里面。如果是冬天，阳气封藏也就罢了。如果一年四季，都是我按到你的骨头才能摸到你的脉，这种脉叫伏脉，潜伏的伏，比沉还厉害。还有一种脉叫驻骨，就是摸到骨头才能摸到脉，一看就是患了很厉害的阴寒、内停的一种病。

一般号脉分浮、中、沉三步，手一搭就能摸到，是浮脉；中间平和，是正常人的脉；按到很深才感觉到脉，就病在里了。

梁冬：那为什么叫阴阳表里呢？

徐文兵：阴阳是四季。秋冬是阴，春夏是阳，脉的跳动也是跟着阴阳去走的。如果跟它逆着的话就反四季了，反季节脉都容易出问题。

▶ 一般号脉分浮、中、沉三步，手一搭就能摸到，是浮脉；中间平和，是正常人的脉；按到很深才感觉到脉，就病在里了。

5. "雌雄之纪"

号脉时要根据男女的不同体质下诊断

梁冬："雌雄之纪"是什么意思呢？

徐文兵：男女的脉不一样，为什么前面说的神医郭玉能号出两个人的脉不一样呢？一般来说，男人主阳，女人主阴，女人的脉是阴血比较足，男人的脉是阳气比较足。就好像我一眼看人，不管她怎么穿男装、怎么剃光头，我一看她就是个女的，这是一种感，不是觉。

梁冬：讲到雌雄之纪，雌和雄我们都知道了，"纪"是什么概念？

徐文兵：这是说你要根据男女的不同体质，再结合脉象去下诊断，男人阳气足，阴气不足，女人阴气足，阳气不足。

梁冬：什么叫阳气足，阴气不足？

徐文兵：比如说，如果是男人得了浮脉，你给他用发汗药就应该稍微谨慎点，因为他本身就是阳的。你给女人用发汗药，因为她底下阴血足，就可以加点量。女性来月经前、来月经中和来月经后，你用的药应该完全不一样。

如果一个人的脉特别细，本来是一根管子，变成了一条线，我们就知道这人阴血特别不足。如果是个男人出现细脉，我们可以理解，他的阴血就应该不足。但是如果一个女人出现了细脉，那就有虚劳的可能性、就是耗损太多了。这就是辨别雌雄，结合雌雄去辨别一个人的症状。

一般来说，男人主阳，女人主阴，女人的脉是阴血比较足，男人的脉是阳气比较足。

6. "藏之心意"

好医生看病是替天行道

梁冬："藏之心意"作何解释?

徐文兵：心和意不一样。一个是我们根据老师讲的，意识到了一些东西，另外一个就得用你的心去体会了。你学到的东西不见得发自内心地能接受它，所以才有了"学而时习之"。

学了是意识到了，但是真正触及到你的灵魂、动你的心了吗? 未必。上高中都学过汽化热，就是水从液体变成汽的时候，会带走大量的热量。所以，当你用舌头去舔一个红烙铁时，它不会烫伤你。舌面上有津液，它会把热都带走。学了以后你说：老师讲得对。但是真让你舔呢? 你肯定不敢。我也劝大家别去舔。万一舌头上唾液分泌不足呢!

去用心体会它，叫"藏之心意"。这个东西只有在你特别安静、入定的时候才能够体会到。不能一边号着脉，一边还想着孩子小升初、股票跌停了还是涨停了，心也不在这儿，意也不在这儿。

所以，为什么说看病累呢? 用"意"是你的职业素养，你是做这个职业的，用"意"就够了。但你真要做一个好大夫，得用"心"。病人可能有些话跟父母没法讲，跟老公没法讲，跟孩子没法讲，但他能跟一个值得信赖的医生讲。谁也不傻，谁也别想骗谁。你是真的是用心用意去关爱一个病人，还是糊弄人家，敷衍了事，人家都能感觉得到。

▶ 要做一个好大夫，得用"心"。你是真的是用心用意去关爱一个病人，还是糊弄人家，敷衍了事，人家都能感觉得到。

当你用心用意去号脉体会的时候，这时候甚至能触碰到病人的心神。所以，很多人会被你感动，最后你做的工作也会把自己感动。当你的调治按照你的诊断，一步一步进行下去的时候，就是"灵和应"。为什么很多医生（抛去被人陷害、迫害死的华陀、扁鹊以外）都很长寿，他每天就沉浸在那种天人合一的感觉中，那种成就感不是说自个儿干了件什么事，而是替天行道，顺应天、地、自然的规律，成就了一件事，这时，会有一种发自内心的喜悦。我认为，这是好的医生健康长寿的一个主要原因。所以，《黄帝内经》说"藏之心意"，自个儿偷着乐，自个儿去体会。

无论做什么工作，只要用心都能干得出神入化

梁冬：冯小刚曾经这样吹捧刘震云，说：刘震云老师哪是自己写文章啊，他把笔一伸出来，那个内容就倾泻而出，好像是神借由他的手写出来而已。

徐文兵：古代人评价李白：梦笔生花。什么叫梦笔生花呢？那就是跟天地的一种交流。现在黄山上不是还有个景叫梦笔生花吗？一块石头上长出棵松树。李白的诗写得好，简直就是：文章本天成，妙手偶得之。不是他自个儿写的，是老天借他的手写出来的。

还有一个故事叫"江郎才尽"。江郎写文章特别漂亮，后来做了一个梦，梦见东晋文学家郭璞。郭璞说：对不起，我有支笔落您这儿了，我拿走了。从此以后，江郎脑子一片空白，再也写不出东西来了，没有灵感了。所以，现在很多影视明星都在吸毒，为什么？找灵感呢！《黄帝内经》里告诉你，灵感是那么找的吗？

> ◀ 当你用心用意去号脉体会的时候，这时候甚至能触碰到病人的心神。

> ◀ 为什么很多医生都很长寿，他每天就沉浸在那种天人合一的感觉中，会有一种发自内心的喜悦。

> ◀ 什么叫梦笔生花呢？那就是跟天地的一种交流。

据说某位著名作家当年的文章写得非常好，特别感人。有一天，他走在太阳光下，突然觉得脑子空了，从此以后再也写不出东西了。坊间传言，这个人开始吸毒。他在吸毒以后，突然觉得又有灵感了。然后，就拿出香烟纸，在背面记下灵感。等他醒来一看，写的是香蕉皮比香蕉大！这哪是灵感，这是幻觉！这是用不正当方法燃烧自己的精以后，得到的那种虚妄的东西。

所以，我觉得不管你做医生也好，擦皮鞋也好，哪怕扫马路、扫大街，如果你有这种"谨察五臟六腑，阴阳表里，雌雄之纪"，然后"藏之心意"，用心用意去扫，都能通神。

我每看到一个人专心致志做一件事情的时候，就由衷产生一种欣赏和赞美。我最喜欢看的就是小孩子在那儿专心致志地玩儿，心无旁骛，我觉得那是一个通神的过程。

藏之心意，合心于精！所以我们说，炼精化气、炼气化神、炼神还虚，这是个循环。我们都知道，物质能变成意识，再说高一点，意识能变成情感、情绪。但是你想想，人体的精是怎么生产出来的？谁让它生产出来的？谁让它按那个样儿长出来的？它背后那个东西是什么？所以它是个循环。两精相搏谓之神，神凝到一定程度以后，就会化生出气，也会化生出物质。

▶ 两精相搏谓之神，神凝到一定程度以后，就会化生出气，也会化生出物质。

关注自己叫贵人，跟着别人的点走叫贱人

梁冬： 讲到"藏之心意"，就是说，一个人要学会去聚精、去会神。

徐文兵： 聚精会神的时候容易什么？

梁冬： 技巧出焉。

徐文兵：容易出一些匪夷所思的事情。古代人制玉，没有高速齿轮、镶着金钢石那种齿轮，就靠一个人在那儿琢、磨。玉的实质很硬，怎么能把那块玉弄成想要的模样？其实就是，精诚所至，金石为开。藏之心意，聚精会神，精诚所至，那个劲进去以后，金石为开。

梁冬：诚意正心。

徐文兵：但没有这个体会的人，你怎么说他也不信。他只相信牛顿的力。

梁冬：其实这个事情，一般人都可以感觉到。比如说，当你真正地爱一个人的时候，就会迸发出一种非常强大的力量。两个人隔着千里远，为了见彼此一面，每周都能够往返一次。然后，每天在思念、盼望中度过，一门心思要往对方所在的位置冲。等到你们结婚了，发现以前都疯了，"你怎么能干出这种事情来呢？"

再比如说，你真的喜欢做一件事儿的时候，也是这样的，可以突破一切障碍。

徐文兵：但现在人的通病叫"神淡散而不藏"。《黄帝内经》告诉我们怎么去养神，怎么去聚神——"独立守神"？去站桩。

那些不懂得养生的人叫"不知持满，不时御神"。那我们怎么办？我们就"按时御神"，神的节拍就是天地走的节拍，你按照四季和昼夜的节拍走，神不就回来了吗？

梁冬：苏芮说过，"跟着感觉走，紧抓住梦的手"。

徐文兵：细分一下你是跟着"感"走，还是跟着"觉"走？我的病人经常说："徐大夫，一到下午下班那会儿，我就困得不行。你说我是睡还是不睡啊？"

我说："你这个问题问得有趣，你当然应该睡！'天时不

> ◉ 当你真正地爱一个人的时候，就会迸发出一种非常强大的力量。

如地利，地利不如人和。'"

困，说明你的生物钟节律到了，你就睡！管它三七二十一，正好还避开下班高峰呢！睡醒了再回家。这就叫顺着"感"和"觉"走。第一，你觉得困了，这是"感"；你觉得倦了，身上没劲，这是"觉"。一个"感"，一个"觉"，跟着它走，慢慢你就能调试到与自然天人合一的状态。

好多人问我，什么时候吃饭？我说，那要看你什么时候饥、什么时候饿啊！关注自己，叫"贵人"；跟着别人的点走，叫"贱人"。

梁冬：萨特说过，"他者即地狱"，用他人的方式要求自己，就是地狱。

▶ 用他人的方式要求自己，就是地狱。

关注自己，叫『贵人』跟着别人的点走，叫『贱人』。

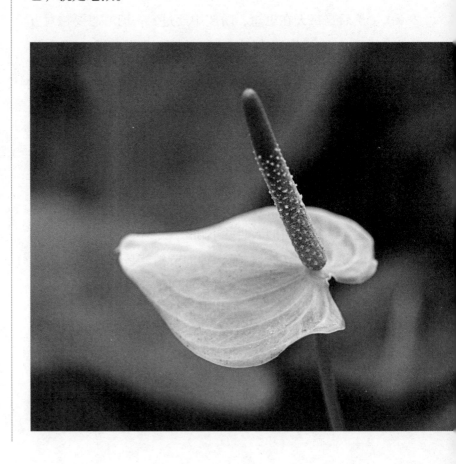

7. "合心于精"

心与精相合，人才会安宁

梁冬："合心于精"是什么意思呢？

徐文兵："心"就是"神"，"心"和"神"在古代是相通的。所以，我们说"神"的物质基础是"精"。所谓"精"，具体来讲是体液，包括我们的血液、精液。

人在散神、出神的时候，有这么几种体会。洗完澡，感觉要出神。喝完酒，神散了，想把它聚拢回来，且得费一阵儿呢！其实我酒量挺大，但是我不馋酒。喝个一次两次以后我就觉得，与其费了好几天的劲儿再把这个"神"聚拢回来，我还不如不喝它。所以，佛家戒酒，但他们不戒茶，喝完茶以后有醒神的作用。喝完茶以后就觉得有灵感！老喝茶就能提神。

梁冬：现在还有一个"网游之毒"。

徐文兵：网瘾。上瘾的东西都是勾人魂魄的。人说你"丢了魂了"，失魂落魄的，其实被某样东西勾走了。人睡不着，叫"魂不附体"或者"失魂落魄"。

中医讲"人卧则血归于肝"，肝藏血，血舍魂。就是说，你把你的魂藏到肝血里面，相当于"合心于精"，叫"宁"。繁体字那个"寧"，里面是有个"心"的。

我们说这人"心神不宁"，"心神不宁"对应"鸡犬不宁"。什么叫"鸡犬不宁"？鸡犬不回窝。

◀ 佛家戒酒，但他们不戒茶，喝完茶以后有醒神的作用。喝完茶以后就觉得有灵感！老喝茶就能提神。

8. "非其人勿教，非其真勿授"

不要找中医开西药，也别吃西医开的中药

梁冬："非其人勿教，非其真勿授"，这句话很深刻！

徐文兵：号脉的这种体会，不应该说。或者说，你是一片好心去说，但是听的人如果不对的话，得出的结果很可能不是你想象的那个样子。

农夫本来是一片好心，暖了一条冻僵的蛇，结果是被蛇一口咬死。因为农夫的好心是违背自然的。蛇是顺应天地的变化在那儿冬眠呢！你干吗给人家制造一个反季节的错觉，把人家暖和过来？我正做着一个春秋大梦，正睡得好呢，你把我弄醒了，难道不咬你一口？

道家之所以不像其他的教派那么昌明、昌盛，其中有一条就是对学生的选择非常挑剔。不是长着两个胳膊、两条腿，顶着个脑袋的人都能学的。所以，黄帝跟岐伯请教的时候，都是很庄严、很肃穆，沐浴奉香，更衣斋戒，然后诚心正意去学。

如果你遇人不淑，教给一个心存不良又鸡犬不宁的人，最后他在实践中出了问题，不会说自己有问题，他说你这门学问有问题。最后，还可能来一个欺师灭祖，把你搞得一团糟。就像我们现在，经常被患者问："我以前吃西药，现在还吃不吃？"

▶ 道家之所以不像其他的教派那么昌明、昌盛。其中有一条，对学生的选择非常挑剔。

我说："你去问给你开药的西医大夫，我不懂西药，也别问我。"

我经常跟他们说一句话："不要吃中医大夫开的西药。"下一句呢？

梁冬：不要吃西医大夫开的中药。

徐文兵：现在乱用中药也是一大公害。有的人没学过中药，不知道中药的性味、寒热、归经，然后就从植物学的角度理解，一说当归就是补血的，一说麻黄就是发汗的，然后就根据他的理解去给人开药。以前有味药叫"龙胆泻肝丸"，都是很多不了解中医的西医大夫开出去的。开出了以后，出了事儿了，然后说中药、中医有问题。

中药在正确使用的情况下才能发挥好的一面，避免有害的一面。所谓正确使用，你得学会它。你就学了几个月，根本就不懂，然后你就去开中药？简直儿戏！

现在，药厂为了卖药，走的是量，为了走量就要变成非处方药。意思是说，中药就这么用，有没有大夫开无所谓。你到药店买药，头疼吃头疼的药，拉肚子吃拉肚子的药，这就叫 OTC，非处方药。所以，很多厂家都为了争这个 OTC，把中药变成非处方药，打破头。最后，吃坏了很多人。所以，不要找中医开西药，也别吃西医开的中药。

梁冬：这就是"非其人勿教，非其真勿授"。

徐文兵：挑选学生，道家要求的非常严格。什么叫"非其人勿教"呢？正心诚意是前提。另外，还要看你是不是那块料。

所以，《上古天真论》就说"昔在黄帝，生而神灵，幼而徇齐，长而敦敏，弱而能言。"就是说，这个人是个可造之才，是个可教之才。佛家有句话叫"磨砖成不了镜"，本身没

▸ 什么叫"非其人勿教"呢？正心诚意是前提。另外，还要看你是不是那块料。

那个素质，"擀面杖吹火——一窍不通"，你怎么教他，教到最后只能是白花功夫，这是"非其人勿教"。他得有那个素质、有那个底子，你才能去教他。

道家也讲究因材施教，他有哪方面的特长，然后给他选定一个方向。黄帝老师说过：碰到那种言辞快，表达能力特别强的人，让他去做祝由；那些爪苦手毒的，就是下手比较狠，打在别人身上就能穿筋透骨的那种人，你让他去做按摩；比较沉静，比较安稳宁神的人，你让他带大家去静坐。这就是根据学生不同的素质，然后给他选派不同的学科。古代还有个测验方法，试一个人是不是爪苦手毒，就让他用手按一只乌龟，乌龟死了，就通过测试。

梁冬：这种人的气真的很猛。

徐文兵：所以，很多人只看到了力，没看到他背后那个气。

讲话恶毒的人心性有问题

徐文兵：有的人言辞比较恶毒。

梁冬：挺好的话从这种人嘴里说出来，你老觉得怎么那么伤人啊！

徐文兵：这是他的心性决定的，他可能以前受过别人的伤害，然后这种伤害凝结在自己的体内，形成了一种恶毒的东西。这种恶毒的东西是好事还是坏事，看你怎么利用它。我们可以"以毒攻毒"，这种人我们就要让他去咒痈唾病，比如有的人长一个大痈疮，是一种热毒，我们就可以让这种人去调治。这种人内心比较阴寒，说出话都那么阴寒负面，让他去做那种咒痈唾病的事儿，正好阴阳平衡，对他来说也是

> ▶ 碰到那种言辞快，表达能力特别强的人，让他去做祝由；那些爪苦手毒的，就是下手比较狠，打在别人身上就能穿筋透骨的那种人，你让他去做按摩；比较沉静，比较安稳宁神的人，你让他带大家去静坐。

个解脱。他可以把体内阴寒恶毒的东西释放出去，而且释放到了一个恰当的地方。

鲁迅先生写过一篇小说，说有一家人生孩子了，大家都去祝贺，一个哥们儿上去阴阴地来了一句："这孩子将来是要死的"。

北京人管这种人叫"找抽呢"。说的是真理，反映的也是客观现实，但是时间场合不对。像这种人就应该去做那些咒痈唾病的事儿。

所以说，古代人挑徒弟，一个是要看素质；第二，看他是不是有诚心诚意的精神去学习。张良是道家出身，当年跟黄石公学习时，黄石公故意把鞋扔到桥下，让张良去拣，这个拣鞋的过程就是试验张良——对我没有诚意没关系，但你对这门学问要有一种谦卑的态度。

古代都是老师、师傅追着学生，然后试探一下，扔只鞋下去，你要给我捡我就教你，你要不给我捡，我就不搭理你。

> ◀ 古代人挑徒弟，一个是要看素质；第二，看他是不是有诚心诚意的精神去学习。对我没有诚意没关系，但你对这门学问要有一种谦卑的态度。

把不好教的人变成好教的人，其实就是把病人变成健康人

徐文兵：中医的很多东西没法告诉你原因，只能让你去接受，如果你诚心正意地说："没关系，只要您说得，我就去做；理解的，我要接受；不理解的，我也要去接受。"而且在理解中去执行，在执行中去理解。有了这份心，你才能学好中医。

要碰上个"杠头"，你说，"西方白色，入通于肺"，他马上跟你抬起杠来，能把老师噎死。碰上这种人，你教他干吗？

为什么叫"愿者上钩"呢？姜子牙钓鱼，用直钩钓鱼，

那能钓上来鱼吗？除非那个鱼真的往上蹦。所以说，"道不远人"，道就在你身边，道无处不在。关键看你有没有求道的心，你能不能放下架子。你要是认为后天的意识比先天的神明强，那你就别学道。

"非其人勿教"，挑人很讲究。我招了一期学生，报名的有一百多个，我最后选下来的就五十来个人，因为我怕我教的时候把自己累死。

梁冬：你真说的是实话。

徐文兵：我对着摄像机讲话，我就觉得很累，好歹这还没反馈；你要是碰上一个负反馈，那个课就更不好讲了。但是你要挑到了对学生，拈花微笑——不用说话学生都明白了。就一节课，下课了，同学们也很 high，老师也很 high。就是说，教学相长是指这种互动，那种感觉就是让人觉得越讲越有意思，而且越讲越有灵感。甚至，以前自己不太明白的一个事儿，突然在讲的过程中，明白了。

我为什么看小学老师、幼儿园老师可敬呢？他们没法挑孩子。只要是孩子都往那儿送。碰上几个好孩子，教起来太舒服了；碰上几个不好教的呢，累死。因为，把不好教的人变成好教的人，其实就是把病人变成健康人的过程。

中医择其人而授道

徐文兵：人都有一种先天淳朴的状态，有的人因为各种原因导致了失真、出偏。那么，就需要修身。中医教学有三个层次，一个叫"学"，这是意识层面上的，你跟我学。

梁冬：knowledge it。

徐文兵：另外一个叫"修"。"修"是指什么？我们经常

▶ 人都有一种先天淳朴的状态，有的人因为各种原因导致了失真、出偏。那么，就需要修身。

说，"修身，齐家，治国，平天下"。怎么把这个"修"翻译成英文。

梁冬："修"用哪个词？

徐文兵：修，简单的修车，repair。但真正那个修的意思是 heal。

梁冬：为什么用 heal 呢？

徐文兵：英文健康叫 health，就是 heal 加个 th！

梁冬：令其健康。

徐文兵：就是自愈。所谓修身，就是先把肉身修理、修复，达到健康状态。在这种状态下，他去学医，那就不是"非其人"了，正好是"得其人"，"得其人而教之"。天下一大幸事就是——"得天下英才而教之"。

梁冬："施虐狂"碰上"受虐狂"，那真是很 happy，王小波老师说的。

徐文兵：健康人教健康人。人在经络通的时候，思想也是通的。钻牛角尖的人绝对有生理基础，肯定身体里面哪个经络气脉是不通的。你给他扎通了以后，他突然觉得，原来想不开的事儿想开了。所以，"修"有几种类型：一个叫"修身"，另一个叫"修心"。一个叫"自修"，自己修，自己站桩去。还有一个叫"他修"。老师帮助学生去调理身体，调理好了以后，把"非其人"变成"正是其人"。

长桑君为什么给扁鹊"饮上池水"，给他配药，然后传他禁方？其实是在修他呢，像修车一样修，修好了以后再教他，这是个大工程。因为一看扁鹊就是个大根器，是一块璞玉，是可雕之材。

> ◀ 人在经络通的时候，思想也是通的。钻牛角尖的人绝对有生理基础，肯定身体里面哪个经络气脉是不通的。

9. "是谓得道"

人只有开了慧，才能得道

徐文兵：我在求学过程中碰到一位恩师，姓周，名讳叫稔丰。周稔丰老先生原来是天津中医学院的教授，我们是在美国认识的。我跟老先生认识也就是一个多月的时间，老先生先是修我的身，把我多年的心病调治好了，给我点穴，痛得我眼泪汪汪的，但是我心里特别高兴。为什么高兴？终于有人知道了我的病在哪儿，而且居然在给我做调治，这是在修我。

然后，老先生又传授我两套东西：一套是五禽戏，一套是我现在用的"病气诊断"。你说是三部九候也好，腹诊也好，摸经络也好，这都是老先生传给我的。可能老先生看我"是其人"，但是不大匹配，需要调拨一下、修理一下，最后把我修理好了。

所以，我现在每次跟学生说，我学的东西有几个传承，一个是我母亲的传承、一个是中医药大学裴永清教授《伤寒论》的传承、另外一个最大的传承就是来自周老师。如果没有这个人修我，我可能要么变为异类，要么就是行尸走肉一样地活着。

"非其人勿教，非其真勿授"，没让他达到那个返璞归真的状态的时候不授他，这个"授"就是手把手地教，就是让他回到"上古天真"那个"精神内守，形劳而不倦"的状态。

▶"非其人勿教，非其真勿授"，没让他达到那个返璞归真的状态的时候不授他，这个"授"就是手把手地教，就是让他回到"上古天真"那个"精神内守，形劳而不倦"的状态。

然后，真气从之。

所谓"真气从之"，就是能够通过站桩体会到自己的先天之气是怎么走的，甚至，能体会到后天的元气，也就是所谓的小周天、大周天的状态。真气从之了，这时候的人就具备了开慧的基础。到那会儿，你已经做了非常好的准备，然后老师一点拨，豁然开朗，是谓得道。

梁冬：这就像庖丁解牛一样，把你轻轻松松地解开了。这就是"金匮真言论"的真谛，这就是藏到最宝贵的匣子里面的东西。

徐文兵：所以叫真言，它是中华民族共同的祖先传下来的接近真理的言论。

◀ 所谓"真气从之"，就是能够通过站桩体会到自己的先天之气是怎么走的，甚至，能体会到后天的元气，也就是所谓的小周天、大周天的状态。

图书在版编目（CIP）数据

黄帝内经·金匮真言：全 2 册 / 徐文兵，梁冬著

. -- 南昌：江西科学技术出版社，2014.5（2022.6 重印）

ISBN 978-7-5390-5091-1

Ⅰ . ①黄… Ⅱ . ①徐… ②梁… Ⅲ . ①《内经》– 研究 Ⅳ . ① R221

中国版本图书馆 CIP 数据核字 (2014) 第 085632 号

国际互联网（Internet）地址：http://www.jxkjcbs.com

选题序号：ZK2014097　图书代码：D14078-120

丛书主编 / 黄利　监制 / 万夏
项目策划 / 设计制作 / **紫图图书 ZITO**®
责任编辑 / 魏栋伟
特约编辑 / 马松
营销支持 / 曹莉丽

黄帝内经·金匮真言 下　　　　徐文兵 梁冬 / 著

出版发行	江西科学技术出版社	
社　　址	南昌市蓼洲街 2 号附 1 号　邮编 330009	
	电话：（0791）86623491　86639342（传真）	
印　　刷	天津中印联印务有限公司	
经　　销	各地新华书店	
开　　本	787 毫米 ×1092 毫米　1/16	
印　　张	34	
印　　数	194001-200000 册	
字　　数	400 千字	
版　　次	2014 年 7 月第 1 版 2022 年 6 月第 20 次印刷	
书　　号	ISBN 978-7-5390-5091-1	
定　　价	99.00 元（全二册）